알기 쉬운
근골격 테이핑
스포츠 & 키네시오 테이핑

김도균 외

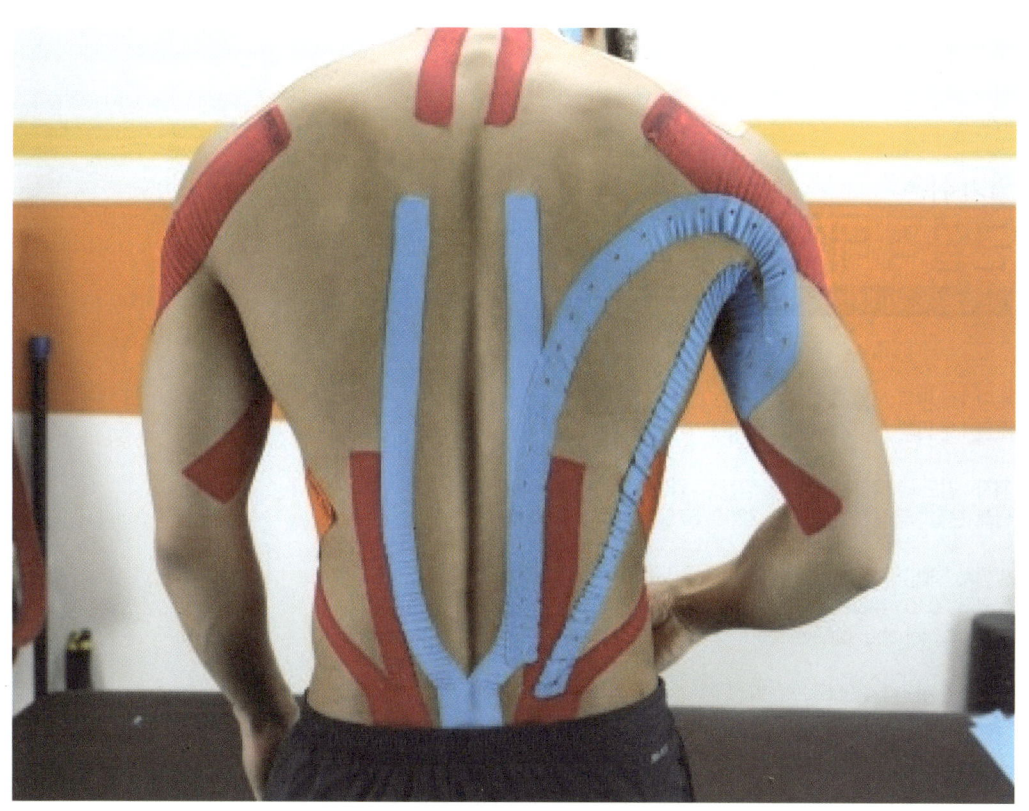

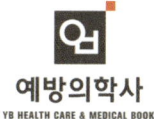
예방의학사
YB HEALTH CARE & MEDICAL BOOKS

알기 쉬운
근골격 테이핑
스포츠 & 키네시오 테이핑

초판 1쇄 발행 / 2021년 9월 10일
초판 1쇄 인쇄 / 2021년 9월 10일

저자 : 김도균, 백형진, 김주영, 김용주, 김범수, 우예훈, 오성민, 이상욱, 양지혜
인쇄·편집 : 금강기획인쇄(02-2266-6750)

발행처 : 예방의학사
문의처 : 010-4439-3169
이메일 : prehabex@naver.com

ISBN 979-11-89807-40-5
가 격 20,000 원

※ 본서의 내용 일부 혹은 전부를 무단으로 복제하는 것은 법으로 금지되어 있습니다.
※ 잘못된 책은 구입하신 서점에서 교환해 드립니다.

대표저자

김도균

KBS스포츠예술과학원 스포츠종합예술부 외래교수
올케어 필라테스 & PT 대표
더본필라테스 평생교육원 원장
(주)휴먼워커스 닥터플렉스 교육강사 & 메인 모델
대한예방운동협회 교육강사
중등학교 정교사(체육)
생활스포츠지도사 2급(보디빌딩)
Pilates Instructor
융·복합 임상 운동 전문가
MES 체력측정사
메디핑 테이핑 마스터 강사
스포츠 테이핑 & 마사지 1급
「메디핑 빠르고 쉽고 간편한 스포츠테이핑」 외 다수 공저

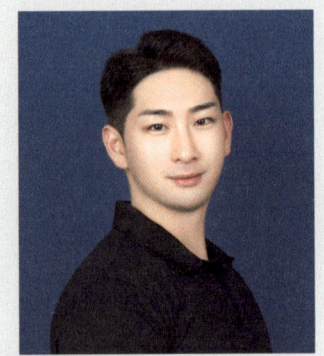

공동저자

백형진
現 가천대, 건국대, 국민대 대학원 교수
現 스포츠지도자 연수원, 스포츠안전재단 강사
現 날아라 정형외과 대외협력 실장
現 대한체육회 진로지원센터 멘토

김주영
現 서원대학교 헬스케어 운동학과조교수
前 건국대학교 글로컬캠퍼스 자연과학계열 조교수
국민대학교 운동생화학 및 영양학 박사 졸업
NSCA-CPT*D, CSCS*

김용주
現 더바른몸 PT 대표, 헬스케어 웨이브 부대표
現 한국골프과학기술대학교 골프재활 헬스케어과 겸임교수
現 가천대학교 특수치료대학원 운동치료학과 겸임교수
現 대한운동사협회 이사

김범수
現 헬스케어 웨이브 피지컬 케어 전문가
現 FC 당진시민축구단 의무 트레이너
前 수원 FC U-15, 18 의무 트레이너
세종대 스포츠산업대학원 스포츠헬스케어전공

우예훈
現 파라아이스하키 국가대표 트레이너
前 U12 아시아유소년야구대회국가대표 트레이너
現 헬스케어웨이브강사
세종대 스포츠산업대학원 스포츠헬스케어전공

오성민
現 날아라 정형외과 물리치료사
前 삼육대학교 일반대학원 물리치료학과 박사과정
前 삼양식품(주) 헬스케어 연구 개발 전문가
前 바른생활연구소 소장

이상욱
現 럭비 국가대표팀 의무트레이너
現 헬스케어웨이브강사
세종대 스포츠산업대학원 스포츠헬스케어전공
힘·훈련·해부학 – 시리즈 1,2,3 공동역자

양지혜
인덕대학교 방송헤어미용예술학과 외래교수
백석예술대학교 뷰티예술학부 외래교수
질환별 힐링 마사지 대표역자 외 다수 공역
밴드 필라테스 교과서 대표저자 외 다수 공저

테이핑 쉽게 적용하기

본 저서는 많은 사람들이 근골격계 질환별 통증과 근육 부위별 통증 예방 및 개선 테이핑 방법을 쉽게 이해하고 적용할 수 있도록 해부도를 간단하게 표현하고 올바른 적용법과 적용된 사례부터 상세한 방법까지 사진과 함께 볼 수 있도록 편찬했다.

조금씩 밑줄을 그어가며 천천히 읽어보라. 보다 나은 삶을 발견하게 될 것이다.

키네시오 테이핑은 1982년 일본의 유도 정복사이자 카이로프랙터 닥터인 카세 겐조(Kase Kenzo) 박사에 의해 탄생한 신축성 테이프로 근육이 원상태로 돌아가려고 하는 항상성 원리를 이용하여 근력 저하 및 근육의 경련, 긴장 등을 해소시켜 관절을 움직이는 주동근의 작용을 정상화하고 해당 근육의 피부 위에 부착하여 근육과 피부 사이를 늘려 림프관의 공간을 형성시켜 혈액, 조직액, 림프액의 순환을 촉진하여 통증을 완화시키는 방법이다.

또한 근육통, 건염, 디스크 질환, 골관절염과 관절 통증 등에 다양하게 사용되며 운동부상 및 재부상의 위험 감소, 연조직의 구조물을 강화시키고 일정하게 장력을 유지하며 안정성을 향상시킨다.

우리 몸은 동시에 여러 자극이 가해지면 척수 부근에서 한 자극만 받아들이는 특성이 있기 때문에 부착된 테이프의 압박, 당겨짐, 늘어짐 등의 역학적 자극에 따른 생리적 반사에 의해 통증이 뇌로 가는 것을 차단하고 신경 전달을 억제하여 국소적인 통증 완화와 근육 기능 향상에 도움이 된다.

기존의 방식인 비신축성 스포츠 테이프(C-tape)는 주로 비정상적이거나 과도한 관절의 움직임을 억제하여 신축성 테이프에 비해 더 좋은 안정성을 제공한다. 하지만 관절가동범위(ROM)를 제한하여 자연치유 과정을 억제한다는 점과 정형·재활의학과의 치료를 보완하기 위해 키네시오 테이핑이 개발되었으며, 1988년 서울올림픽 당시 일본 대표팀이 최초로 적용하면서 널리 알려지게 되었다.

최근 인지도가 높아져 병원, 피트니스, 생활스포츠 동호회, 엘리트 선수와 코치를 비롯한 일반인들에게 이르기까지 널리 사용되고 있다. 하지만 테이핑 빙법의 지식들은 임상적인 측면이 강하고 대다수의 사람들이 테이핑에 대한 전문적인 정보나 교육을 받는 게 제한적이기 때문에 잘못 사용되는 경우가 많다. 전문가들은 현장에서 여러 가지 손상평가를 봐야 하고 대상자의 운동 손상 부위의 손상기전, 기능해부학, 생체역학을 정확하게 이해하고 처치해야한다.

환자나 고객의 통증을 개선하여 삶의 질을 향상시켜주고 나아가 전공자들이 본인의 직업적 가치와 행복을 느끼고 보람찬 마음이 가슴에 파문을 일으키길 바란다.

2021년 9월 1일

대표저자 김 도 균

Contents

1장 테이핑의 이해   09
    테이핑에 대한 개요 …………… 10
    테이핑의 이론적 배경 ………… 14
    스포츠 테이핑 ………………… 15
    기능적 테이핑의 실시 지침 …… 17
    테이핑의 효과에 영향을 미치는 요인… 17
    테이핑의 효과에 대한 논의 …… 18
    테이핑 실시 지침……………… 19
    테이핑 적용상 주의점 ………… 20
    테이핑의 종류와 용도 ………… 23
    테이핑 가위 종류 ……………… 25
    테이핑 사용방법 ……………… 26
    테이핑의 형태와 붙이는 방법 … 31
    테이핑의 적용 방법 …………… 32
    테이핑 적용 가이드 …………… 34
    테이핑 주의사항 ……………… 35
    테이핑 종류…………………… 36
    스포츠 테이핑 활용법 ………… 39

2장 부위별 근골격계 질환 테이핑 방법   55
    목 통증에 따른 테이핑 방법…… 56
    목 통증 및 긴장과 불안정성 개선을 위한
    테이핑 방법…………………… 57
    목 부위가 아플 때 (경추 염좌) 테이핑 방법 58
    목 디스크 일때 (경추추간판탈출증)
    테이핑 방법…………………… 59
    목과 등 사이에 통증 (경흉추간 점액낭염)
    발생시 테이핑 방법 …………… 61
    목과 어깨에 동시에 통증 (견갑거근 점액낭염)
    발생 시 테이핑 방법 …………… 62
    어깨 통증 시 적용 방법 ……… 63
    어깨 문제에 따른 테이핑 방법 … 64
    어깨 안정성 향상을 위한 테이핑 방법 65
    어깨 통증 시 적용방법………… 67
    회전근개 손상 회복을 위한 테이핑 방법 68
    회전근개 손상 적용방법……… 69
    어깨뭉침 & 어깨결림 증상 개선을 위한
    테이핑 방법…………………… 70

    견갑골 안쪽 통증 시 적용방법 ……… 71
    어깨와 팔이 저리는 경우
    (흉곽출구증후군)일 때 테이핑 방법…… 72
    어깨와 팔을 들어올리기 어려울 때
    (오십견) 테이핑 방법 ………………… 73
    어깨가 아프며 부어 있는 경우
    (어깨충돌증후군) 테이핑 방법 ………… 74
    팔꿈치와 손목 부위의 통증 …………… 75
    팔을 앞으로 들기 어려운 경우
    (상완이두근건염) 테이핑 방법 ………… 76
    팔꿈치 내측통증에 따른 테이핑 방법
    (골프 엘보) ……………………………… 77
    골프 엘보 (Basic) 테이핑 방법 ………… 78
    골프 엘보 (Advance) 테이핑 방법 …… 79
    팔꿈치 외측통증에 따른 테이핑 방법
    (테니스 엘보) …………………………… 80
    테니스 엘보 (Basic) 테이핑 방법 ……… 81
    테니스 엘보 (Advance) 테이핑 방법 … 82
    팔꿈치가 아플 때(주두점액낭염) 테이핑 방법 83
    팔꿈치를 펼 때 통증시 적용 방법……… 84
    손목 통증에 따른 테이핑 방법 ………… 85
    손목 통증 시 테이핑 방법 ……………… 86
    손목 굴곡 통증 시 테이핑 방법 ………… 87
    손목 신전 통증 시 (Basic) 테이핑 방법 … 88
    손목 신전 통증 시 (Advance) 테이핑 방법 89
    엄지 손가락과 손목 통증 시 테이핑 방법 90
    갈비뼈나 옆구리 통증에 따른 테이핑 방법 91
    허리 부위의 통증에 따른 테이핑 방법 … 92
    허리 디스크 (요추추간판 탈출증)
    통증에 따른 테이핑 방법 ……………… 95
    천장관절 통증에 따른 테이핑 방법 …… 96
    요추협착증(척추협착증) 통증에 따른
    테이핑 방법……………………………… 98
    대퇴부와 하퇴부의 통증에 따른 테이핑 방법 99
    허벅지 외측면 통증에 따른 테이핑 방법
    (장경인대염) ………………………… 100
    허벅지 안쪽 통증에 따른 테이핑 방법
    (내전근 염좌) ………………………… 101
    허벅지 앞쪽 통증에 따른 테이핑 방법

(무릎 통증) ·········· 102
무릎 통증(안정성) 시 테이핑 방법 ······ 103
허벅지 내측면 통증에 따른 테이핑 방법
(거위발건염) ·········· 104
무릎 앞쪽 통증에 따른 테이핑 방법
(오스굿 슐라터병) ·········· 106
무릎 통증 시 테이핑 방법 ·········· 107
무릎 내측 측부 인대 손상 시 테이핑 방법 108
무릎 전방 십자인대 손상 시 테이핑 방법 109
다리 뒤쪽 저림 증상(이상근 증후군)이 있을 때
테이핑 방법 ·········· 110
고관절 통증(퇴행성 고관절염)이 있을 때
테이핑 방법 ·········· 111
허벅지가 저리는 통증(대퇴신경통)이 있을 때
테이핑 방법 ·········· 112
허벅지 뒤쪽 통증에 따른 테이핑 방법
(햄스트링 염좌) ·········· 113
정강이 앞쪽에 따른 테이핑 방법 (신스프린트) 114
종아리 통증에 따른 테이핑 방법 ·········· 115
장시간 서있을때 통증(하지 정맥류)에 따른
테이핑 방법 ·········· 116
다리에 경련이 자주 올 때 테이핑 방법 117
발목과 발가락의 통증에 따른 테이핑 방법 ······ 118
발뒤꿈치 통증에 따른 테이핑 방법
(아킬레스건염) ·········· 119
아킬레스건염에 따른 테이핑 방법 ······ 120
종아리 경련 시 테이핑 방법 ·········· 122
발목 통증에 따른 테이핑 방법 (발목 불안정성) 123
발목 불안정증 테이핑 방법 ·········· 124
발목 보완을 위한 가벼운 테이핑 방법 125
발목 보완을 위한 강한 테이핑 방법 ······ 126
발목 염좌에 따른 테이핑 방법 ·········· 127
발목 염좌에 따른 테이핑 방법 (내측/외측) 128
발목 보완 테이핑 방법 ·········· 129
발바닥 통증에 따른 테이핑 방법 (족저근막염) 130
발가락 통증에 따른 테이핑 방법 (무지외반증) 132

3장 근육별 테이핑 방법   137

흉쇄유돌근, 목빗근 (Sternocleidomastoid) 138
사각근, 목갈비근 (Scalenes) ·········· 139
두판상근, 머리널판근 (Splenius Capitis) 140
견갑거근, 어깨올림근 (Levator Scapula) 141
상 승모근, 등 세모근 (Upper Trapezius) 142
중 승모근, 등 세모근 (Middle Trapezius) 143
하 승모근, 등 세모근 (Lower Trapezius) 144
광배근, 넓은 등근 (Latissimus Dorsi) ······ 145
대원근, 큰 원근 (Teres Major) ·········· 146
능형근, 대/소 마름근 (Rhomboids) ······ 147
전면 삼각근, 세모근 (Anterior Deltoid) 148
측면 삼각근, 세모근 (Lateral Deltoid) ······ 149
후면 삼각근, 세모근 (Posterior Deltoid) 150
대흉근, 큰 가슴근 (Pectoralis Major) ······ 151
전거근, 앞톱니근 (Serratus Anterior) ······ 152
극상근, 가시위근 (Supraspinatus) ·········· 153
극하근, 가시아래근 (Infraspinatus) ······ 154
소원근, 작은원근 (Teres minor) ·········· 155
상완이두근, 위팔두갈래근 (Biceps Brachii) ······ 156
상완삼두근, 위팔세갈래근 (Triceps Brachii) ······ 157
원회내근, 원엎침근 (Pronator Teres) ······ 158
상완요골, 위팔노근 (Brachioradialis) ······ 159
회외근, 손뒤침근 (Supinator) ·········· 160
요측수근굴근, 노쪽손목굽힘근
(Flexor Carpi Radialis) ·········· 161
척측수근굴근, 자쪽수근굴근
(Flexor Carpi Ulnaris) ·········· 161
장장근, 긴손바닥근 (Palmaris Longus) 162
장요측수근신근, 긴노쪽손목편근
(Extensor Carpi Radialis Longus) ·········· 163
척측수근신근, 자쪽손목편근
(Extensor Carpi Ulnaris) ·········· 163
척추기립근, 척추세움근
(Erector Spinae) ·········· 164
요방형근, 허리네모근 (Quadratus Lumborum) 165
복직근, 배곧은근 (Rectus Abdominis) ······ 166
내복사근, 배속빗근 (Internal Oblique) 167
대둔근, 큰볼기근 (Gluteus Maximus) ······ 168
이상근, 궁둥구멍근 (Piriformis) ·········· 169
대퇴근막장근, 넓다리근막긴장근
(Tensor Fasciae Latae) ·········· 170
장요근, 엉덩허리근 (Iliopsoas) ·········· 171
대퇴직근, 넙다리곧은근 (Rectus Femoris) 172
대내전근, 큰모음근 (Adductor Magnus) 173
슬곡근, 뒷넓적다리근 (Hamstrings) ······ 174
비복근, 장딴지근 (Gastrocnemius) ······ 175
가자미근, 넙치근 (Soleus) ·········· 176
후경골근, 뒤정강근 (Tibialis Posterior) 177
전경골근, 앞정강근 (Tibialis Anterior) 178
장비골근, 긴종아리근 (Peroneus Longus) 179

부록   180

통증 및 혈행 개선(부기)을 위한
스파이럴 & 부종 테이핑 요법 사진

알기 쉬운
근골격 테이핑

Chapter 1
테이핑의 이해

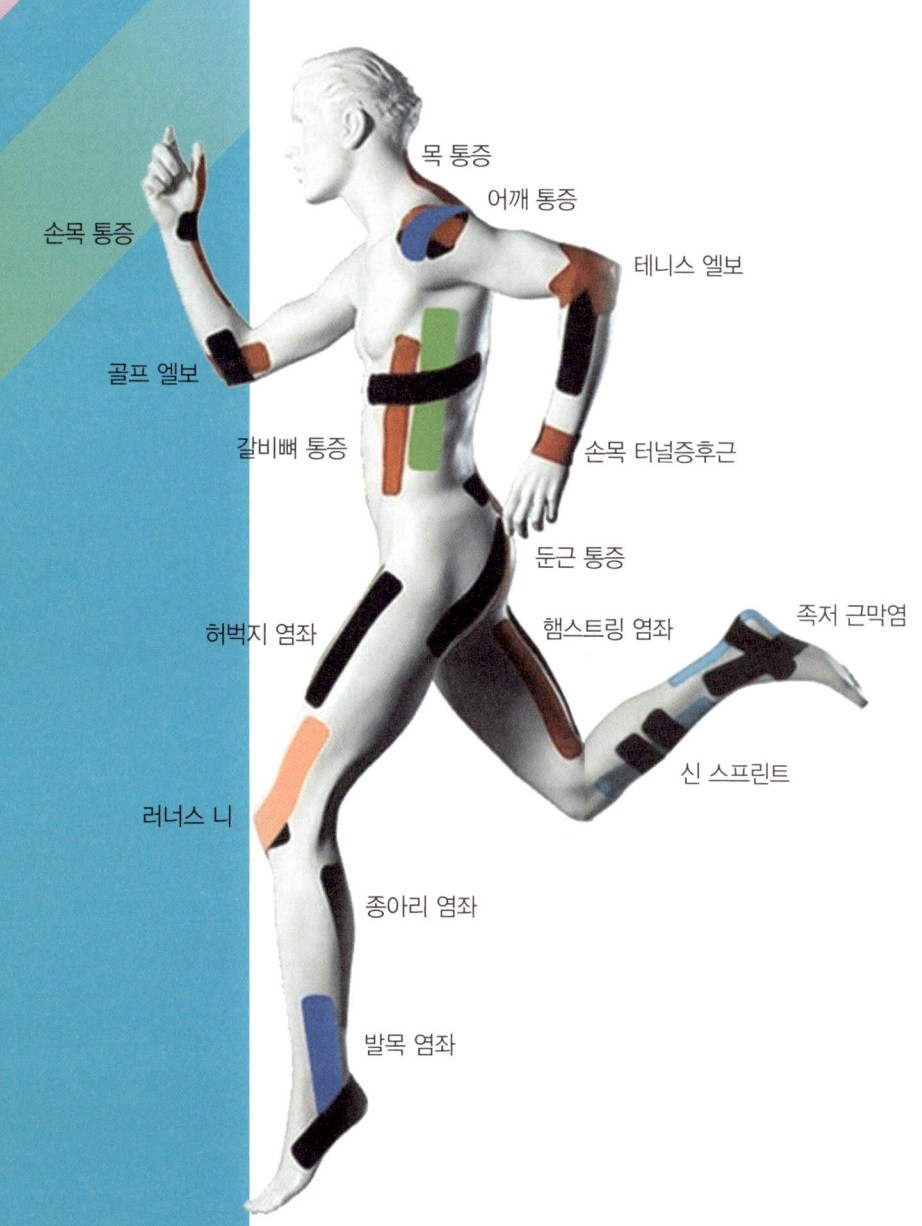

테이핑에 대한 개요

기존의 테이핑 방식은 급성 염증이나 통증이 있는 근골격계, 인대와 관절 등의 구조물에 고정하여 손상된 부위를 보강하고 초기에 회복시키는 목적으로 사용되어 왔다.

스포츠 및 의료용 테이핑은 2차 세계대전 당시 붕대와 함께 사용한 반창고에서 원류를 찾을 수 있다. 군인들에게 사용되던 비신축성 테이프(C-Tape)를 운동 선수들에게 부상 방지를 위한 고정 목적으로 사용하였다.

비신축성 테이프는 주로 비정상적이거나 과도한 관절의 움직임을 억제하여 신축성 테이프에 비해 더 좋은 안정성을 제공한다. 하지만 테이프의 과한 압박이 순환 장애로 이어져 염증을 증가시킬 수 있고, 관절가동범위(ROM)를 제한하여 자연치유 과정을 억제한다는 점과 정형외과와 재활의학과에서 치료를 보완하기 위해 키네시오 테이핑(Kinesio Taping)이 고안되었다.

키네시오 테이핑(Kinesio Taping)은 1982년 일본의 유도정복사이며 카이로프랙터 닥터인 카세 겐조(Kase Kenzo) 박사가 신체운동을 역학적으로 연구하는 학문인 운동기능학(키네시올로지, kinesiology)을 토대로 고안한 고정성과 기능성을 같이 부여한 방법(Functional Support)으로 1988년 서울올림픽 당시 일본 대표팀이 최초로 적용하면서 널리 알려지게 되었다.

우리 몸속 혈액의 94%는 수분으로 이루어져 있어 원활한 유체와 림프의 흐름이 중요하다. 질병이나 스트레스, 상해로 인한 손상, 과사용으로 인한 신경적 문제 등에 의해 순환 장애가 생긴 곳에 테이핑을 부착하여 자연적으로 림프관의 공간을 형성시켜 혈액, 조직액, 림프액의 순환을 촉진시켜 손상된 조직에 치유를 도와준다.

키네시오 테이프는 피부와 근육의 신축성과 유사한 120~140% 정도의 신축성을 가지고 있어 근육이 원상태로 돌아가려고 하는 항상성 원리를 이용하여 근력 저하 및 근육의 경련, 긴장 등을 해소시켜 관절을 움직이는 주동근의 작용을 정상화시킨다.

또한 근육통, 건염, 디스크 질환, 골관절염과 관절 통증 등에 다양하게 사용되며 운동부상 및 재부상의 위험 감소, 연조직의 구조물을 강화시키고 일정하게 장력을 유지하며 안정성을 향상시킨다. 이외에도 보행 패턴 개선 및 기능적 움직임을 향상시키고, 그밖에 임상적으로는 관절의 퇴행성 관절염 및 슬개 대퇴 통증증후군 등에서도 효과적으로 활용되고 있다.

테이핑이 주로 사용되는 첫 번째 이유는 관절의 고정을 목적으로 할 수 있는데, 스포츠 테이프(C-tape)를 활용하여 해당 부위 관절의 움직임을 고정하거나 제한함으로써 급성기 또는 아급성기에 손상이나 부상을 당한 관절의 안정성을 높여 주기 위해 사용한다. 테이핑의 적용이 관절의 안정성을 높여준다는 이론들과 가설은 관절의 운동 제한, 신경근골격 반사, 관절 속도, 지면 작용력, 자세 조절력 등이 있지만, 아직 까지도 구체적인 이유와 이에 관한 연구와 증명은 부족하다. 고정을 목적으로 하는 브레이스(보조기)와 비교한다면 테이핑은 상대적으로 유연성이

테이핑에 대한 개요

있는 유형의 브레이스와 유사하고 고정을 강하게 할수록 견고하고 딱딱한 브레이스와 같게 된다.

기존의 스포츠 테이프(C-tape)와 달리 키네시오 테이프(Kinesio-tape)는 120~140% 정도의 신장력이 있기 때문에 고정력은 약하지만 이러한 신장력을 이용해 관절을 보조하고 유연하게 적용할 수 있다는 장점이 있다. 키네시오 테이핑은 통증 감소나 스포츠 손상을 예방할 뿐만 아니라 근육의 피로와 연축을 감소시키고 근력을 증가시키는 역할을 한다.

이러한 테이핑 효과의 이론적 배경은 신경 자극 촉진 및 움직인 제한으로 피부자극을 통해 각 운동 단위를 동원시킨다는 것이다. 하지만 테이핑에 관한 많은 연구들이 서로 상이한 연구 결과를 나타내기도 하고, 서로 반론을 제기하기도 한다.

요즘에는 테이핑을 얼마나 능숙하게 활용하는 지에 따라 선수 트레이너나 물리치료사들의 역량을 평가하는 기준으로 적용되기도 한다. 테이핑은 그냥 붙이는 것이 아니라 테이핑의 작용기전인 생체 항상성(Homeostasis)의 증가, 관문조절설(Gate Control Theory), 골지건, 근방추반사 조절설 등 인체의 기능적 움직임을 고려하여 적용하면 더 효과적이다.
시술자가 환자의 손상 상태를 정확하게 판단하고 테이핑 요법을 실시한다면 효과는 극대화 될 것이다.

1. 재활 및 컨디셔닝 목적의 테이핑

부상이나 손상 이후에 재활 및 컨디셔닝을 위해 재활운동을 적용하는 것은 통증이나 움직임 제한과 같은 증상을 개선시켜줄 뿐만아니라, 2차 손상이나 부상의 재발을 예방하고 방지하는데 효과적이다. 재활이나 컨디셔닝 시기의 테이핑 적용은 부상이나 손상 부위 관절을 고정시켜 주고 체중 부하나 스트레스를 보조해 주어 통증이나 부종 감소의 효과가 있다.

테이핑은 운동 수행력을 향상 시켜준다는 연구 사례도 있지만 건강한 사람에게는 큰 차이가 없다는 연구 결과도 있다. 아직 이론적인 증명 부분에서 논란이 있지만 이러한 점은 부상당한 사람들을 대상으로 한 연구가 아닌 건강한 사람들을 대상으로 했기 때문에 대상자의 피부에 적용된 테이핑의 기계적 자극이 충분하지 못하였기 때문이라고 몇몇 선행 연구들에서 설명한다.

하지만 부상자들에게 근력 증가 효과가 있다는 점도 이론적으로 증명하기에는 아직 근거가 부족한 실정이다. 테이핑이나 브레이스를 장기간 적용하게 되면 신체에 나쁜 영향을 미칠 수도 있다는 시각이 있지만 이에 대한 연구도 아직 부족하며, 발목 관절에 테이핑 적용시 관절 주변의 연부 조직이나 관절의 역동적인 움직임에는 좋지 않은 영향을 미친다는 주장에 근거 또한 미비하다.

테이핑에 대한 개요

일부 연구에서는 테이핑을 장기간 무릎관절에 적용하여 예방적 목적으로 달리기를 하였지만 부작용이나 부정적인 영향은 없었으며, 오히려 움직임을 잡아주어 기능적 움직임과 안정성을 증가시키는 효과를 나타냈다고 주장하였다.

키네시오 테이핑 기법은 여러 스포츠의 근육 움직임에 따라 동적으로 작용하면서 움직임을 도와주고 동시에 손상 당한 근육을 보호하고 안정성을 높여 준다.

예를 들면 슬개 동통 증후군이나 슬개 활주 증후군 같은 문제가 있을 때 테이핑을 적용하면 균형을 잡아주어 안정성을 높여 통증을 감소시켜 주는 것으로 보고되었으며 이외에도 만성 무릎 관절 통증과 같은 경우에서도 테이핑이 슬개골의 내측 활주 조절에 도움을 주기 때문에 통증 경감 효과를 보였다고 한다. 이외에도 어깨의 급성 통증이 있는 경우 테이핑을 적용 후 통증 감소 및 관절 가동범위 증가를 보였으며 어깨 관절 충돌 증후군이나 어깨 건염 같은 경우에도 효과적이라고 보고하고 있다.

테이핑은 테이프의 종류, 목적, 상황, 사람의 성향이나 개인의 경험 등에 따라 다양한 테이핑 기법과 방법으로 현장에서 활용되고 있으며 이 책에서는 C테이프를 활용한 테이핑 기법과 함께 키네시오 테이프를 활용한 테이핑 요법 두가지 모두를 소개할 것이다.

(1) 테이핑의 역할과 목적

테이핑은 재활이나 치료의 대체적인 수단이 아니라 다음과 같이 효과적인 부상 관리와 치료의 보조적인 수단으로 생각해야 할 것이다.

1) 손상으로 드레싱과 같이 덧붙인 것을 잘 붙어 있도록 고정하는 목적
2) 급성 손상에 대한 압박으로, 지혈 및 부종 감소 목적
3) 건이나 인대 및 근육을 지지함으로써 추가적인 손상의 방지 목적
4) 관절의 움직임 제한으로 원하지 않는 방향으로의 관절 움직임 방지 목적
5) 손상 당한 조직의 부하 감소와 부상 부위 호전 목적
6) 운동시, 기능적인 자세를 유지하여 관절을 보호 및 지지하여 보강 목적
7) 고유수용성 감각을 촉진으로 체성감각 훈련으로 균형 및 안정성 향상 목적

(2) 테이핑의 효과

1) 관절이나 인대, 근육, 건 등을 보강하며 테이핑을 실시한 부위에 스트레스와 부담을 경감시켜 움직임 제한 효과
2) 부상 시에 통증을 최소화하고 억제시키기 위해 환부의 움직임이나 관절의 가동범위를 제한하며 고정 효과
3) 환부를 압박 및 고정하여 피하출혈 등을 문제를 최소화하고 부기나 통증을 완화 하여 2차 부상 방지 효과
예방 목적의 테이핑은 경기 중 부상 부위에 대한 심리적 안정감을 주며 선수의 부상 재발에 대한 불안감 억제 효과

테이핑에 대한 개요

테이핑을 통한 통증 완화는 선수가 시합에 집중할 수 있게 만들어 주어 경기력 향상 효과
근육이나 건의 긴장이나 혈류 제한 등으로 굳어진 부위에 신축성 테이핑을 적용하면 통증을 경감시키며 관절의 가동범위 영역 증가 효과

(3) 테이핑의 종류에 따른 적용 방법

테이핑은 운동을 하더라도 접착성이 유지되는 것을 사용해야 하며 신속하게 적용할 수 있는 것을 선택해야 한다. 비탄력성 테이프는 주로 지지나 고정 목적으로 사용되며 탄력성 테이프는 인대나 관절에 비탄력성 테이프에 비해 지지나 고정을 하지는 않지만 보조적인 역할을 수행하며 탄력성 테이프는 일반적으로 찢어지지 않으며 가위를 사용해 잘라야 했지만 최근에는 손으로 찢을 수 있는 가벼운 형태의 테이프를 사용하기도 한다. 다양한 길이와 폭으로 제품들이 나오며 한쪽 방향으로만 늘어나는 형태의 단일 방향 테이프가 있고, 길이나 넓이로 네 방향으로 늘어나는 형태의 양방향 테이프도 있다. 이러한 키네시오 테이프는 인체의 피부와 유사한 역할을 하기 위해 진피층과 비슷한 두께를 가지고 있으며, 길이를 늘렸을 때 120~140% 정도의 탄성이 있으며 다음과 같은 특징이 있다.

1) 탄력성이 없는 형태의 접착성 테이프 (non-stretch adhesive tape)
늘어나지 않는 섬유로 된 테이프로 인대나 관절을 고정하거나 지지하는 목적으로 적용

2) 탄력성이 있는 형태의 접착성 테이프 (stretch adhesive tape)
몸의 형태나 굴곡에 맞게 적용 가능하며 근골격계의 수축이나 팽창과 같은 움직임에 따라 반응하며 다음과 같은 경우에 주로 적용 가능하다.

- 연부 조직의 지지나 압박
- 근육 주위의 고정을 제공하여 이를 중심으로 근육 신장 및 수축
- 적용 부위에 보호 목적의 패드로서 작용
- 특정 부위의 피부자극을 통해 동작을 제한하거나 보조
- 근막 조직 정렬과 회복에 도움
- 림프관으로 삼출물을 이동시킴으로서 부종을 제거
- 테이핑의 면 성분은 습기를 빨리 제거, 땀을 밖으로 배출
- 테이핑을 주름지게 해서 문제가 있는 부위의 근막을 들어 올려 공간 확보

테이핑 이론적 배경

테이핑의 이론적 배경에 대해 말하기에 앞서 혈액은 동맥에서 모세혈관을 거쳐 정맥으로 순환하고 일부 혈액이 세포들 사이에 남는다. 이들이 림프모세혈관으로 모이게 되면 림프액이라 부른다. 우리의 신체가 통증으로부터 벗어나기 위해서는 혈액이나 림프액의 흐름이 원활하게 이루어져야 한다. 상해가 발생했을 경우 흐름의 방해가 생기면서 림프관의 공간이 좁아져 배출되지 못한 림프액과 노폐물이 쌓여 염증과 부종을 일으킨다.

테이핑에서는 테이프의 신축성을 이용하여 림프액과 조직액의 순환을 증진시키는 순환촉진설과 촉각 및 통각과 관련된 관문조절설(Gate Control Theory) 이론을 기반으로 한다. 키네시오 테이프의 순환촉진 이론은 피부와 근육의 신축성과 유사한 120~140% 정도의 신축성을 가지고 있어 근육이 원상태로 돌아가려고 하는 항상성 원리를 이용하여 근력 저하 및 근육의 경련, 긴장 등을 해소시켜 통증을 완화시키고 주름을 만든 해당 부위의 근육과 피부 사이에 공간이 형성되어 혈액 및 림프 순환을 증가시켜 통증을 느끼는 물질도 빨리 제거 된다는 이론이다.

관문조절설(Gate Control Theory)에 의하면 테이프의 압박, 당겨짐, 늘어짐 등의 역학적 자극에 따른 생리적 반사에 의해 통증이 뇌로 가는 것을 차단하고 신경 전달을 억제하여 국소적인 통증 완화와 근육 기능 향상에 도움이 된다는 것이다.

우리 몸은 온각(따뜻한 것), 촉각(만지는 것), 냉각(차가운 것), 통각(아픈 것)과 같은 5가지 주된 감각을 느끼는데 이중에서 통각은 다른 감각 수용기 보다 많이 분포하고 있으며, 전달하는 속도가 다른 감각 수용기들에 비해 느리다. 이유는 통각을 전달하는 신경 통로가 다른 신경 통로보다 좁고, 우리의 몸은 동시에 여러 자극이 가해지게 되면 척수 부근에서 한 자극만 받아들이는 특성이 있기 때문이다. 예를 들어 배가 아플 때 손으로 배를 문질러주거나, 뜨거운 물체에 손을 데었을 때 순간 귀를 잡는 행동을 했을 때 통증이 줄어드는 느낌을 받는 것처럼 이러한 기전으로 테이프가 통증을 감소시키는데 도움을 줄 수 있다.

하지만 이상근이나 능형근 같은 심부근육은 주름을 만들 수 없으므로 근이완 요법을 먼저 적용하여 효과를 얻을 수 있다. 또한 만성적 통증에서는 테이프를 적용한 상태에서 운동을 병행하여 근육을 같이 강화해줌으로써 치유 효과를 극대화 할 수 있다.

스포츠 테이핑

1. 스포츠 테이핑의 일반적 원리

- 인체의 구조 지지와 관절의 움직임 등에 관해 해부학적 이해를 바탕으로 적용
- 스포츠 상해 발생의 기전을 숙지하고 테이핑을 적용하기 전에 적합한 방법 선택
- 테이핑을 적용하기 전에 적절한 평가를 기반으로 목적에 맞게 적용

(1) 테이핑 적용 목적에 따른 분류

1) 손상 재발 예방과 재활 목적 테이핑

가벼운 인대의 염좌나 근육 파열이 생긴 경우 손상 부위에 상흔조직이 생겨나게 되고 이 부위에 탄력성과 근력 및 기능이 저하되게 된다. 이전 상태로 회복시키기 위해 테이핑을 적용한 상태에서 안정성을 확보한 후 운동을 진행한다.

2) 응급 처치 목적의 테이핑

급성 손상에 대한 판단에 따라 적용된다. 통증이나 심한 불안정성, 부종 등이 심하다면 파열 정도를 확인해 볼 필요가 있다. 급성 염좌인 경우 1도,2도,3도(3단계) 손상상태를 파악한 후에 손상된 관절이나 인대를 지지하고 2차 손상을 막는 응급처치(PRICE)를 한다. 얼음찜질 후 테이핑을 적용하고 부상 부위를 심장보다 높게 들어 올려 혈관 압력을 낮춰 부종을 줄여준다.

3) 과도한 가동성 관절의 보호 목적 테이핑

선천적으로 관절이 불안한 아탈구나 탈구 증상을 보이는 과가동성 관절의 불안정성을 지지해주고 관절의 과도한 유연함을 테이핑으로 가벼운 고정을 하여 운동 중에 나타나는 불안정성을 경감시킴으로써 외상을 예방하고 심리적인 도움을 준다.

4) 외상으로 인한 손상 예방과 상해 부위의 보호 목적용 테이핑

운동 중 과사용 되는 관절이나 과거 부상 이력이 있거나 상해로 약해진 관절을 보강하여 상해를 예방하고자 테이핑을 시도하는 것을 목적으로 한다.
- ◆ 부상 및 상해 예방: 부상 빈도의 감소
- ◆ 손상이나 상해 정도의 경감: 상해가 발생 하더라도 심한 부상의 예방
- ◆ 손상이나 상해의 기전에 따른 상해 유발 원인 부위를 선택하여 적용

스포츠 테이핑

이처럼 테이핑을 적용하게 되면 전에 입었던 부상보다 손상이 적어지고 일상생활로 빠르게 복귀하는 것이 가능하다. 즉. 관절의 염좌나 근육의 손상, 상해나 부상을 입은 부위가 회복되기 전에 운동을 수행하는 것이 가능해지며, 회복이 되어 재활 운동을 가볍게 시작할 때 손상의 재발 위험성이 있는 부위를 보호하기 위해 적용할 수 있으며, 특히 습관성 염좌나 재발성 염좌가 있는 약해진 관절을 보완하는 목적이 있다.

5) 치료적 보조 목적의 테이핑

기본적으로 의료기관 내에서 의사의 지시하에 적용되는 것으로 인대의 강도를 판단하여 치료에 효과적인 테이핑을 적용하며, 손상부위의 회복상태에 따라 완전히 고정하기도 하고 운동을 어느 정도 허용해 주기도 한다. 이외에도 현장에서 재활운동이나 회복 운동 시기에 심리적 안정감과 신체적 불안정성을 예방하기 위해 보조적으로 사용된다. 부상을 입은 신체 조직에 염증과 부종을 감소시키고 부상 부위를 고정하기 위해 테이핑을 적용함으로써 치료적, 보조적 효과를 얻을 수 있다. 이밖에도 다른 여러 종류의 테이프를 활용하여 신체 기능학 및 정형학적으로 기능회복과 내과적 질환에도 유용한 키네시오 테이핑이나 스파이럴 테이핑(**부록 사진 참고**) 등이 치료 및 보조적 목적으로 사용된다.

6) 선수를 위한 테이핑

선수들에게 스포츠 상황에서 가벼운 응급처치, 트라우마에 대한 심리적 안정감, 부상예방 등 문제부위를 보강하는데 도움을 준다. 운동 중 적용하여 조기에 기능 재활훈련을 실시할 수 있고 현장으로 빠르게 복귀시키기 위한 목적으로 미국에서는 1950년대부터 적용되기 시작하였으며, 1960년대 부터 전세계적으로 보편화 되었다. 선수를 위한 테이핑은 운동종목과 경기력, 포지션 등 특성에 따른 손상과 상해 예방 조치 방법을 생각해야 한다. 특히 상해 예방과 치료 보조 및 재활이라는 3가지 목표에 초점을 두어야 한다.

7) 기능을 위한 테이핑

기능을 위한 테이핑은 테이프를 이용하여 근육이나 관절의 움직임에 따라 테이프가 반응하며 운동으로 인해 발생하는 부하나 스트레스를 감소시켜 주는 것을 목적으로 인체 관절의 특정 부위를 잡아줌으로써 운동기능을 향상시키고 부상 방지에 도움이 된다.

관절 움직임의 제한을 위해 고정하거나 상해 부위를 압박하며, 손상된 근육이나 건 및 인대를 보호하고 보강해주는 등의 효과가 있다. 상해가 발생하면 초기 손상부터 고정기, 운동이 허용되는 활동기, 회복기, 만성기 등 다양한 시기와 증상에 따라 처치 방법을 판단해야 한다.

◎ 스포츠 현장에서 테이핑의 적용이 가능한 스포츠 상해와 장해의 발생 요인

개체요인	환경요인	트레이닝요인
근육의 주행, 근력, 근지구력 등 과 기술적인 문제	계절, 날씨, 노면상태, 신발의 상태 등	운동의 종류, 운동의 부하량, 경기종목의 포지션 등

스포츠 테이핑

◎ **기능적 테이핑의 실시 지침**
- 신체의 구조와 기능에 대해서 상해가 운동수행 기능에 미치는 영향에 대하여 이해하고 적용해야 한다.
- 각각의 테이프 종류별로 특징과 기능을 이해하고 목적과 특성에 따라 테이핑을 적용해야 한다.
- 상해를 입은 부위나 약화된 부위에 가해지는 스트레스를 제거할 목적으로 적용해야 하고 생체운동이 자연스럽게 가능하도록 해주어 움직임시 테이프가 헐거워지는 것을 최소화해야 지지력이 높아진다.
- 각종 테이프의 소재적 특징에 따라 감는 방법을 선택적으로 적용해야 한다.
  (신축성 테이프, 반 신축성 테이프, 면 테이프 등)
- 관절의 움직임을 제어하기 위해서는 관절을 구성하는 뼈를 지지하도록 해야 하며, 근육이나 건에 손상을 입는 경우 신축성 테이프를 이용하여 근육의 수축이나 주변의 변화에 대응하도록 적용해야 한다.

일반적으로 테이핑의 효과는 아래의 표에서 보는 바와 같으며 테이프의 재질, 테이핑을 적용하는 시술자, 테이핑을 받는 대상자의 환경이나 부상의 유형이나 목적에 따라 영향을 미친다고 보고 있다.

◎ **테이핑의 효과에 영향을 미치는 요인**

1. **테이핑 재료 요인**
   - 테이프의 재질과 특징 (강도, 폭, 두께, 신축성, 통기성 등)
   - 테이프 접착제의 품질 (접착력, 트러블 등)

2. **시술자의 요인**
   - 테이핑의 방법
   - 테이핑을 감는 방향
   - 테이프의 피부에 대한 압박
   - 보조 용품의 사용 여부
   - 기능해부학, 운동손상학 등에 대한 지식의 차이
   - 종목과 경기 특성에 대한 이해의 차이 등

3. **피시술자의 문제 (선수나 고객)**
   - 발한량의 개인차
   - 개인별 체형적인 차이
   - 운동량과 운동강도의 차이
   - 경기 종목과 특성에 따른 차이
   - 외상의 종류와 정도의 차이
   - 정적 및 동적인 개체의 차이 등

스포츠 테이핑

4. 기타 문제점

   기후, 환경 등의 주변 환경 요인

(2) 테이핑의 효과에 대한 논의

테이핑의 효과는 연구들에 의하면 많은 논의가 되고 있는데 일반적으로 해당 관절을 고정하기 위한 경우와 관절의 움직임을 제한하는 경우 테이핑이 느슨해지는 경향이 있으므로 지속력이 오랫동안 유지되지 않는다고 하며, 부상이나 손상 부위의 보호를 위한 테이핑의 경우 특정한 움직임을 적용할 때 관절의 안정성과 지지력을 약화 시키는 것으로 알려져 있다. 기능적 테이핑의 효과를 연구해 본 결과 임상에서 선수들의 통증이나 불안감이 완화되었고, 관절을 지지하여 운동을 적용함으로써 효과가 확인 되었다. 또한 기능적 테이핑을 적용한 다음, 운동 시 고정 효과가 지속되는 것에 관하여 방사선 촬영을 해본 결과 운동 후에도 늘어나는 정도가 적은 것으로 나타났다.

테이핑의 적용은 선수, 코치, 연구자들에게 그 과학적이고 기술적인 부분에서 많은 발전을 가져왔으나 아직 과학적인 연구는 부족한 상태이므로 그 유용성에도 불구하고 경험적인 방법이라는 비난을 면하지 못하고 있다. 여기에서는 테이핑의 적용에 있어 흔히 부딪치게 되는 논점들을 제시하며 해답을 제시해 보도록 한다.

- 테이핑을 적용 후 실제로 관절 염좌 예방의 효과가 있는가?

   발목 높은 운동화의 착용과 발목에 실시한 테이핑이 농구 선수들의 발목 염좌의 통계적인 감소를 가져왔다고 보고 하였다.

- 테이핑 적용 후 얼마 동안이나 관절 지지의 효과가 있는가?

   그 동안 테이핑을 해주게 되면 얼마나 오랫 동안 관절을 지지해 주는가에 대한 비교적 많은 연구가 있어 왔는데 정확하게 자료가 분석되지는 않았지만 올바른 테이핑을 실시한다면 비교적 오래 효과를 지속시킬 수 있다는 것이 공통된 결론이다.

- 테이핑 적용 후 근력의 감소나 정상 관절가동범위에 제한을 가하지는 않는가?

   테이핑을 적용한 관절 주위의 근력이 약화된다는 공통적인 의견이 있어 왔지만 관절 가동범위에 유의할 만한 손상은 주지 않는다고 보고 하였으며, 테이핑 적용 후 운동을 적용할 수 있으므로 근력소실에 대한 보상을 받을 수 있다. 또한, 유발된 관절 주위의 근력소실은 다른 재활 운동 프로그램이나 강화 훈련 등으로 보충될 수 있다.

- 테이핑은 선수의 운동수행력에 영향을 미치지 않는가?

   연구들에 따르면 테이핑을 적용 함으로써 운동수행력에 양호한 결과를 나타내고 있으며 최소한 운동수행력에 있어 저해 요인이 되지는 않는다고 한다.

- 한 관절에 테이핑을 적용하였을 때 주위 관절에 상해가 많이 발생되지 않는가?

   '발목에 테이핑을 하였을 때 그로인해 무릎이 다치기 쉽지는 않을까?' 하는 질문에 무릎 염좌의 발생 증가를 보이지

스포츠 테이핑

않는다고 보고함으로써 테이핑의 적용이 다른 관절의 직접적 상해 요인이 되지 않는다고 볼 수 있었다.
이상으로 테이핑에 대한 의문점들에 대한 해답들을 제시해 보았다. 앞으로도 계속적인 연구를 통하여 테이핑의 효용성에 과학적인 뒷받침이 되어야 하겠다. 그러나 무엇보다도 더 중요한 사실은 테이핑이 이미 세계적으로 선수의 훈련 과정, 경기 등에서 필수적인 도구라는 점은 사실이며 따라서 트레이너는 물론이고 스포츠 의학 및 의료인들이 테이핑의 적용 기술을 숙달해야 한다고 생각한다.

(3) 테이핑의 실시 지침

1) 테이핑의 목적과 적용 부위에 따라 테이프의 재질과 폭을 선택한다.

2) 테이핑 적용 부위의 피부에 사전 처치를 잘 해야한다.
- 테이핑 할 부위의 피부를 청결하게 하며 기름기 등의 이물질을 제거한다.
- 털이 많이 난 부위는 잘 깎아주어 테이프가 몸에 밀착되도록 해주고 운동을 마친 후 테이프를 제거할 때 피부가 상하지 않도록 한다.
- 테이핑을 실시하기 전에 피부를 건조한 상태로 유지해 테이프가 피부와 잘 밀착되어질 수 있게 하여야 한다.
- 테이핑 작업에 앞서 피부와 테이프 간의 밀착도를 높이기 위하여 테이핑용 접착제 등을 이용할 수 있는데, 이러한 접착제류들은 피부에 과민 반응을 일으킬 수 있으니 주의해야 한다.
- 테이핑을 적용한 후 관절의 운동이 많아 피부에 많은 자극이 가는 곳이나 민감한 피부를 위하여 거즈 패드나 윤활제 등을 사용할 수 있으며 피부 보호용 스펀지 붕대를 사용할 수 있다.
- 테이핑을 실시하고자 하는 부위의 온도는 정상일 때 적용함으로써 피부에 과도한 자극이 가는 것을 막을 수 있다. 즉 얼음찜질, 온찜질 등으로 피부 온도가 비정상적일 때는 테이핑을 적용하지 않도록 한다.
- 테이핑용 테이프에 대한 피부의 민감성을 항시 주의하여야 한다. 만일 이러한 반응이 나타나게 되면 거즈 패드나 언더 랩(Under Wrap)을 여러 겹 사용하거나 테이핑용 테이프의 종류를 바꾸어 보는 것도 중요하다.

3) 테이핑은 매끈하고 몸에 잘 맞도록 감아야 한다.
테이프에 주름이 생기게 되면 피부에 물집을 생기게 하거나, 피하 조직을 지나는 혈관을 압박할 수 있으며 신경, 근육, 건 등을 자극할 수 있다. 테이핑의 적용 기술의 향상 및 부상 형태에 따라 응용하여 적용해야 하며 모든 스포츠 외상의 양상이 다르듯이 테이핑의 내용도 동일 할 수는 없다.

4) 테이핑의 시술 목적은 기능적 움직임과 제한된 범위 내에서의 관절가동 범위를 허용하며 동시에 관절의 위치를 바로 잡는데 있으므로 이러한 목적을 달성할 수 있도록 개별성의 원칙에 입각하여 적용하도록 한다.

5) 테이프를 손으로 자르는 기술을 잘 습득하면 테이핑의 적용 시간이 짧아져 효율적인 테이핑을 할 수 있게 된다.

스포츠 테이핑

6) 최소한의 테이프를 이용하여 테이핑의 목적 달성을 이루도록 한다. (테이프 재질의 낭비와 이물감)

7) 테이프 제거 방법
   - 지나친 힘을 가하거나 힘껏 테이프를 당기지 않는다. 한 번에 제거하면 피부 트러블을 유발할 수 있다.
   - 테이프를 제거할 때는 반드시 털이 누운 방향으로 천천히 제거한다.
   - 한손으로는 테이프를 잡고 한손은 피부를 눌러 동시에 제거한다.
   - 예민하고 민감한 피부는 샤워를 하면서 바디워시의 거품을 이용하여 충분히 테이프에 적셔준 뒤에 제거한다.

8) 테이프 제거 후의 피부 손질
   - 테이프를 완전히 제거한 다음 비눗물로 씻어낸다. 테이핑 제거용 특수 용액을 사용할 수도 있으나 휘발성이 강한 용액을 사용하게 되면 피부의 자극은 물론이고 화상의 위험도 있다.
   - 피부의 건조 후 피부 보호용 크림을 발라 준다.
   - 테이핑 적용 부위에 찰과상이 생겼으면 항생제 연고를 발라주고 염증 소견이나 알러지 반응이 발견되게 되면 피부과 의사와 상의하여 빠른시일 내에 치료 지침을 마련하도록 한다.

(4) 테이핑의 적용상 주의점

1) 부상 부위나 손상 정도와 같은 상황을 정확히 판단하여야 한다.

부상의 경우, 인대나 근육의 부상 정도를 파악하여 현장에서 적절한 응급처치를 하고 진단에 따라 테이핑 방법을 결정하게 된다. 상처나 붓기, 출혈 등 피부의 상태를 확인하여야 하고 그렇게 적용하기 위해서는 인대나 근육의 운동적인 기능이나 해부학적 지식 등을 학습해야 된다. 만약 염좌라면 그 정도에 따라 1도, 2도, 3도로 구분하며 부상의 정도에 따라 테이핑 및 치료 지침이 달라진다.

2도에서 3도 염좌를 입어 관절 주위가 심하게 부어 올랐을 때에는 열린 바구니 짜기(open basket weave) 방법을 이용하여 관절의 앞쪽을 벌여 놓음으로써 순환장애를 일으키지 않게 한다. 또한 1도 염좌나 관절 부종이 없는 2도와 3도 염좌의 경우 재발 방지를 위하여 테이핑을 실시할 때는 손상된 인대를 보강할 수 있도록 테이핑을 하여야 하며 부상은 전혀 없더라도 부상의 발생을 예방하기 위하여 테이핑을 할 때에는 고르게 감아 주어야 한다. 이와 같이 상황에 따라 가장 효과적인 방법을 생각해야 하는데 어느 부위의 움직임을 제한하고, 어느 부위의 움직임을 원활히 할 것인지, 어느 부위를 보호해야 하는지 등 적절한 목적의식을 갖고 접근 하는 것이 필요하다. 특히 선수들의 경우 경기의 특성이나 실시되고 있는 장소 등의 환경적인 측면도 생각하여 최선의 테이핑 방법과 목적과 방법이 달라져야 한다.

스포츠 테이핑

2) 테이핑 적용 시간 및 혈행 장애를 조심하여야 한다.

장시간 테이핑을 적용하거나 너무 강하게 테이핑을 하게 되면 혈행의 장애가 생겨 근육 경련이나 조직내 산소 부족을 초래하여 조직 변화를 동반한 심한 통증이 유발되므로 특히 조심하도록 하여야 한다. 그러나 너무 약하게 테이핑을 하는것도 의미없으며 오히려 해가 될 수 있다. 사지의 근위부 즉 어깨에 가까운 상완이나 고관절에 가까운 대퇴부에 강한 테이핑을 실시할 때 특히 주의해야 한다.

무릎에 테이핑을 실시하거나 보호대를 착용한 후에도 혈행 장애로 인한 경련이 나타날 수도 있다. 이외에도 적용 시간이 매우 중요한데 테이프를 오래 하게 되면 땀에 젖어 접착력이 떨어지거나 피부 가려움증의 원인이 되기도 하기 때문에 얼마 동안 테이핑을 지속할지 경기의 특성이나 부상의 정도, 피부의 영향 등을 고려해야만 한다. 특히 언더랩을 적용한 경우 적절한 시간은 3~4시간 정도가 바람직하다.

3) 테이핑의 한계와 위험인자 인식 및 신경 장애를 일으키지 않도록 한다.

테이핑에 따라서 목적과 효과가 달라질 수 있다. 테이프의 특성을 잘 파악하여 적용하면 유용하게 사용이 가능하지만 테이핑을 적용하여 통증을 경감시킬 수는 있지만 치료가 된 것은 아니기 때문에 무리하는 것은 금물이며, 신경이 피하에서 뼈와 가까운 곳에 위치하여 압박을 받기 쉬운 곳에 위치해 있는 요골신경과 비골신경 등은 상완의 외측부와 슬관절 바로 아래 부분의 바깥쪽에서 압력을 받아 마비를 일으킬 수 있다. 따라서 이러한 부위의 테이핑시에는 패드 같은 것을 이용하여 직접적인 압박을 받지 않도록 하여야 한다. 이와 같이 테이핑의 한계와 위험인자를 숙지하고 테이핑으로 적용 가능한 외상이나 장해를 잘 판단하여 적용하는 것이 매우 중요하다.

4) 테이핑 실시 후의 악영향을 고려해야 하며, 근육 또는 건이 자극 받지 않도록 한다.

테이핑을 적용 후, 항상 목표 한 대로 효과가 나타났는지 확인해야 한다. 예를 들어 발목의 내번으로 인한 염좌에 대한 테이핑을 적용한 후 발목이 안쪽으로 치우치지는 않았는지, 복숭아 뼈 주변의 통증은 감소 하였는지 확인해야 하며, 테이핑을 적용하여 선수가 필드에 복귀하여 경기를 무난하게 마무리 하였다고 해도 후에 증상이 악화되거나 악영향을 미쳤다면 테이핑의 의미와 효과가 없다.

테이핑을 잘못 적용하면 혈액의 순환장애나 테이핑으로 인한 당김 현상이 나타날 수 있고, 이런 경우 바로 테이핑을 제거하고 다시 적용하는 것이 좋다. 통증을 동반하는 테이핑은 계속 해놓을 필요가 없기 때문에 본인의 경기력 향상을 위한 방법과 동시에 손상의 정도와 상태를 정확히 파악하고 결정하지 않으면 테이핑은 오히려 악영향을 끼쳐 역효과를 만들 수 있다. 발목의 앞쪽이나 아킬레스건 등의 부위는 근육이나 건 표면에 위치함으로써 관절의 굴신 운동시 압력에 민감하기 때문에 이러한 부위에 테이핑을 할 때는 거즈 패드, 스펀지 테이프나 신축성 테이프를 사용하지 않으면 근염이나 건초염 또는 건염을 일으킬 수 있으므로 주의해야 한다.

5) 피부 질환을 조심하여야 한다.

피부가 특히 약한 사람은 반드시 스펀지 테이프를 사용하여야 하며, 테이핑 부주의로 피부에 찰과상이나 물집이 생기지 않도록 주름지지 않게 테이핑을 적용하여야 한다. 또한 땀이 날 때나 연고 등을 바른 상태에서는

스포츠 테이핑

테이핑은 효과를 저하시키므로 테이핑 적용 부위를 청결, 건조시킨 후에 테이핑을 적용하도록 해야 하며, 털이 많은 사람은 피부의 염증이나 통증을 제거하기 위하여 털을 깎은 후에 테이핑을 하도록 하여야 한다. 테이핑 적용 후에 피부에 발진이 생기거나 화끈거리고 가려움증이 나타나는 과민 반응은 대체로 테이프 자체나 피부 접착제가 원인이 된다.

6) 시술자가 통증이 생기지 않도록 한다.

테이핑의 적용할 때 자세가 편안해야 한다. 예를 들면 환자의 침대가 너무 높거나 낮을 때 또는 좁은 곳에서 테이핑을 실시하게되면 허리 근육의 경련으로 인해 통증이 유발된다. 따라서 테이핑 시술자의 자세와 위치 선정도 유의하여야 한다. 테이핑은 스포츠 외상을 예방하거나 작은 외상을 더 큰 외상으로 발전되지 않도록 하는데 중요한 방법이다. 하지만 원리와 적응증을 무시하고 사용할 때에는 부작용이 생기게 되므로 반드시 확실한 진단이나 평가 후에 정확한 지식을 토대로 하여 사용되도록 하여야 한다.

7) 적절한 용품을 준비해야 한다.

현장에서 사용되는 많은 종류의 테이핑과 용품이 있는데 각 용품들의 특징과 필요성에 맞게 준비를 미리 해두어야만 상황에 맞춰서 처치를 할 수 있다. 가능하다면 필요한 종류별, 사이즈별 테이핑 제품들과 가위가 들어있는 가방을 챙겨서 미리 준비할 것을 권장한다.

8) 바른 자세로 테이핑을 적용한다.

테이핑을 적용할 때 시술자와 대상자 모두 바른 자세를 한 상태에서 적용하는 것이 중요하다. 자세가 불안정하거나 구부정한 상태에서 테이핑을 적용할 경우 의도대로 실시되지 않기 때문에 효과가 반감되거나 불편할 수도 있다. 특히 자신의 몸에 스스로 테이핑을 하는 경우 바른 자세나 정확한 방법을 적용하기가 어렵다. 그렇기 때문에 이러한 경우 주변의 의자나 기구 등을 활용하여 최대한 바른 자세와 각도를 적용하여야만 테이핑의 본래 의도한 목적과 효과를 기대할 수 있다.

테이핑의 종류와 용도

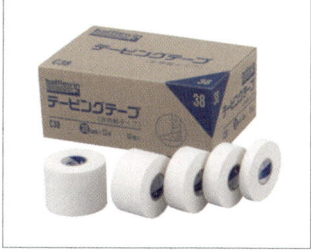

C-Tape: 12, 19, 25, 38 mm
비신축성 테이프로 면으로 이루어져 활동의 제한과 각 부위를 고정하는 용도로 사용하며, 상하/좌우로 절취되며 높은 인장력과 강한 텐션의 테이프로 산화아연고무접착력을 가진 강한 접착력의 테이프로 통기성에 따라 기포가 있는 것과 없는 것으로 구분됨

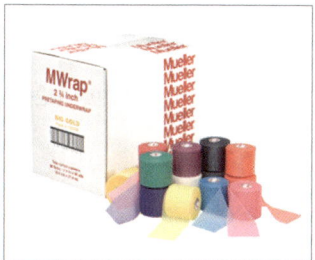

Under Wrap:
반복되는 테이핑 등으로 일어날 수 있는 피부 트러블 방지용으로 아주 얇고 공기의 통풍이 양호하며 손으로 찢어서 사용이 가능한 스폰지 형식의 접착제가 없고, 자가접착이 가능한 제품으로 C-Tape를 감기 전 피부 트러블을 방지 위해 사용하는 용도

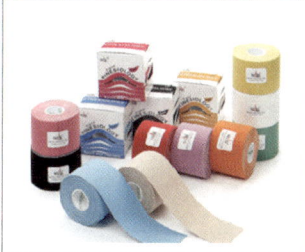

Kinesio Tape:
피부의 신장율과 비슷한 120~140%의 신축성이 있는 기본형 테이핑 제품으로 가장 일반적으로 많이 사용이 가능한 제품으로 통기성이 높고, 장시간 부착이 가능해야 하며, 방수원단을 사용하고 라텍스 프리로 피부에 자극이 적으며 내구성이 높은 제품의 회사 것을 권장

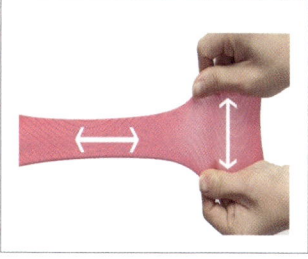

Four-Way Tape:
기존 수직으로만 늘어나던 키네시오 테이프와 달리 4방향으로 늘어나기 때문에 어디든 원하는 부위에 정확한 부착과 유지가 가능하며, 부드러운 감촉을 지니고 있고, 착용감이 뛰어나 임산부에 적용을 많이 한다.

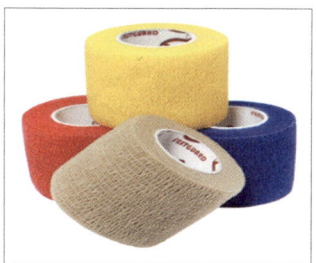

Dupol Elastic:
혈액이 괴는 것을 방지하거나 신체의 일부분을 탄력으로 압박 또는 잡아주는 용도로 사용한다. (예-볼링과 같은 스포츠에서 대표적으로 사용하며 2,3번째 손가락에 적용 한다.)

테이핑의 종류와 용도

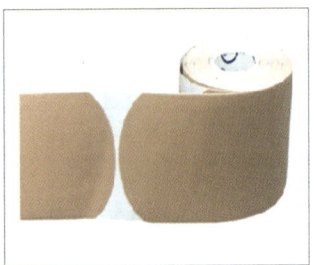

Pre-Cut Tape:
20cm 정도로, 한장씩 잘라져 있어 가위가 필요 없고 휴대와 사용이 편리하게 제작된 용도의 제품이다.

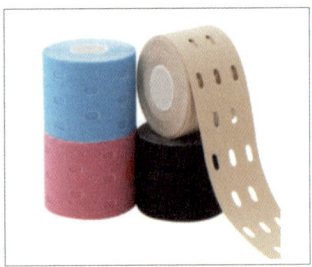

Ventilation Tape:
테이프 자체에 홀을 만들어 피부의 공기 순환을 증가시켜 피부 알러지 반응을 최소화시키고 탈착시 보다 쉽게 제거된다.

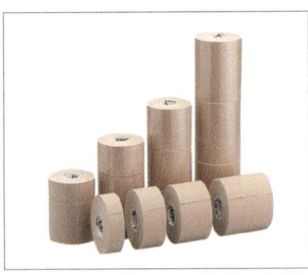

2.5 / 3.75 / 5 / 7.5 (cm) Tape:
- 2.5cm 손가락, 목 부위 또는 근육이 얇은 부위에 적용
- 3.75cm 주로 근육이 발달하지 않은 여성이나 노약자 및 어린이에게 적용
- 5cm 일반적으로 광범위하게 가장 많이 적용
- 7.5cm 테이프의 면이 넓어 지지력이 좋아 큰 근육에 적용

테이핑 가위 종류

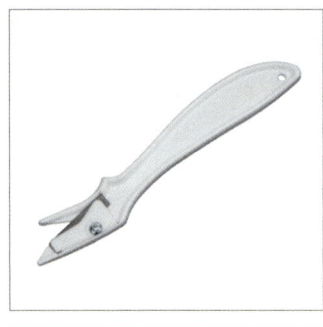

이코노미커터 (테이핑 가위)

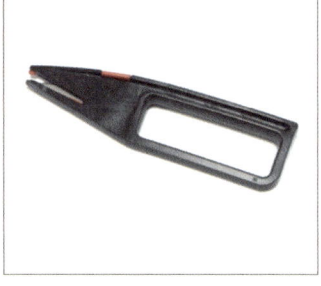

테이핑 가위 M 커터

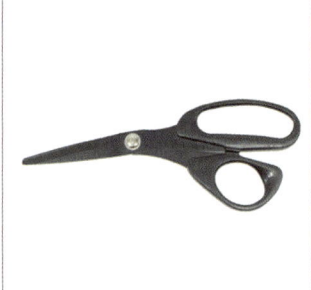

테이핑 가위(붕대 가위)

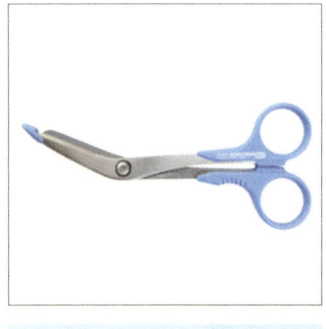

하세가와 테이핑

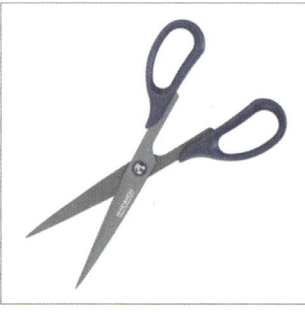

실키 하이네바논

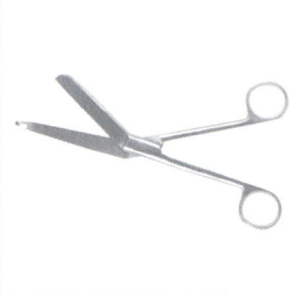

테이핑 가위(의료용)

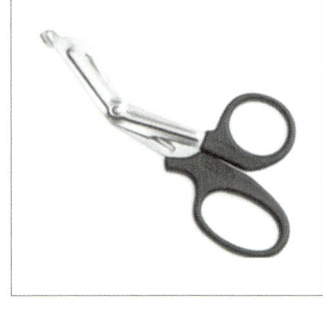

파라메드 가위

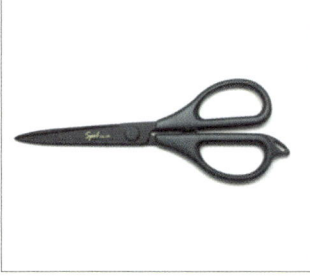

키네메틱스 테이핑

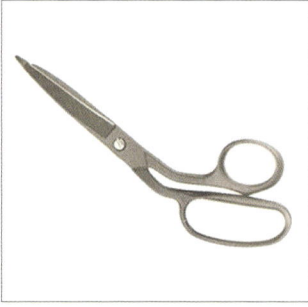

논 스틱 자스 테이핑 가위

테이핑 사용방법

키네시오 테이핑 방법은 생각보다 다양하다. 부종을 위한 테이핑, 통증완화를 위한 테이핑, 근력향상을 위한 테이핑 등 적재적소에 사용이 가능하다. 하지만 테이프는 언제, 어떻게 이용할 것인가를 결정해야하며, 환자나 운동선수 등 누구에게 적용할 건지에 따라 올바르게 적용을 해야한다.

I-자형

일반적인 형태의 테이프이며, 긴 근육에 테이핑할 때 많이 사용한다.
양 끝을 둥글게 만든 한개짜리 조각 테이프이다.

 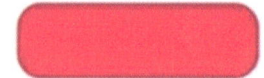 

테이프 모양

Y-자형

큰 근육과 기능강화 테이핑을 할 때 많이 쓰이며, 테이프의 한쪽 끝이 앵커 역할을 하도록 중간 부위를 절단한 방법으로 테이프의 모든 모서리는 둥글게 자른다.

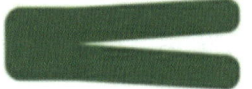 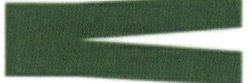 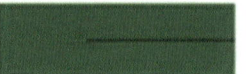

테이프 모양

X-자형

일자테이프의 반을 접고 열려있는 부분을 자르며 보통 손가락, 무릎, 팔꿈치와 같이 기시와 정지가 2개 이상인 경우에 테이핑 할 때 많이 사용한다.

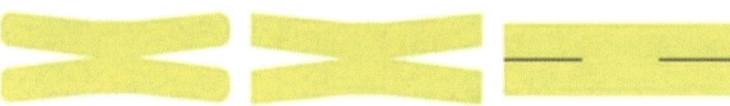

테이프 모양

테이핑 사용방법

수상형과 슬릿형을 만들 때에는 키네시오 테이프의 뒷면에 있는 점선을 이용해 길이 방향으로 자르고, 한쪽 끝이나 양쪽 끝은 앵커로 사용하기 위해 그대로 둔다. 테이프를 절단한 가닥이 많을수록 좀 더 천층 조직에 영향을 주게 된다.

수상형(손가락형)

4, 6, 8 가닥으로 잘라 쓰며, 주로 부종 및 급성기에 부위별 멍 제거용으로 사용하며 혈액순환에 도움을 주고 수행력을 높이는 목적의 테이핑이다.

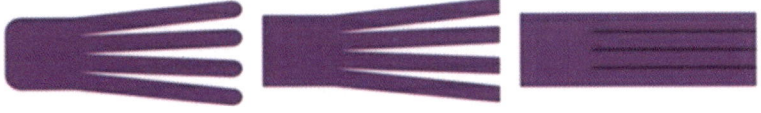

테이프 모양

슬릿형(4가닥, 8가닥)

4가닥, 6가닥, 8가닥이 보통이며 가운데 부분들만 잘라서 수상형과 유사한 목적으로 관절 부위에 주로 쓰인다.

 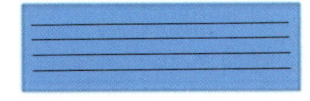

보강 테이핑

가운데만 50~60% 늘리고 양쪽 끝은 늘리지 않는 방법으로 관절의 안정성을 부여하고자 할 때 사용하며 테이프의 시작과 끝은 고정이 목적이기 때문에 양 쪽끝은 절대 늘리지 않는다(늘릴 경우에 움직임에 떨어지거나 피부 트러블이 심할수 있음). 50~60% 당기는 탄력으로 접착력 성분과 피부 마찰로 인해 평균 테이핑 부착시간 보다 현저히 적고, 반나절 및 간지러우면 바로 제거를 권장한다.

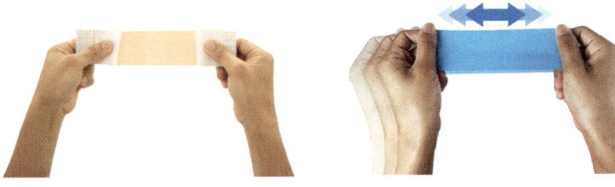

테이핑 사용방법

테이프 처음과 끝을 둥글게 자르는 이유는 모서리 부분이 옷과 피부가 스치면서 잘 떨어지기 때문에 둥글게 잘라준다.

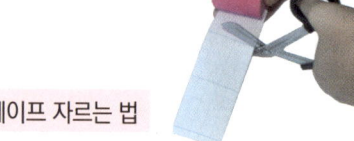

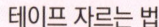
테이프 자르는 법

■ 테이프를 피부에서 떼어내는 방법

테이프를 피부에서 제거하기 위해 떼어낼 때는 털이 누워있는 방향을 따라서 떼어내고, 될 수 있는 한 테이프만 잡아 당기지 않도록 주의한다. 피부에서 테이프를 떼어낸다고 생각하지 말고 테이프에서 피부를 떼어낸다고 생각하며 떼어낸다.

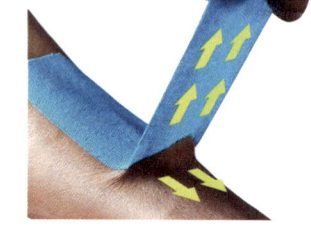

- 지나친 힘을 가하거나 힘껏 테이프를 당기지 않는다.
  한 번에 제거하면 피부 트러블을 유발할 수 있다.
- 테이프를 제거할 때는 반드시 털이 누운 방향으로 천천히 제거한다.
- 한손으로는 테이프를 잡고 한손은 피부를 눌러 동시에 제거한다.
- 예민하고 민감한 피부는 샤워를 하면서 바디워시의 거품을 이용하여 충분히 테이프에 적셔준 뒤에 제거한다.

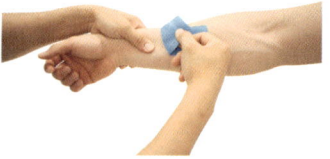

■ 이면지 제거하는 법

테이프 뒤쪽의 이면지를 제거하기 위해서는 장력이 다르기 때문에 테이프의 이면지를 비틀 듯이 찢으면서 떼어내면 된다.

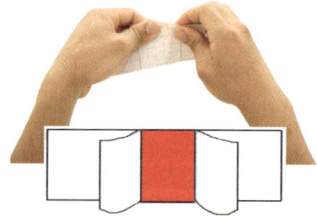

■ 커터를 활용한 테이핑 제거 법

스포츠 테이프는 커터를 활용하면 안전하게 디자인된 제품 특성으로 가볍고 신속하게 커팅으로 제거가 가능해서 피부손상 위험이 적다.

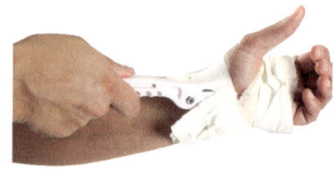

테이핑 사용방법

■ 스플릿 적용법

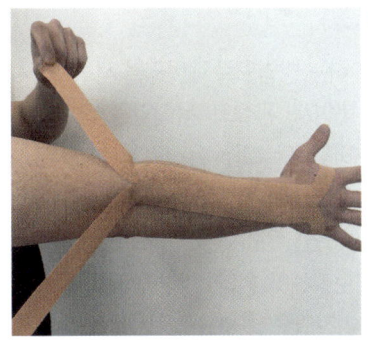

테이프를 두개의 라인으로 잘라서 환부 사이에 끼우듯이 감는 방법이다. 다른 테이프를 보조하는 목적으로 적용될 때 많이 사용하는 방법으로 환부를 안정화 시켜 주지만, 고정력은 약하다. 무릎 외에 발목과 손목의 움직임 제한을 목적으로도 적용한다.

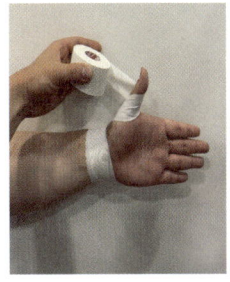 ▶ 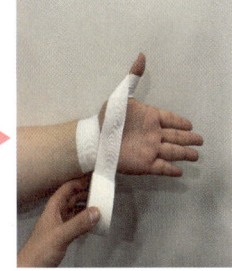 ▶ 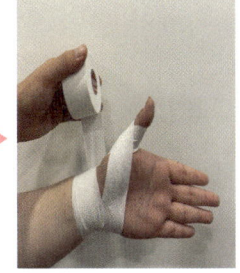 ▶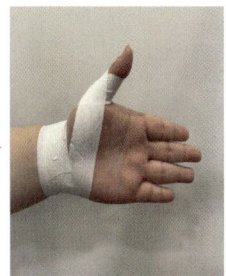

■ 피겨에이트 적용법

테이프를 8자 모양으로 감는 방법이라고 해서 피겨에이트라고 부르며, 관절의 고정력을 높이면서 동시에 움직임을 제한하기 위한 목적으로 사용되며 한번의 테이핑으로 제한이 부족하면 여러번 감기도 한다. 하지만, 너무 강하게 할 경우 순환장애를 일으킬 수 있으니 주의가 필요하다.

■ 앵커 적용법

테이핑을 할 때 처음과 마지막으로 실시하는 고정 테이핑을 의미하는데 일명 깁스 테이핑이라고도 부른다. 시작과 끝 부분이 밀려 나가거나 떨어지지 않게 고정하는 역할을 하며, 앵커부분을 확실하게 감아 놓지 않으면 나중에 테이핑의 효과가 반감된다.

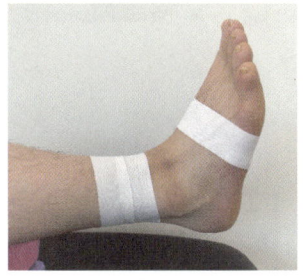

가장 중요한 점은 테이프가 말리지 않게 하는 것이며, 특히 앵커는 움직임이 큰 근육 위에 붙이는 경우에 많이 밀리기 쉽다.

테이핑 사용방법

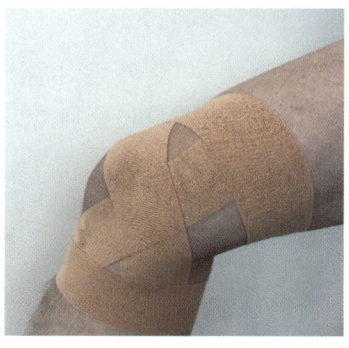

■ 엑스 서포트 적용법

경기 및 시합시에 주로 적용 하는 방법으로 테이핑을 서포트하기 위한 목적으로 교차하여 붙여서 관절의 움직임을 제한하고 근육을 압박한다. 경기 도중 마찰 또는 과한 움직임에서 테이프가 잘 떨어질 수 있기 때문에 인대와 관절의 고정에서는 교차 중심에서 세로 서포트를 실행하고, 허리와 넓적다리의 압박에는 수평으로 서포트를 실행해 보강해야 한다. 환부에 교차 중심이 오도록 붙이면 더욱 효과가 커진다.

■ 스파이럴 적용법

테이프를 나선형으로 관절을 감아 움직임을 제한시키는 방법으로, 무릎과 손목에 주로 적용하며, 관절의 양쪽에서 제어하는 힘을 적용해서 과신전이나 비틀림을 제한할 수 있다. 45도 정도 각도로 감기 시작해서 관절 뒤쪽에서 교차하는 방법이다.

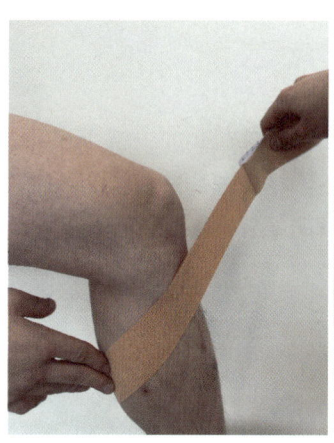 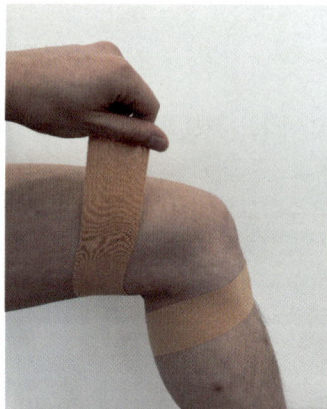 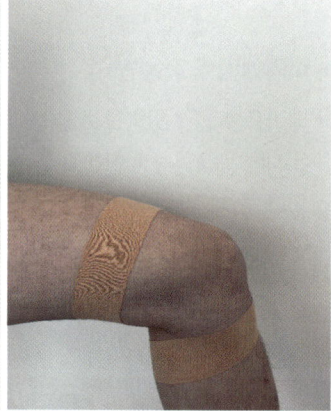

테이핑의 형태와 붙이는 방법

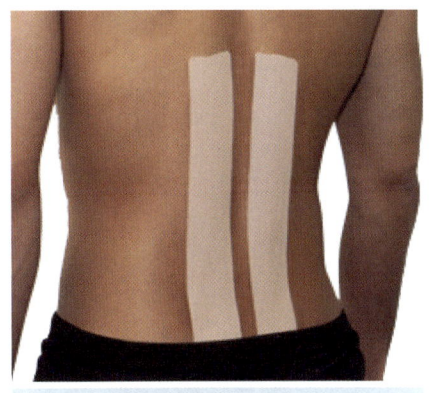

가장 기본적인 세로형

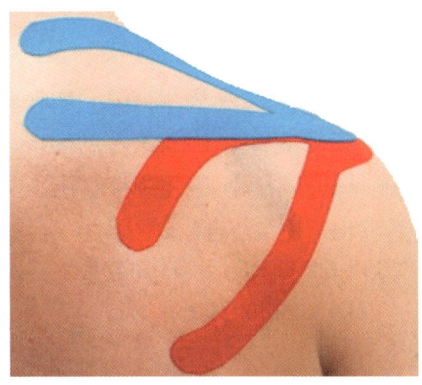

큰 근육과 기능강화에 적용하는 Y 지형

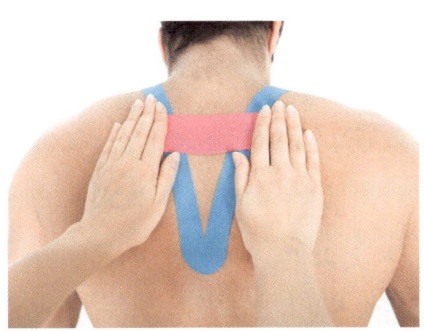

안정성을 부여하는 가로형

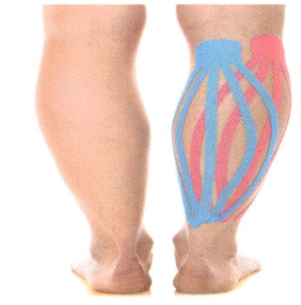

부분 멍제거나 수술후 부종시 적용

• 긴장된 근육완화 •

• 약해진 근육강화 •

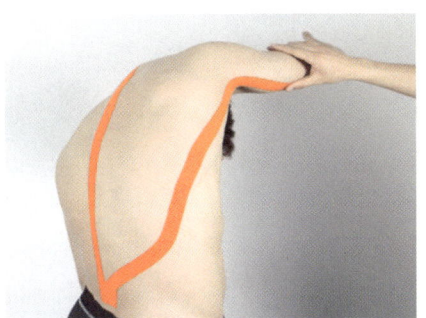

근육을 늘려서 붙이는 방법

가장 기본적인 방법
뭉친 근육에 적용
통증을 느끼는 부위에 적용

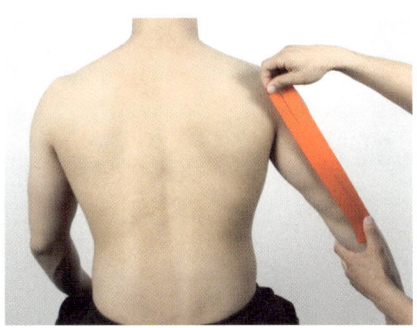

테이프를 늘려서 붙이는 방법

신장된 근육에 적용
기능을 잃은 근육에 적용

테이핑의 적용 방법

1. 근육 테이핑 방법

근육별 테이핑을 하는 방법은 근육의 위치와 모양 기능을 정확히 인지하고 'I' 타입의 테이핑을 기준으로 비활성 근육에 적용 시 근육을 신장시킨 후 기시점에서 정지점(근위부 → 원위부)으로 부착하는 기본적인 방법으로 테이핑 시 테이프를 늘리지 않고 붙이며 테이핑 적용 후 원상태로 돌아왔을 때 테이프의 주름이 균일하게 나타나야 한다.

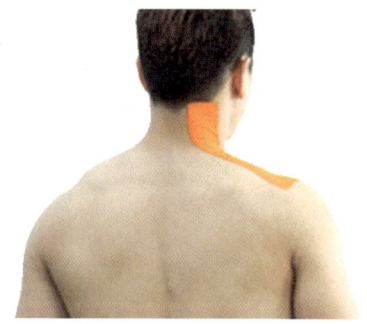

승모근 테이핑

2. 교정 테이핑 방법

체형 불균형과 같은 비정상적인 위치에 있는 근육 또는 관절의 위치를 조정하기 위한 테이핑 방법으로 근육 테이핑 방법에서는 테이프를 늘리지 않고 적용하나 교정 테이핑에서는 테이프의 신장력을 이용하는 것이 핵심이며 대상자의 피부 상태 고려 및 정확한 적용 방법을 알고 있어야 효과를 얻을 수 있는 방법이다.

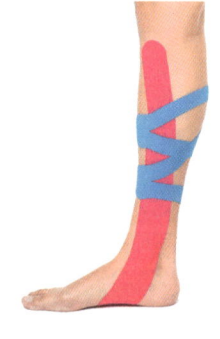

다리 회내 비틀림 교정

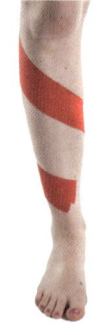

비틀림 교정 테이핑

테이핑의 적용 방법

3 림프 테이핑 방법

테이핑을 활용해 림프의 흐름을 원활하게 하는 테이핑 방법으로 기본형은 수상형으로 시행해서 테이프의 장력은 아주 적게 해야 하며, 특히 부종 및 급성기에 효과를 볼 수 있는 방법으로 림프절의 위치와 림프의 흐름을 이해하고 적용해야 더욱 좋은 효과를 볼 수 있다.

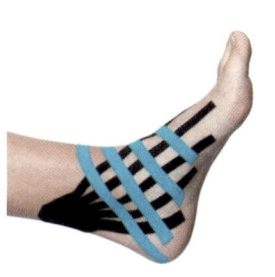
발목 림프 테이핑

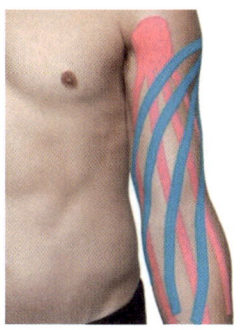
상완 림프 테이핑

4. 기능적 테이핑 방법

기능향상을 위한 테이핑 방법으로 기존 테이핑 방법이나 형식을 배제하고 근육의 기능적인 능력을 향상시키기 위한 테이핑 방법으로 근육의 원하는 움직임을 유도하기 위해 테이프의 장력과 방향성을 이용해서 근육이 약해진 부상 부위나 특정 움직임을 유도하기가 어려운 대상자에게 운동 전 테이핑을 한 후 운동을 시행하면 큰 효과를 얻을 수 있는 방법이다.

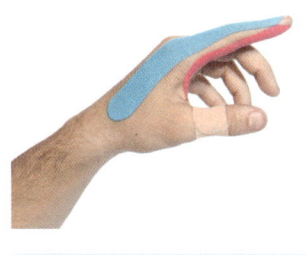
손가락 기능적 테이핑

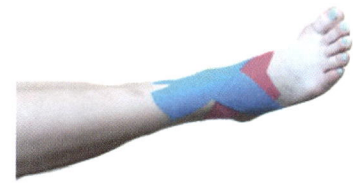
발 아치 기능적 테이핑

테이핑 적용 가이드 (Why, How, Where)

1. Why : 테이핑을 '왜' 하냐에 따라서 테이핑의 목적이 달라질 수 있다.
2. How : 테이프를 '어떻게' 붙일 건지, 테이프를 붙이는 방법에 따라 효과가 달라질 수 있다.
3. Where : 테이프를 '어디에' 붙일 건지, 테이프를 붙이는 부위에 따라 효과가 달라질 수 있다.

- 테이핑을 할 때는 근육을 신장시킨 후 테이프를 늘리지 않고 붙인다.
- 테이프의 길이는 근육을 신장시키고 측정 후 그 다음 자른다.
- 피부가 약한 사람한테는 가급적 사용을 자제한다. (트러블 반응 체크)
- 피부를 청결하게 하고 제모를 한 상태에서 사용하는 것이 좋다. (접착력 향상)
- 신체에 땀이나 물이 묻지 않은 상태에서 사용한다.
- 테이핑을 한 상태에서 샤워 후 또는 땀을 많이 흘리면 젖은 테이프를 말려주어야 한다.
- 테이프를 뗄 경우 피부를 밀어 올리면서 떼는 것이 효과적이다.
- 테이프를 붙일 경우 밀착하게 붙이고 테이프가 울지 않아야 한다.
- 테이핑을 붙인 후 신체가 제자리로 돌아 왔을 때 주름이 있어야 한다.
- 테이프를 떼어낼 때 모발이 난 방향으로 천천히 떼어내 주어야 한다.
- 테이핑을 한 후 불편함이 있거나 가렵다면 바로 제거해 주어야 한다.
- 테이핑 적용 부위에 염증이 있으면 냉/온팩 등을 적용해 주어야 한다.
- 염증이 있거나 이상 증상이 나타난다면 물리치료나 운동요법 등을 병행해 주어야 한다.
- 구조적 손상이나 변형시에 교정 후 테이핑을 적용해 주어야 한다.

테이핑 주의사항

다음과 같은 진단이 있을경우 의료진 처방에 의해서 효과적으로 이용할 수 있다.

- 당뇨 (Diabetes)
- 신장 질환 (Kidney disease)
- 울혈성 심장 기능상실 (Congested heart failure)
- 천식 (Asthma)
- 고혈압 또는 저혈압 (High or low blood pressure)
- 원발성 림프부종 (Primary lymphoedema)
- 내장기관의 팽륜 (Swelling of internal organs)
- 개방성 상처 (Open wounds)
- 임신 (Pregnancy)

그러나 이외에 관련이 없는 진단에 대한 문제 발생에 주의와 관심을 유의해야 하고, 이상적인 테이핑 적용을 위해 적절한 방법의 수정도 필요하다.

테이핑 금기증

- **손상받기 쉽거나 치유되고 있는 피부**
  테이프를 제거하는 과정에서 손상된 피부에는 감염에 우려가 있고 회복되는 피부에는 딱지가 떨어질 위험성이 있다.

- **악성종양 발생부위**
  키네지오 테이프의 적용에 의해 림프계 순환이 더 증진될 수 있으므로, 종양의 확산시킬 위험성이 있다. 따라서 의학적 관리와 전문가의 적절한 처방을 받아야 한다.

- **봉와직염 또는 감염 부위**
  악성종양의 경우 활성화된 감염이 키네지오 테이핑의 적용으로 인해 확산될 수 있다.

- **테이프 알러지가 있는 경우**
  만약 대상자가 테이프, 특히 키네지오 테이프에 대한 알레르기나 트러블 반응이 있는 것을 알고 있는 경우, 다른 보조적 치료 방법을 찾아봐야 한다.

테이핑 종류

■ 언더랩 (Underwrap)

언더랩이라고 부르는 제품으로 반복되는 테이핑 등으로 일어날 수 있는 피부 트러블 방지용으로 아주 얇고 공기의 통풍이 양호하며 손으로 찢어서 사용이 가능한 스폰지 형식의 제품이다.

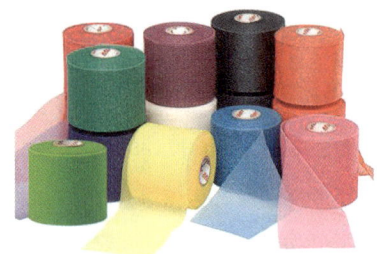

면 테이프는 접착성이 강하고 탄력이 없기 때문에 피부가 약한 사람이 장시간 테이프를 사용하게 되면 피부 쓸림이나 물집이 생기게 되는데 언더랩을 먼저 감아주면 피부를 보호하며 이를 방지해 줄 수 있으며 언더랩은 접착제가 발려져 있지 않으며 폴리우레탄 소재의 자가 접착이 땀 흡수와 충격 흡수에 뛰어난 제품으로, C테이프나 키네시오 테이프를 감기 전 피부 트러블을 방지 위해 사용하는 용도로 주로 사용하며 사용 후 테이프를 제거할 때 쉽게 제거할 수 있고, 접착성 테이프를 떼어낼 때와 달리 아프지 않게 제거할 수 있는게 장점이며 패드와 보호대, 부목 등과 함께 목적 부위에 감아서 사용해도 좋고, 하이킹 신발이나 스키 부츠 등 다른 운동 신발에서 충격 완화와 물집 방지 등을 목적으로 사용할 수 있는 제품이다.

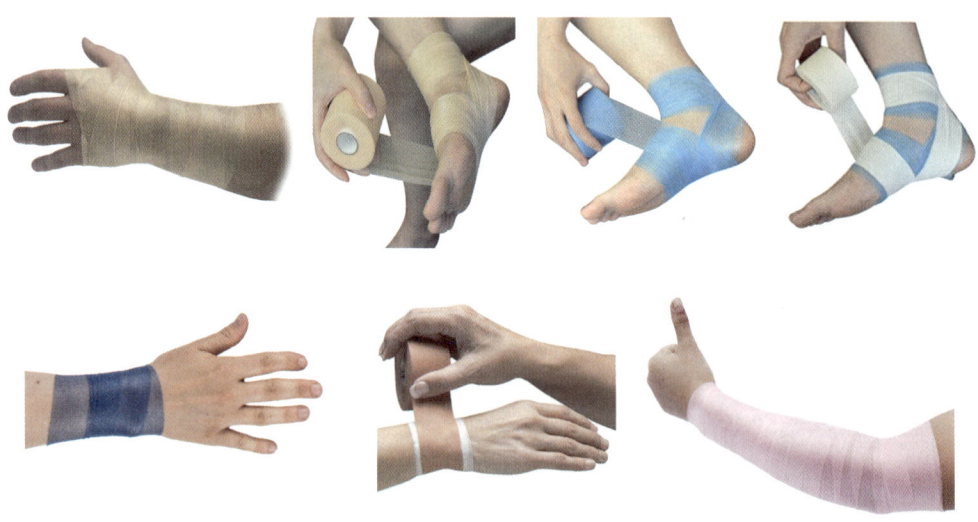

테이핑 종류

■ **코반 (Dupol Elastic, Coban)**

흔히 코반이라고 부르는 자가 접착식 붕대로 알려진 이 제품들은 붕대 역할과 테이핑의 역할을 동시에 하는 용도로 활용되고 있다.

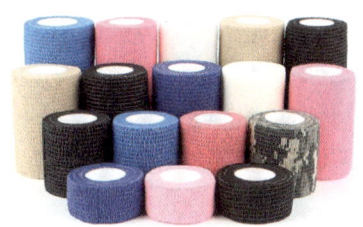

특히 손가락 같은 부상에 가장 많이 사용되며 폭이 2.5cm, 5cm, 7cm, 10cm, 15cm 등 다양하며 사용법은 원하는 부위에 붕대처럼 감기만 하면 따로 접착제 없이도 쉽게 붙는 제품 특성을 가지고 있어 반창고나 고정핀이 따로 필요가 없으며, 자기들 끼리 잘 붙기 때문에 피부에 직접적으로 붙지 않아 접착제 알러지가 있는 경우에도 거즈를 대고 밴드처럼 사용하기도 좋으며, 재사용 또한 가능하지만, 이물질이 묻어 있는 경우에는 자가 접착 기능이 떨어질 수도 있다. 또한 방수는 되지 않기 때문에 상처 부위에 코반만 두르고 샤워를 하거나 해서는 안된다.

주로 통기성이 좋기 때문에 탄력붕대 대신 사용되며 일정하게 압박을 해주기 때문에 부종을 완화하고 환부를 고정해주는 역할을 하며, 병원에서도 환부의 보호나 고정 목적으로 사용되며 약국에서도 쉽게 구매가 가능하다.

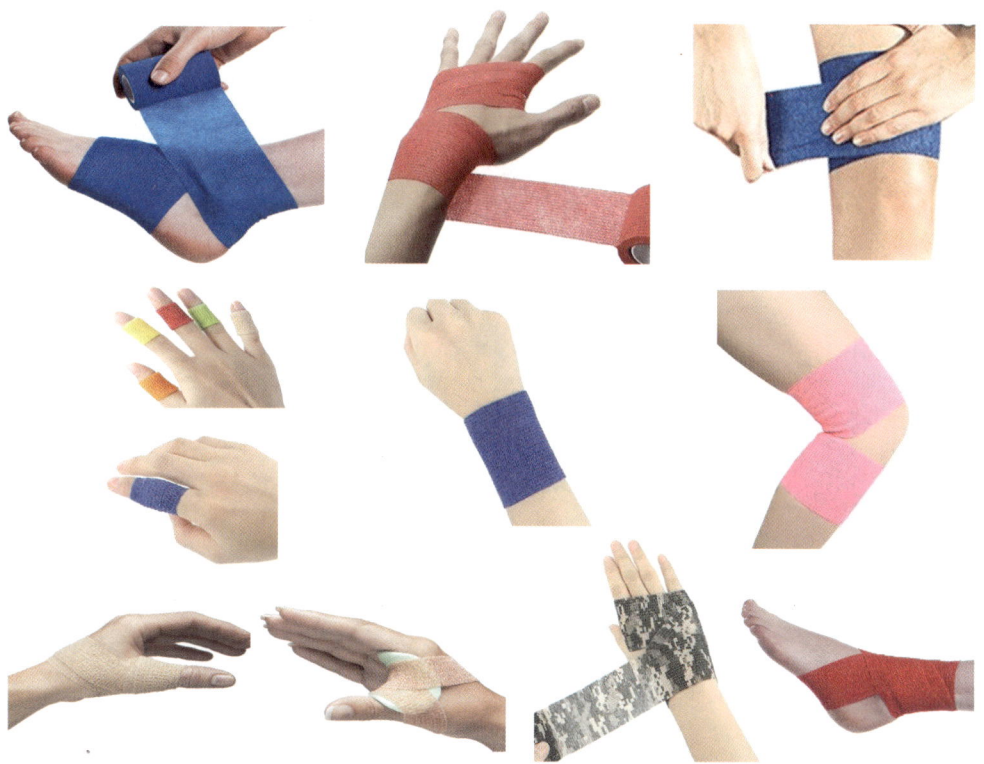

테이핑 종류

■ **반창고 (C-tape)**

반창고라는 명칭이 더 익숙한 '비탄력성 테이프'로 관절을 고정하여 활동이 많은 경우 근육과 관절 보호와 2차 부상 예방 등에 목적으로 가장 많이 사용 되는 테이프이다.

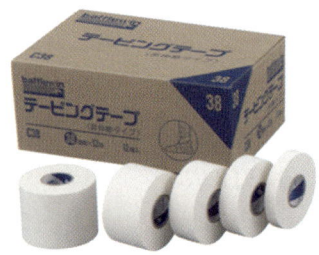

또한 가로, 세로 커팅이 가능해서 'Cross Tape'라고도 불리며 100% 천연 면으로 만들어진 테이프로 탄성이 없어(비탄력) 관절의 움직임을 제한하며 관절과 근육을 보호하는데 도움이 되기 때문에 스포츠 현장에서 빈번하게 일어나는 염좌 등의 1차 부상 이후에 발생하는 2차 부상 예방을 위해 응급처치 이후의 보조수단으로 활용 되고 있다.

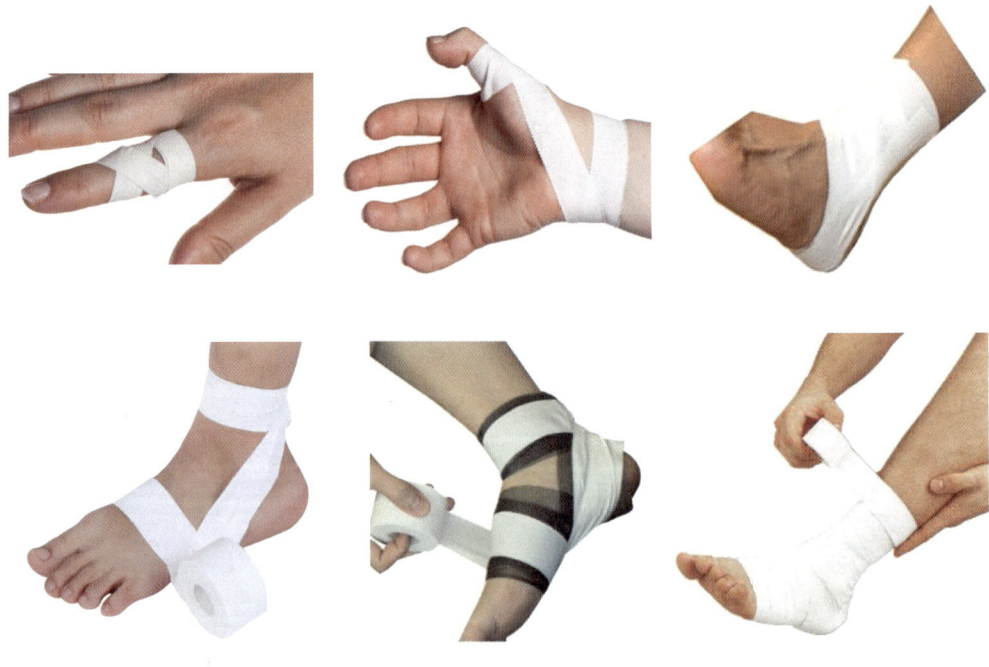

스포츠 테이핑 활용법

■ 손가락 테이핑-①

C 테이프를 활용해서 손가락 관절의 부상 관절의 2차 손상을 막기 위해 고정을 목적으로 활용하는 방법이다.

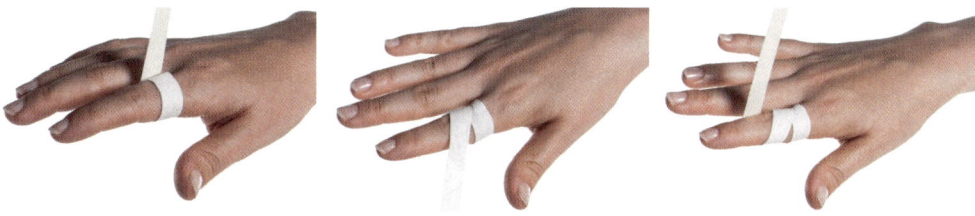

1. 손등이 위로 향하게 손과 손가락을 뻗는다. 테이프로 그림과 같이 PIP 관절(근위지간관절) 바로 위에 손가락을 한 번 동그라미 모양으로 감는다. 이때 테이프는 꽉 조일 필요가 없다.
2. 손가락을 똑바로 잡고 테이프를 대각선으로 손가락을 가로 질러 가운데 너클 (PIP 관절)을 가로지른다.
3. 테이프를 PIP 관절 위에 교차 시킨 상태에서 테이프를 손가락의 아래쪽 또는 손바닥 부분과 다른 쪽을 위로 가져온다.

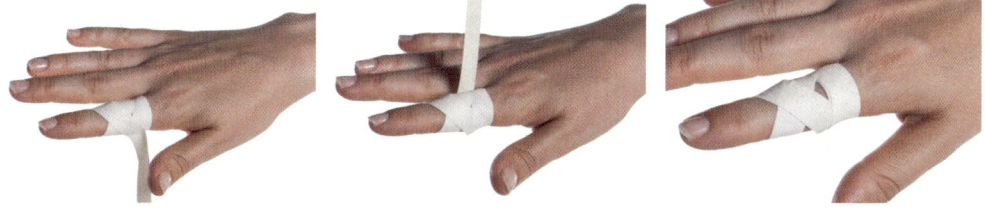

4. 다른 방향에서 PIP 관절을 다시 교차하여 산화 아연 테이프가 너클 상단에서 직접 교차하도록 한다.
  (즉, 관절 주위에 8자 모양으로 테이프를 작업하는 것이다.)
5. PIP 관절 바로 위의 손가락 아래로 테이프를 다시 가져온다.
6. 마지막으로 첫 번째 테이프 원 바로 위에 한번 더 손가락을 동그라미를 모양으로 붙인다.
7. 여분의 테이프를 자르거나 떼어내고 느슨한 끝을 누른다. 그림에서 볼 수 있듯이 PIP 관절 바로 위에 십자형 모양 테이프가 만들어져야 한다.

> **TIP**
>
> 손가락 고정을 위해 보다 단단하고 보호적인 방법을 찾고 있다면 부목을 사용하는 것이 좋다. 손가락 전용 부목은 부상당한 손가락의 전체 길이를 보호하고 고정시킬 수 있다. 또한 손가락이 완전히 펴지는 것을 막아야하는 경우에 테이핑 기법을 사용하여 손가락을 구부린 위치에 고정해본다.

스포츠 테이핑 활용법

■ 손가락 테이핑-②

C 테이프를 활용해서 손가락 관절의 부상 관절의 2차 손상을 막기 위해 고정을 목적으로 활용하는 방법이다.

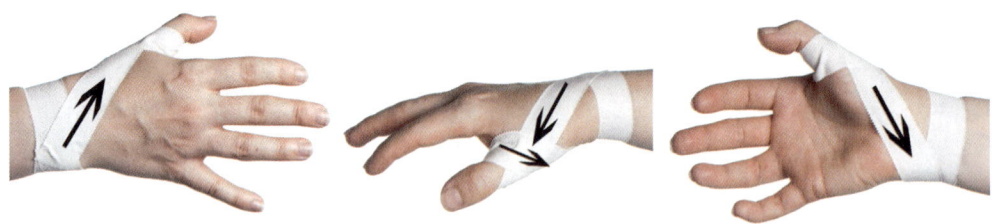

1. 엄지 손가락이 위로 향하게 하고, 손목에 테이핑을 손가락과 함께 감는다. 이때 테이프는 꽉 조일 필요가 없다.
2. 손등 쪽에서 엄지손가락 방향으로 가로 질러 8자 모양으로 손바닥 쪽으로 가로질러 손목에 붙인다.
3. 건초염이나 엄지 손가락 염좌 같은 경우 보조적인 수단으로 사용할 수 있다.

■ 손목 테이핑

C테이프를 활용해서 손목 관절의 부상의 2차 손상을 막기 위해 고정을 목적으로 활용하는 방법이다.

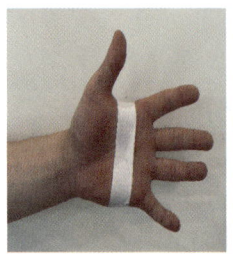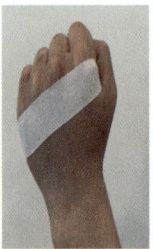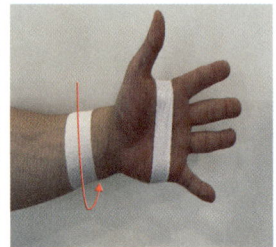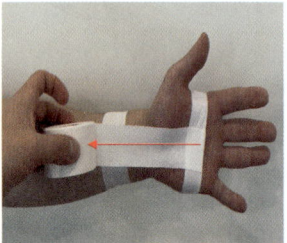

1. 손등에서 시작점으로 앵커를 한 바퀴 감는다. 이때 손등에서 보았을 때 지골 돌출부위에 걸리지 않도록 피해서 감아야 한다.
2. 전완의 절반 정도 위치에 2줄을 겹치도록 감는다.
3. 손바닥 앵커를 시작점으로 전완 방향으로 당겨 붙인다.

스포츠 테이핑 활용법

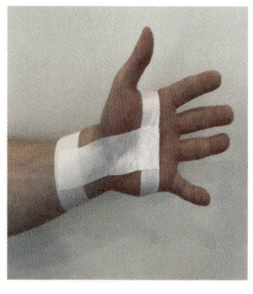 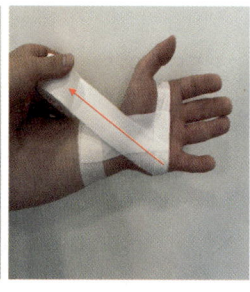 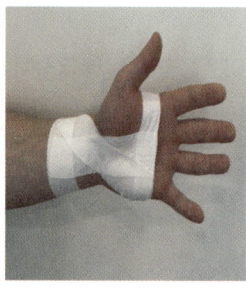 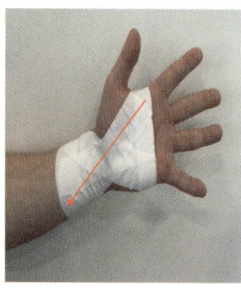

4. 전완의 앵커까지 일직선으로 테이프를 붙인다.
5. 엑스 서포트는 손바닥 앵커의 새끼 손가락 쪽에서 손목을 지나 전완의 앵커까지 비스듬히 당겨 붙인다.
6. 전완의 앵커까지 붙인다. 같은 방법으로 손바닥 엄지손가락 쪽에서 손목을 지나 전완의 앵커까지 비스듬히 당긴다.

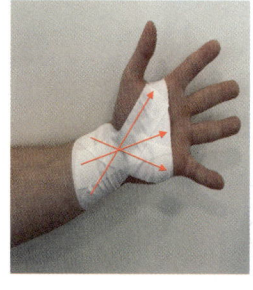 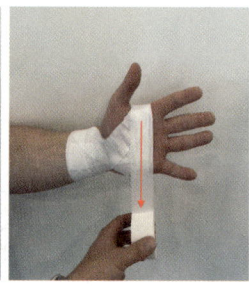 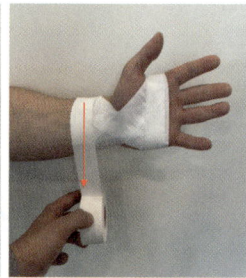 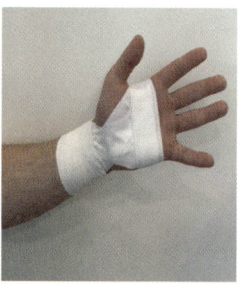

7. 손목 중심에서 교차하도록 3~5번 반복해서 붙인다.
8. 앵커를 손등을 시작점으로 한 바퀴 감아 주고, 전완에 앵커 위도 한번 더 감아준다.
9. ½ 씩 겹치게 다시 한번 감아 완성시킨다.

스포츠 테이핑 활용법

■ 테니스 엘보 테이핑

키네지오 테이프와 C 테이프를 활용해서 팔꿈치 바깥쪽 통증인 테니스 엘보 부상 관절의 2차 손상을 막기 위해 고정을 목적으로 활용하는 방법이다.

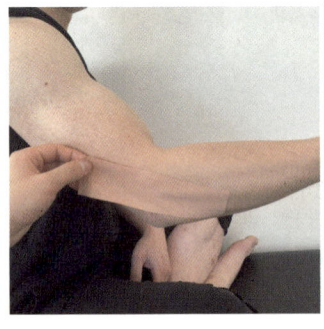 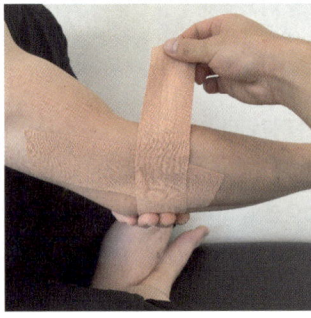 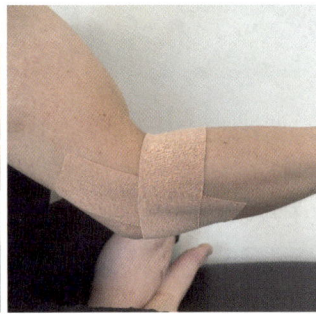

1. 팔꿈치의 외측상과에 테이프를 가로 방향으로 붙인다.
2. 전완의 팔꿈치 아래쪽에서 위쪽 방향으로 테이프를 감아 붙인다.
3. 한 바퀴 돌려 감아서 고정한다.

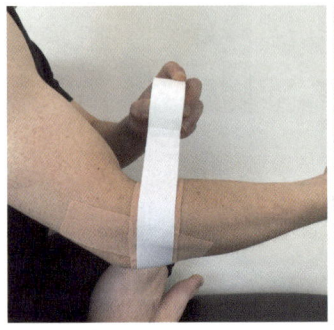 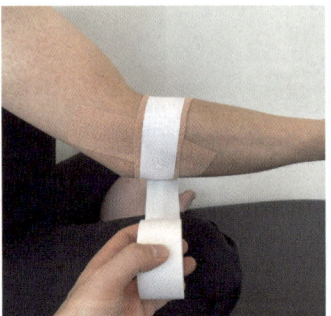 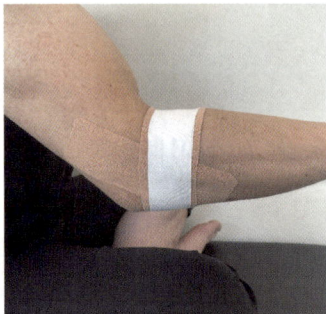

4. C 테이프를 테이핑한 곳에 한번 더 돌려 감는다.
5. 한바퀴 돌려서 감아 주고 고정하면 완성된다.

스포츠 테이핑 활용법

■ 골프 엘보 테이핑

키네시오 테이프와 C 테이프를 활용해서 팔꿈치 안쪽 통증인 골프 엘보 부상 관절의 2차 손상을 막기 위해 고정을 목적으로 활용하는 방법이다.

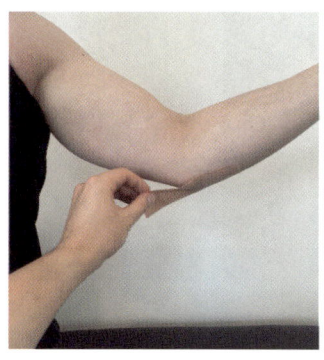 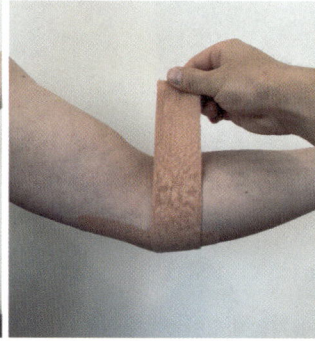 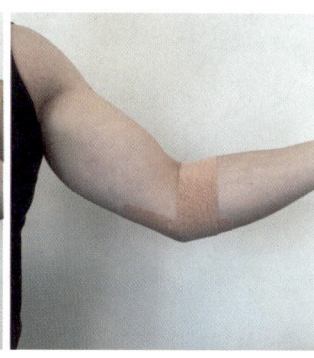

1. 팔꿈치의 내측상과에 테이프를 가로 방향으로 붙인다.
2. 전완의 팔꿈치 안쪽의 아래쪽에서 위쪽 방향으로 테이프를 감아 붙인다.
3. 한 바퀴 돌려 감아서 고정한다.

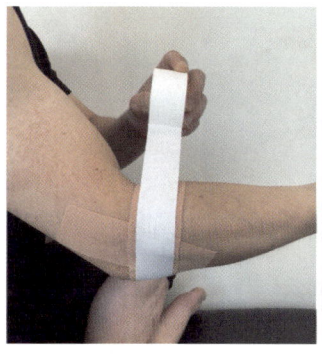 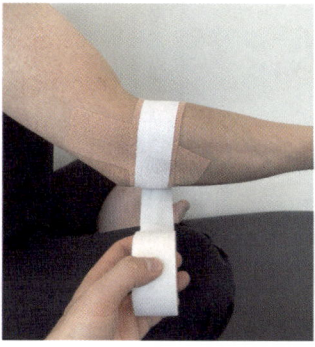 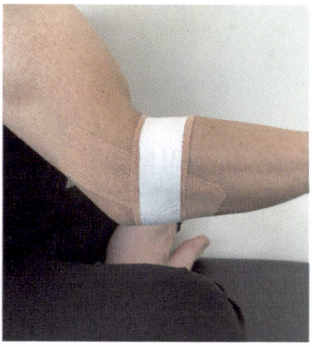

4. C 테이프를 테이핑한 곳에 안쪽에서 바깥쪽 방향으로 한번 더 돌려 감는다.
5. 한바퀴 돌려서 감아 주고 고정하면 완성된다.

스포츠 테이핑 활용법

■ **허벅지 테이핑**

C 테이프를 활용해서 허벅지의 대퇴사두근의 파열이나 타박상 등 부상으로 인한 2차 손상을 막기 위해 고정을 목적으로 활용하는 방법이다.

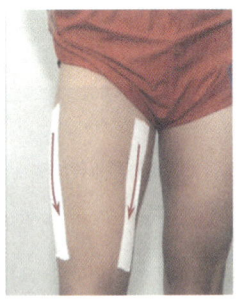 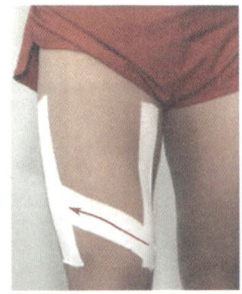 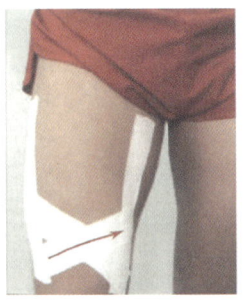 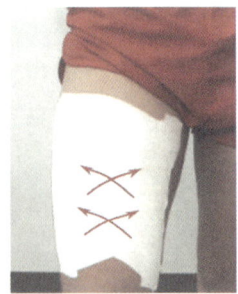

1. 허벅지 양 옆에 C테이프를 활용해 앵커를 만들어 준다.
2. 허벅지 안쪽의 아래 부분에서 바깥쪽 사선 방향으로 엑스 서포터를 만들기 위해 붙인다.
3. 허벅지 바깥쪽 아래 부분에서 안쪽으로 당기듯이 사선으로 동일하게 붙인다.
4. 테이프를 ½ 정도 겹쳐지게 앵커 안쪽을 모두 채울 수 있을 때까지 2~3회 반복해 붙인다.

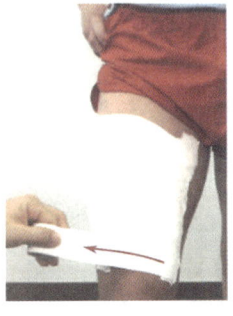 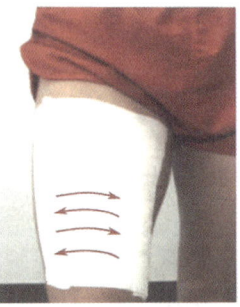 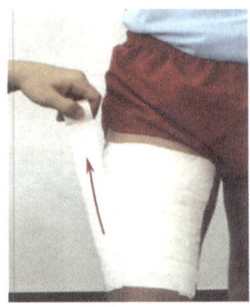 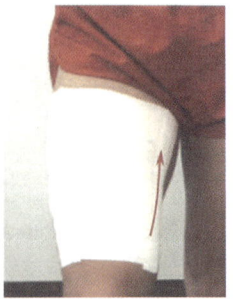

5. 앵커 아래쪽 안쪽에서 양쪽 끝을 연결하듯이 수평 서포트를 붙인다.
6. 테이프가 ½ 정도 겹쳐지도록 앵커 사이가 모두 채워질 때까지 안에서 밖으로, 밖에서 안으로 수평이 되게 반복해서 붙인다.
7. 허벅지 양쪽의 앵커 위를 다시 한번 붙여 주면 완성된다.

스포츠 테이핑 활용법

■ 무릎 테이핑-①

키네시오 테이프와 C 테이프를 활용해서 슬개골의 불안정성과 통증과 관련된 무릎 관절의 2차 손상을 막기 위해 고정을 목적으로 활용하는 방법이다.

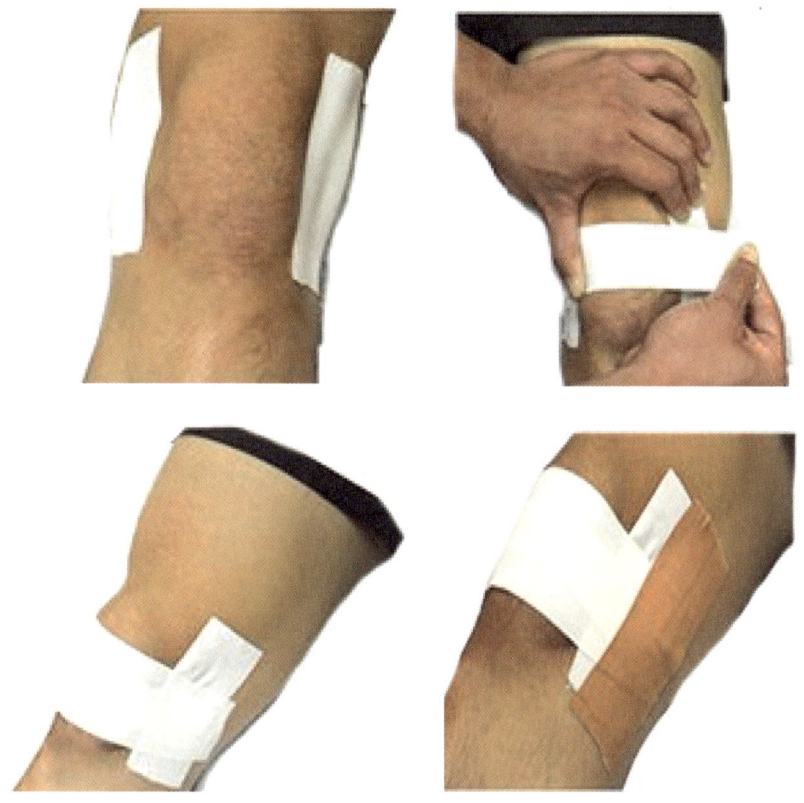

1. 무릎 양 옆에 슬개골 옆에 고정을 위한 테이프를 붙인다.
2. 무릎의 바깥쪽에서 슬개골을 가로 질러 안쪽 고정점에 2~3번 붙인다.
3. 양쪽의 무릎 측면에 테이프를 고정을 위해 키네시오 테이핑을 한번 더 붙여준다.

> **TIP**
> 슬개골의 이탈 방향에 따라 붙이기 시작하는 방향을 바꿔 주어야 한다.

스포츠 테이핑 활용법

■ 무릎 테이핑-②

언더랩 테이프와 C 테이프를 활용해서 무릎의 외측과 내측 통증과 불안정한 무릎 관절의 2차 손상을 막기 위해 고정을 목적으로 활용하는 방법이다.

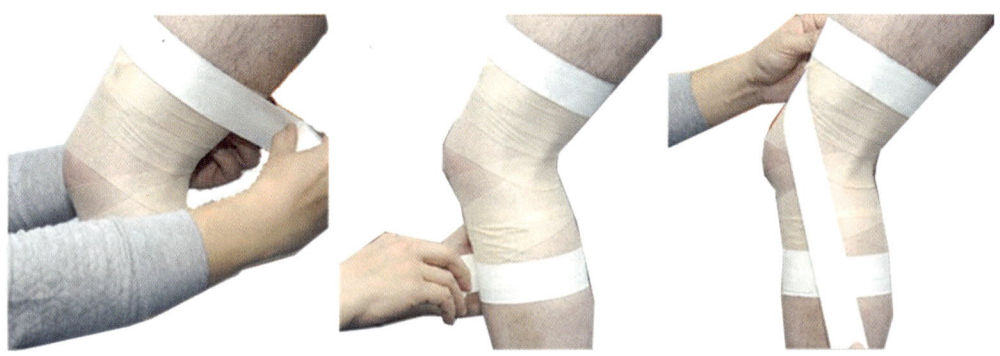

1. 언더랩을 먼저 감고 허벅지 아래쪽 1/3 지점에 C테이프를 활용해 앵커를 만들어 준다.
2. 무릎 아래 정강이 위쪽 1/3 지점에도 C테이프를 감아 앵커를 만들어 준다.
3. 위쪽 허벅지 바깥쪽 앵커 부분에서 안쪽으로 당기듯이 사선으로 아래 앵커에 붙인다.

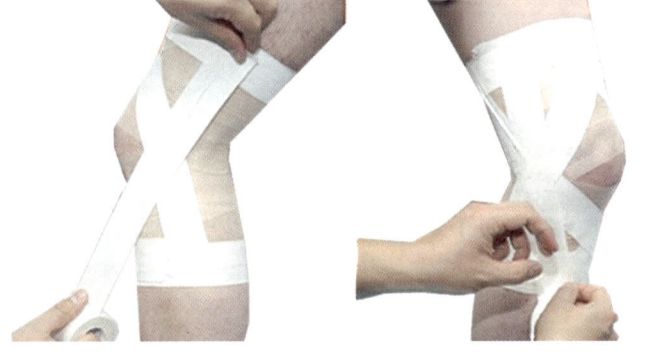 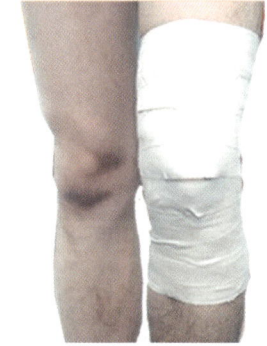

4. 허벅지 위쪽 앵커 안쪽에서 바깥쪽으로 당기듯이 사선으로 아래 앵커에 붙인다.
5. 무릎이 구부러진 상태에서 위쪽 앵커에서 아래쪽 앵커로 일직선이 되도록 붙인다.
6. 위쪽에서부터 수평으로 ½ 정도가 겹치도록 감아주며 내려온다.

스포츠 테이핑 활용법

■ 종아리 테이핑

C 테이프를 활용해서 종아리 근육의 부분파열 이나 비복근 좌상 등 부상으로 인한 2차 손상을 막기 위해 고정을 목적으로 활용하는 방법이다.

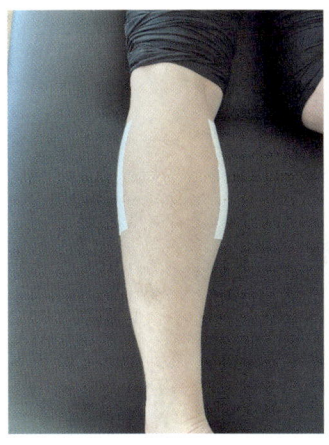 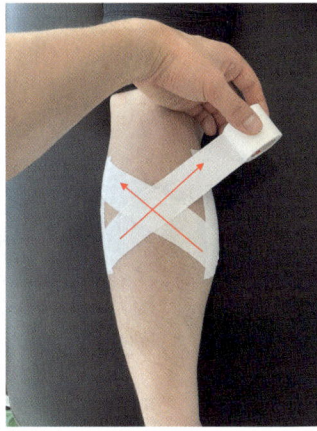 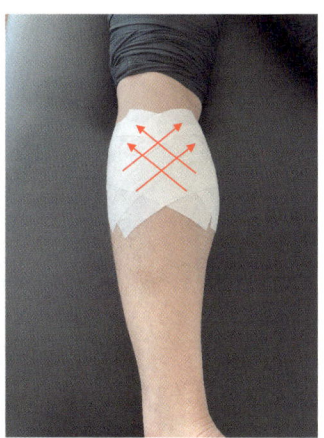

1. 종아리의 가장 통증이 큰 부위를 확인한 후 부상 부위를 중심으로 종아리 양쪽에 C 테이프를 활용해서 앵커를 만들어 준다.
2. 종아리의 안쪽 앵커를 시작점으로 바깥쪽 앵커까지 사선으로 좌우로 번갈아 가면서 테이프를 붙여 엑스 서포트를 만든다.
3. 테이프를 ½ 정도 겹치도록 붙여서 앵커 안쪽이 모두 채워질 때까지 반복한다.

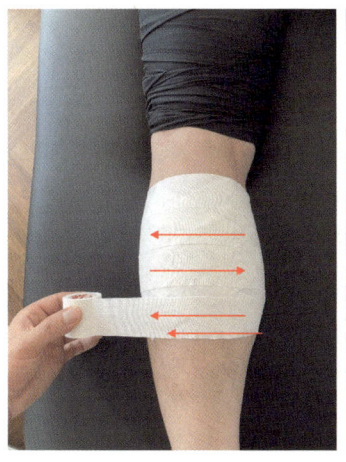 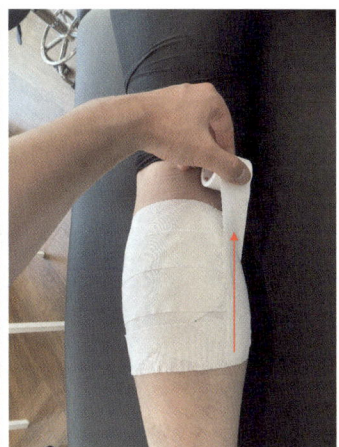

4. 안쪽에서 시작해서 좌우를 번갈아 가면서 수평으로 붙여 수평 서포트를 만든다.
5. 종아리 양쪽의 앵커 위를 한번 더 붙인다.

스포츠 테이핑 활용법

■ 발목 테이핑 - ①

C 테이프를 활용해서 발목 관절의 부상 관절의 2차 손상을 막기 위해 고정을 목적으로 활용하는 방법이다.

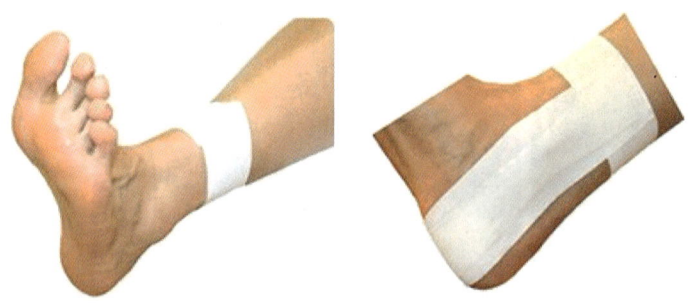

1. 발등이 위로 향하게 발목을 당긴 상태를 취한다. 테이프로 그림과 같이 발목 위쪽에 한 번 동그라미 모양으로 감는다. 이때 테이프는 꽉 조일 필요가 없다.
2. 발가락을 당긴 상태에서 테이프를 한쪽 발목부터 뒤꿈치를 가로 질러 발목 위 고정 앵커에 2~3회 고정시켜 붙인다.

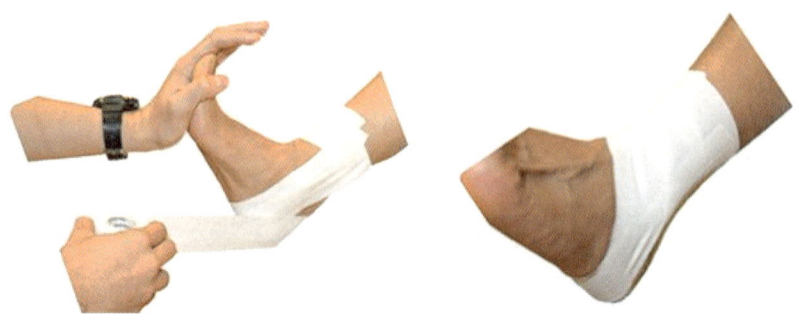

3. 테이프를 위쪽 앵커의 바깥쪽에 붙이고 뒤꿈치를 감싸서 돌려서 8자 모양(피겨 에이트)으로 감아서 한번 더 고정 시켜 준다.
4. 마지막으로 첫 번째 테이프 원 바로 위에 테이프로 한 번 더 동그라미를 모양으로 붙여준다.
5. 여분의 테이프를 자르거나 떼어 내고 느슨한 끝을 누른다.

스포츠 테이핑 활용법

■ 발목 테이핑 - ②

C 테이프를 활용해서 발목 관절이나 아킬레스 건의 부분파열 등 부상으로 인한 2차 손상을 막기 위해 고정을 목적으로 활용하는 방법이다.

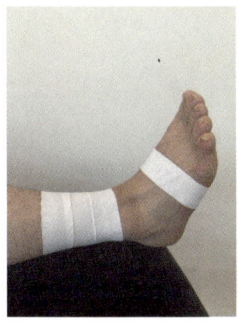 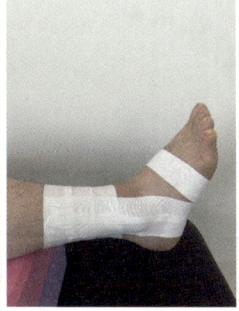 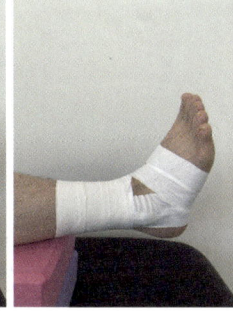 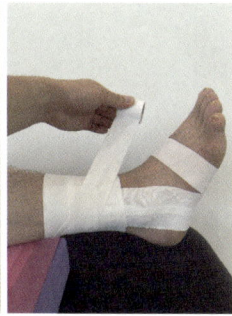

1. 발등 위에 가운데 앵커를 만들고, 발목 위쪽부터 ½ 정도 겹치게 3줄 정도 감아준다.
2. 발목 안쪽에서 바깥쪽으로 반원을 그리듯이 당겨 붙여 ½ 정도 겹치게 2줄 붙여준다.
3. 발목 위쪽에 다시 앵커를 1줄 감아준다.
4. 발목의 바깥쪽 복사뼈 위쪽에서 8자 모양으로 붙여 준다.

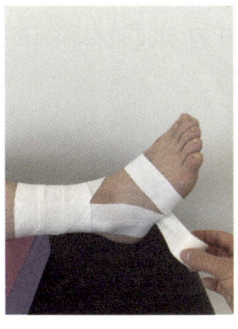 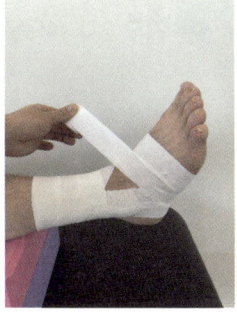 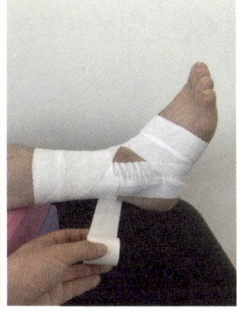 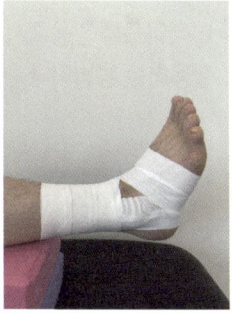

5. 발목의 정면을 가로 질러 발바닥으로 향한다.
6. 발바닥을 지나 발등으로 향하고, 발목을 비스듬하게 가로질러 교차한다.
7. 발목을 한 바퀴 감아 주고, 발목의 ½ 정도 겹치게 2줄 정도 추가로 감아주면 완성된다.

스포츠 테이핑 활용법

■ 발목 테이핑 - ③

C 테이프를 활용해서 발목을 굴곡할 때 통증이 있는 경우 2차 손상을 막기 위해 고정을 목적으로 활용하는 방법이다.

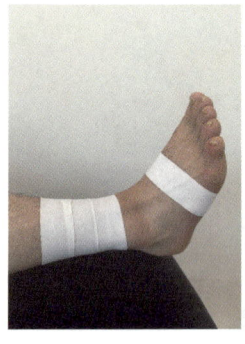 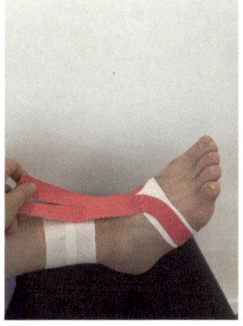 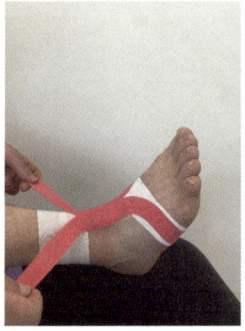 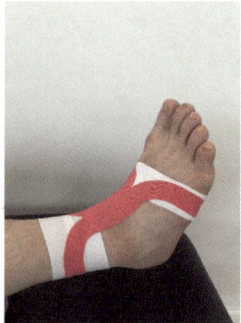

1. 발등 위에 가운데 앵커를 만들고, 발목 위쪽부터 ½ 정도 겹치게 3줄 정도 감아준다.
2. 키네시오 테이프의 가운데를 잘라 두 라인으로 잘라 발등에서 발바닥으로 감싸준다.
3. 발목까지 테이프를 붙이고 끝을 두개의 라인으로 잘라 양쪽으로 벌린다.
4. 벌린 테이프로 발목을 감아서 붙이면 완성된다.

■ 발목 테이핑 - ④

C 테이프를 활용해서 발목을 신전할 때 통증이 있는 경우 2차 손상을 막기 위해 고정을 목적으로 활용하는 방법이다.

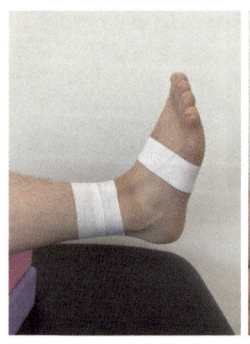 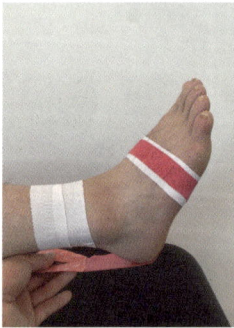 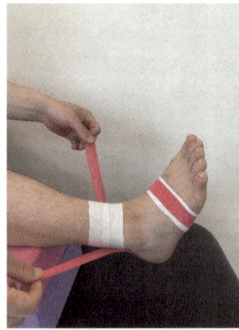 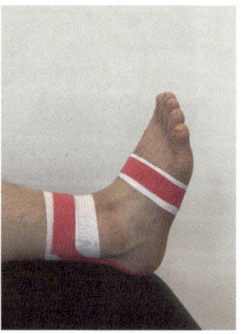

1. 발등 위에 가운데 앵커를 만들고, 발목 위쪽부터 ½ 정도 겹치게 2~3줄 정도 감아 준다.
2. 키네시오 테이프의 가운데를 잘라 두 라인으로 발등에서 발바닥으로 감싸준다.
3. 발바닥에서부터 아킬레스 건을 따라서 붙이고 두개의 라인으로 자르고 테이프를 발목에 감아 완성한다.

스포츠 테이핑 활용법

■ 발목 테이핑 - ⑤

발목 내번으로 인한 부상의 경우 적용하는 방법으로 테이핑에서 추가적으로 보강 해서 C테이프를 감아주면 더 안정적으로 발목을 고정시켜 줄 수 있는 방법이다.

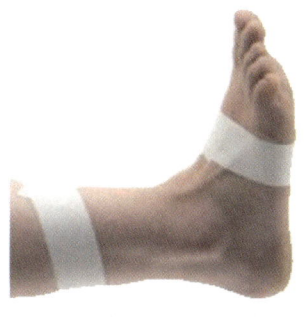 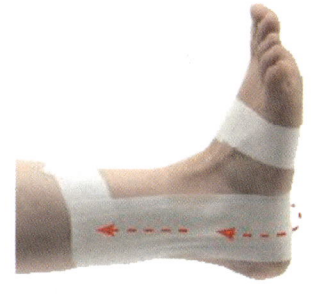 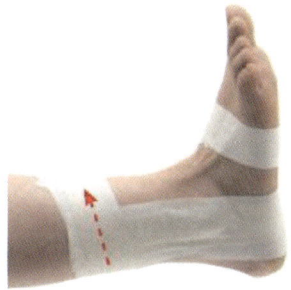

1. 발등이 위로 향하게 발목을 당긴 상태를 취한다. 테이프로 그림과 같이 발목 위쪽과 발등에 각각 동그라미 모양으로 감는다. 이때 테이프는 꽉 조일 필요가 없다.
2. 발가락을 당긴 상태에서 테이프를 한쪽 발목부터 뒤꿈치를 가로 질러 발목 위에 고정 앵커에 2~3회 고정시켜 붙인다.
3. 위쪽 테이프 원 바로 위에 테이프로 한 번 더 동그라미 모양으로 붙여준다.

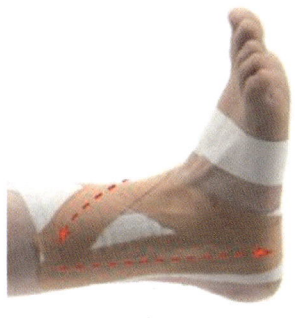 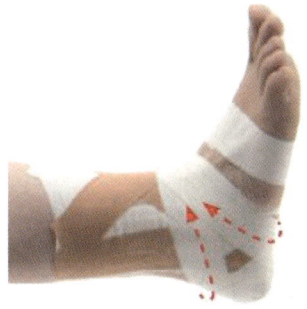

4. 위쪽 앵커에서 한쪽 방향에서 이제 뒤꿈치를 교차해서 발목 앞쪽을 교차하며 시작 지점에 붙여준다.
5. 발목 앞쪽에서 시작해서 뒤꿈치를 기준으로 8자 모양으로 교차해서 붙여 준다.(힐락)

> **TIP**
> 발목 부상이 심한 경우 브레이스(정형외과적 고정 장치)를 착용하는 것이 고정을 위해서는 더 좋은 방법이지만 선수들 같은 경우 부득이한 상황에는 이렇게 발목을 고정해 주는 방법을 활용할 수도 있다.

스포츠 테이핑 활용법

■ 발바닥 테이핑

C 테이프를 활용해서 발바닥 족저근막염 이나 부상으로 2차 손상을 막기 위해 고정을 목적으로 활용하는 방법이다.

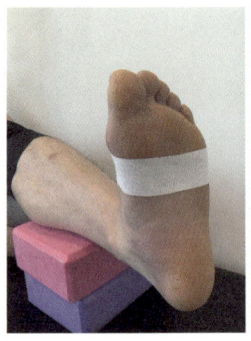 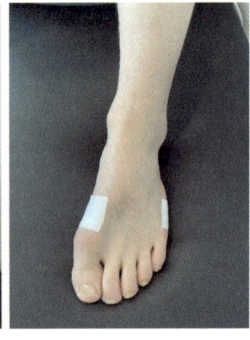 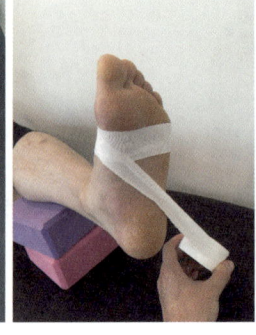 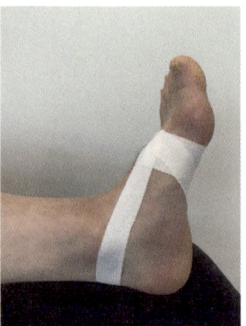

1. 발바닥의 모지구를 시작점으로 발등까지 한 바퀴 감아 앵커를 만든다.
2. 발등 전체에 붙이지 않고 발등 가운데 공간을 남겨 놓아야 한다.
3. 발의 모지구를 시작점으로 대각선으로 가로질러 발꿈치 바깥쪽으로 향한다.
4. 발 뒤꿈치를 돌아서 다시 시작점인 모지구까지 감아준다.

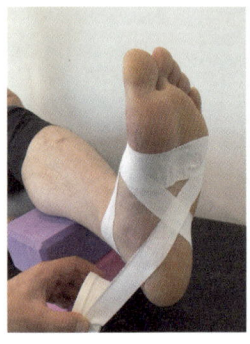 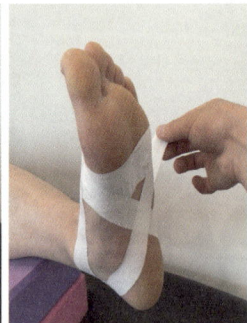 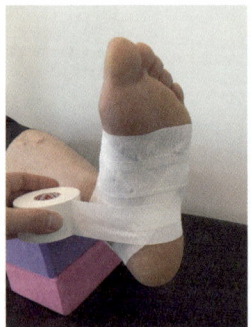 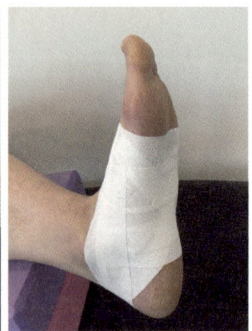

5. 새끼발가락 쪽에서도 같은 방법으로 발바닥을 대각선으로 비스듬히 가로질러 발 뒤꿈치 안쪽으로 감는다.
6. 발 뒤꿈치를 돌아 다시 시작점인 새끼발가락 앵커까지 돌아간다.
7. 테이프가 ½ 정도 겹치도록 2~3번 반복해서 감아준다.
8. 수평 서포트를 위해 물방울 모양의 꼭지점을 시작점으로하여 수평으로 테이프를 감아 횡아치를 서포트한다.

스포츠 테이핑 활용법

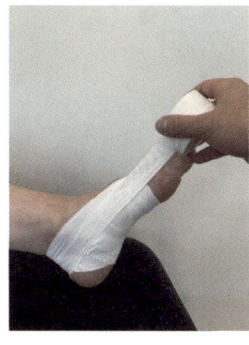 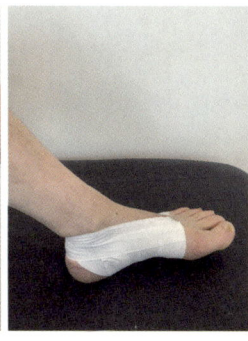 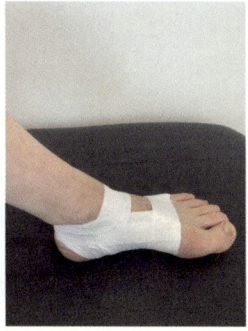 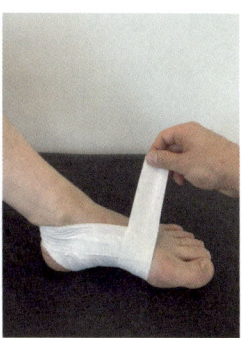

9. 테이프를 ½ 정도 겹치도록 수평으로 붙여 준다.
10. 테이프가 벗겨지는 것을 막기 위해서 테이프의 끝을 세로로 고정한다.
11. 반대쪽도 같은 방법으로 붙여 준다.
12. 엄지발가락 끝 부분에서 새끼발가락 끝까지 테이프를 붙여 준다.
13. 발목 쪽에도 같은 방법으로 붙여 주어 테이핑을 완성 한다.

알기 쉬운
근골격 테이핑

Chapter 2

부위별 근골격계 질환 테이핑 방법

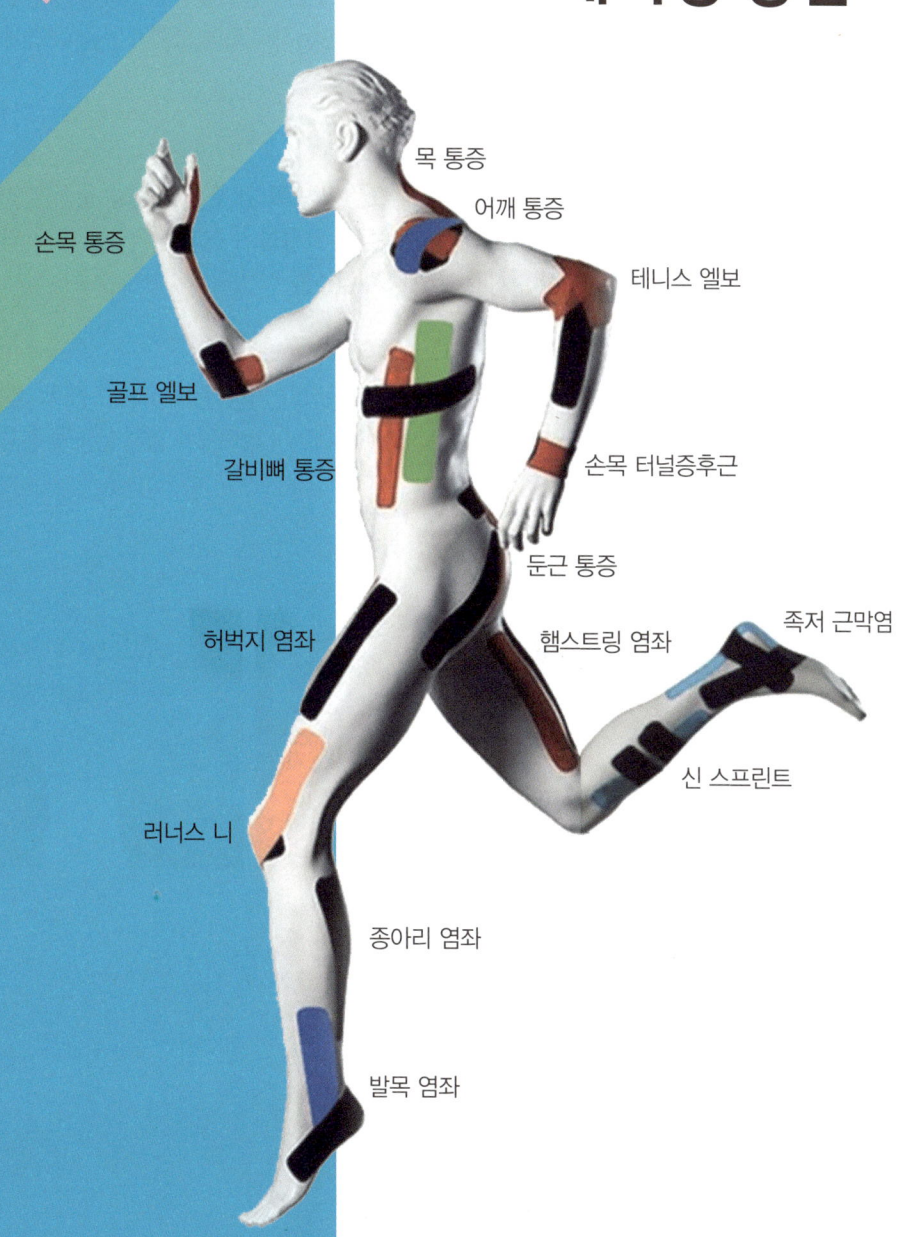

목 통증에 따른 테이핑 방법

현대인들이 가장 많이 느끼는 통증은 다양하지만 목에 대한 통증은 빼놓을 수 없다. 그만큼 목에 대한 불편감과 목 관절에 대한 불안정성을 많이 느끼게 된다. 현대 기술의 발달로 인해 스마트폰과 컴퓨터를 보는 일은 일상화가 되었고 빼놓을 수 없이 우리 주변에 가장 가까이에 있다.

앉아서 업무를 하는 직장인들, 스마트폰을 많이 보는 사람들의 모습을 살펴보면 자신도 모르게 목이 앞으로 나가는 것을 자주 볼 수 있다. 목에 대한 각도가 1도가 증가할수록 목에서 부담해야 하는 스트레스는 4kg 정도 된다. 거북목이 있는 사람들은 최고 15kg까지 목에 하중이 있을 수 밖에 없고 그 결과, 당연히 뒷목과 어깨가 결리고 아플 수 밖에 없다.

목의 자세가 무너지게 되면 목의 관절염, 목 디스크 또한 발병이 될 수 있고 단순 통증만 있는 것이 아니라 호흡에도 지장을 줄 수 있다. 목에 있는 근육들은 호흡을 보조하는 역할을 하게 되는데 이 근육들의 문제가 생기게 되면 폐활량이 최고 30%까지 감소할 수 있다.

통증완화 방법으로는 가슴을 펴는 동작과 턱을 당기는 동작이 가장 중요하다. 또한 목 앞에 있는 근육들과 목 뒤에 있는 근육들을 스트레칭을 하고 이완을 해주며 테이핑을 통해 통증을 경감시킬 수 있다.

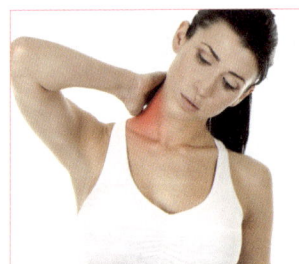 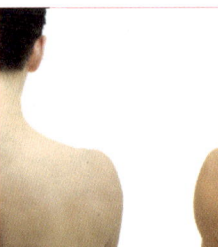 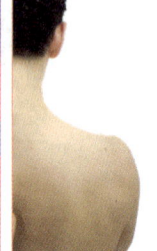 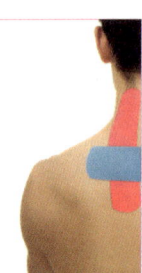

목 통증 및 긴장과 불안정성 개선을 위한 테이핑 방법

교정 테이핑은 위에서 아래(원위 → 근위) 방향으로 해야 긴장된 근육을 약하게 하기 때문에 방향성 제시가 중요하다.

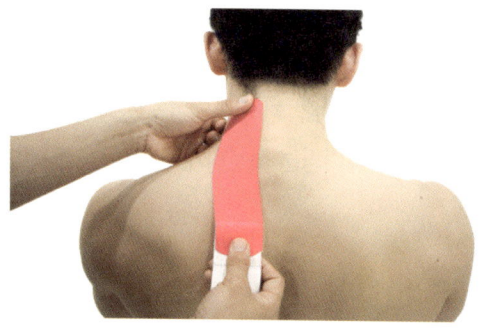 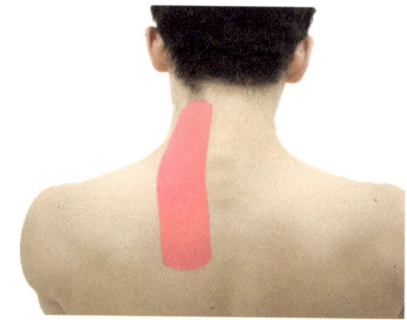

1. 목을 앞으로 숙이고 'I' 스트립을 이용하여 늘리지 않은 상태로 경추 2-3번에 부착한다.
2. 테이프를 늘리지 않은 상태로 날개뼈의 ½ 지점까지 부착한다.

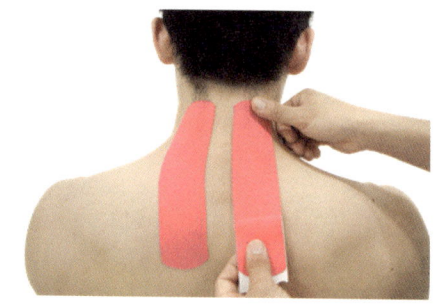 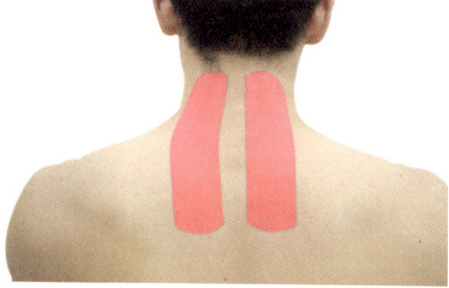

3. 동일한 방법으로 반대쪽도 같이 부착한다.
4. 테이프를 늘리지 않은 상태로 날개뼈의 ½ 지점까지 부착한다.

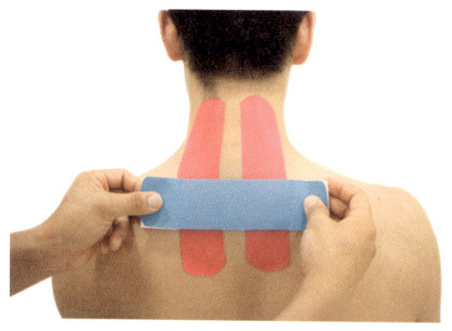 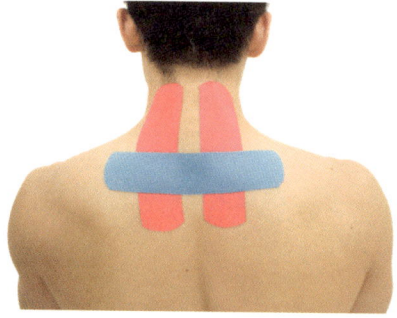

5. 다른 작은 'I' 자형 양쪽 끝을 잡고 70% 정도 늘려 흉추 1번에 다른 'I' 자형과 교차하여 부착한다.
6. 완성된 모습으로 열을 발생시켜 접촉 효과를 높여준다.

목 부위가 아플때 (경추 염좌) 테이핑 방법

갑작스러운 교통사고와 같은 충격을 목이 받게 되면 목뼈를 지지하는 힘줄이나 인대 및 근육에 손상을 유발하게 된다. 교통 사고 외에도 일을 하거나 운동을 하다가 갑작스러운 충격을 받게 되면 이런 증상을 보이게 되는데, 이를 경추 염좌 라고 하며, 이러한 부상의 원인은 잘못된 자세 때문에 목을 지탱하는 근육이나 인대의 외상으로 인한 급성 손상이며 증상이 심해지면 두통이나 어지러움증을 호소하게 되고, 이명이나 속이 메스꺼워 구토를 유발하게 되는 경우도 있으며 방치하게 되면 만성적인 통증으로 이어지기 때문에 이러한 문제가 발생 했을 때 안정을 취할 때 테이핑을 적용하게 되면 도움이 된다.

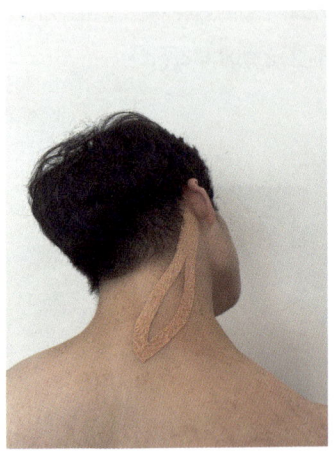 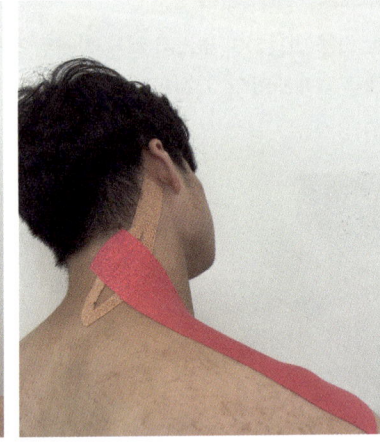 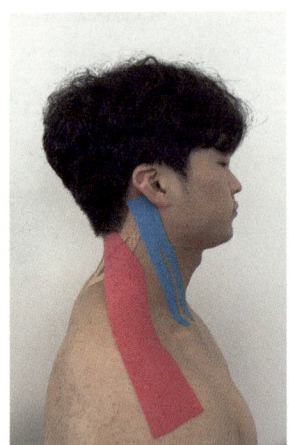

1. 고개를 앞으로 숙이며 옆으로 젖힌 상태에서, Y 자의 기시부는 유양돌기에 고정하고, 테이프의 두 갈래를 7번 목뼈를 중심으로 테이프를 늘리지 않고 붙여준다.
2. 테이프를 붙이는 반대쪽으로 목을 옆으로 늘려준 상태에서 견봉에서 경추 방향으로 승모근 라인을 따라서 테이프를 붙인다.
3. 유양돌기에 붙여서 한쪽은 흉골 방향으로 붙여주고, 다른 한쪽은 쇄골 방향 1/3 지점에 붙인다.

목 디스크 일때 (경추추간판탈출증) 테이핑 방법

뼈와 뼈 사이에서 충격을 흡수시켜 주는 완충 역할을 하는 추간판을 일명 디스크라고 하는데 목에 있는 7개의 목뼈 사이에 있는 추간판이 제자리를 벗어나 탈출되어 신경을 누르게 되는 증상을 우리는 목 디스크라고 부르는 질환이다. 또한 이러한 목디스크는 나이가 들어감에 따라 수핵에 수분 함량이 감소되면서 탄력성이 감소하게 되고, 나쁜 자세와 외상이나 사고 등 외부적인 자극이 가해져 디스크가 밀려 주위 신경근을 자극하여 통증을 일으킬 수 있다. 주요 증상은 목이나, 어깨, 팔, 손가락의 통증이나 팔의 저림 증상, 감각 이상, 근력 약화가 나타날 수 있으며, 디스크의 경우 눌리는 위치에 따라 통증의 위치도 변한다.

최근 스마트폰의 사용 증가와 컴퓨터나 잘못된 작업환경과 생활습관으로 젊은 사람들 조차 흔히 목디스크 증상을 호소하며, 목 디스크 증상의 대부분은 테이핑을 적용해 주게 되면 통증을 개선해 주는 것을 볼 수 있으며, 팔이 저리면 상완이두근과 상완삼두근을 같이 테이핑 해주면 더 좋으며 만약 손목까지 저리고 손가락까지 저린 경우라면 손가락의 앞뒤로도 테이핑을 적용해 주면 효과적이다.

1,2번 손가락 저림
- 6~7번째 디스크가 신경을 압박
- 레이노증후군
- 류마티스관절염

3번 손가락 저림
- 7~8번째 디스크가 신경을 압박
- 손목터널증후군

4,5번 손가락 저림
- 8~9번째 디스크가 신경을 압박
- 팔꿈치터널증후군
- 흉곽출구증후군

목 디스크 일때 (경추추간판탈출증) 테이핑 방법

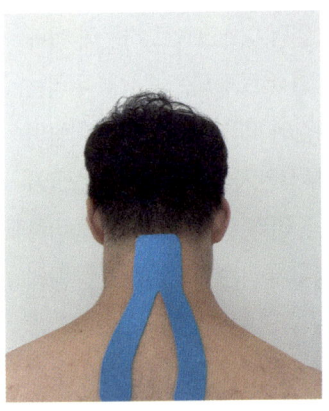 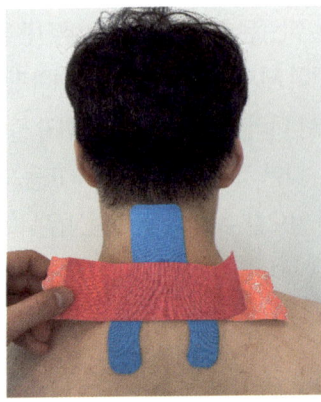 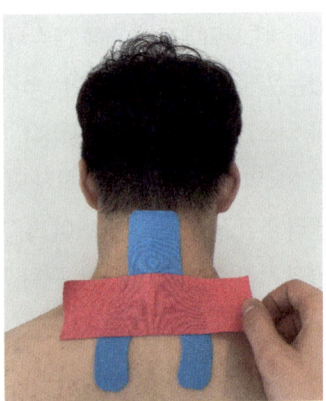

1. 고개를 앞으로 숙이고 목의 튀어나온 뼈를 중심으로 Y자 형태로 두갈래로 테이프를 붙인다.
2. 가로 방향으로 가로 지를 수 있게 테이핑의 가운데를 찢어서 보강테이핑을 해준다.
3. 디스크 증상이 있는 부위 쪽 부터 테이프의 가운데를 먼저 붙인다.

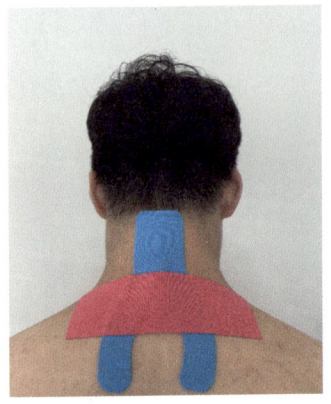 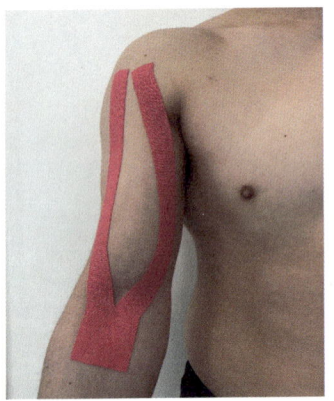 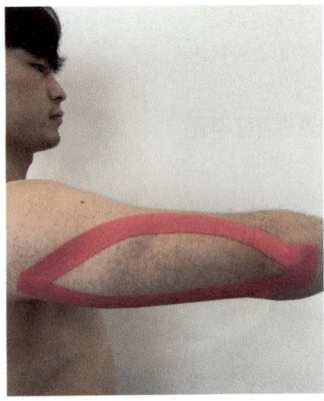

4. 테이프를 양 옆으로 당겨주면서 붙여준다(보강 테이핑 방법).
5. 팔 저림 증상이 있다면 팔을 최대한 편 상태에서 Y자로 상완이두근을 감싸면서 붙인다.
6. 팔꿈치를 구부린 상태에서 Y자로 테이프의 상완삼두근을 감싸면서 붙인다.

목과 등 사이에 통증(경흉추극간 점액낭염) 발생 시 테이핑 방법

눈 높이 보다 높이 위치한 모니터를 장시간 보거나, 페인트 칠과 같이 장시간 고개를 뒤로 젖히고 작업을 하게 되면 경추와 흉추 사이에 부하가 가해지고 스트레스로 염증이 생겨 통증이 발생하게 되는데 이러한 문제를 '경흉추극간 점액낭염(Cervicothoracic interspinous bursitis)'이라고 한다. 주로 7번 경추와 1번 흉추 사이에 염증이 생긴다. 고개를 숙이거나 목을 뒤로 젖힐 때 통증이 발생하면 의심해 봐야 하며 이때 손가락 모양의 수상형 테이핑과 안정성을 높여 줄 수 있는 테이핑을 적용해 주면 염증 부위의 순환을 증가시켜 주어 통증 및 동작을 개선해 줄 수 있다.

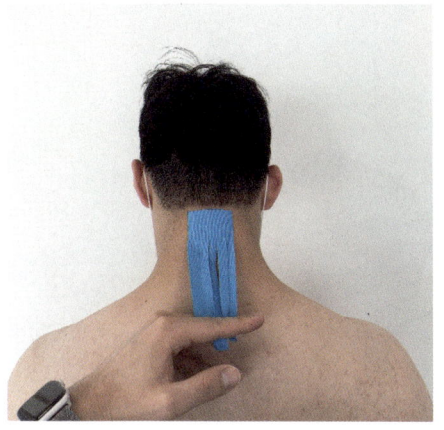 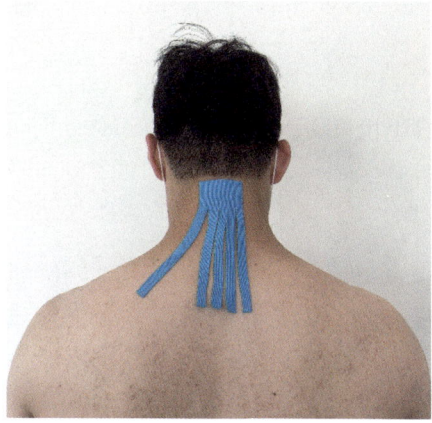

1. 손가락 모양(수상형)으로 자른 테이프를 머리카락 아래 붙인다.
2. 한쪽 줄기부터 두판상근 라인을 따라서 테이프를 붙인다.

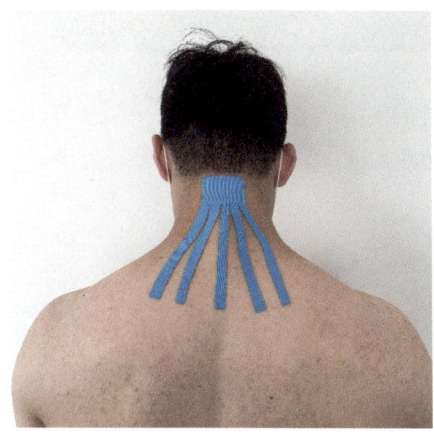 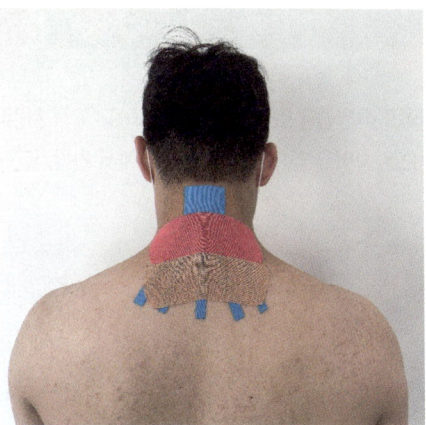

3. 나머지 갈래를 일정 간격을 넓게 벌려 붙인다.
4. 고개를 숙인 상태에서 목의 튀어나온 뼈 중앙에 보강테이핑을 붙여준다.
5. 보강을 해주기 위해 한 줄 더 아래 붙여 주면 더 안정성을 높일 수 있다.

목과 어깨에 동시에 통증(견갑거근 점액낭염) 발생 시 테이핑 방법

견갑거근은 견갑골을 들어 올려 주는 역할을 수행하는데 추위나 피곤에 민감하여 경직이 많이 발생하는데 이러한 견갑거근의 점액낭에 외상이나 운전을 오래 하거나, 잘못된 자세로 스트레스가 누적되게 되면 염증이 발생하게 되는데 점액낭은 뼈와 근육 사이에서 근육이 잘 움직일 수 있도록 도와주는 액체 주머니 인데 여기에 외부 자극에 의해 염증이 생겨 문제가 되는것을 "점액낭염"이라고 하며 견갑거근 점액낭염 질환 문제가 발생 시 주요 증상은 어깨가 아프면서 동시에 목도 아프고, 통증이 발생한 쪽으로 고개를 돌리기 어려우며, 어깨 부위가 아니라 견갑골 주변에도 통증을 호소하게 되는데 이러한 문제시 테이핑을 적용하게 되면 통증 개선 및 움직임을 회복시키는데 도움이 된다.

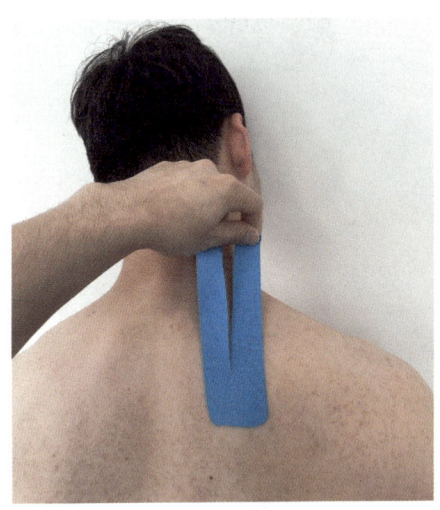 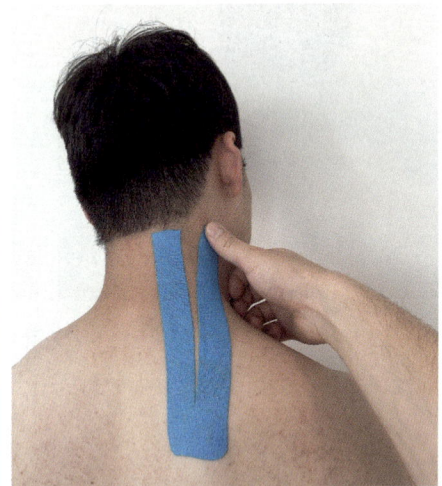

1. Y 자형 테이프를 견갑골 상각의 안쪽에 붙이고 고정 시킨다.
2. 고개를 앞으로 숙이고 옆으로 기울인 상태에서 견갑거근을 따라 붙인다.

어깨 통증 시 적용 방법

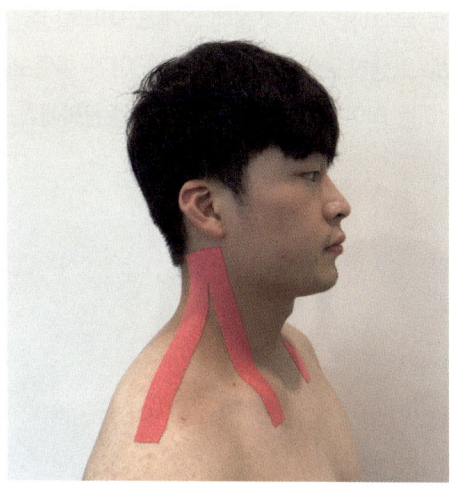 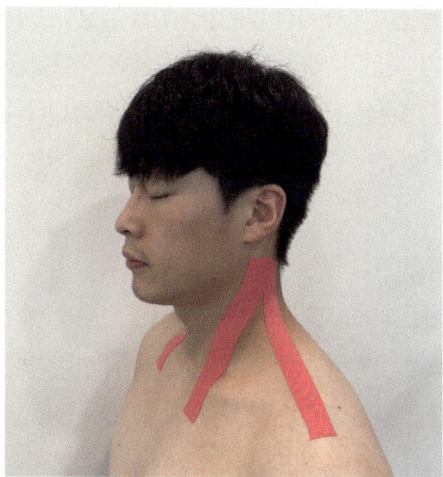

1. 테이프를 귀 뒷 부분을 시작점으로 목덜미를 따라서 두 줄로 나눈 테이프 중 한줄은 어깨의 견봉 방향으로 나머지 다른 한줄은 쇄골 방향으로 붙여 준다.
2. 반대쪽 방향도 같은 방법으로 붙인다.

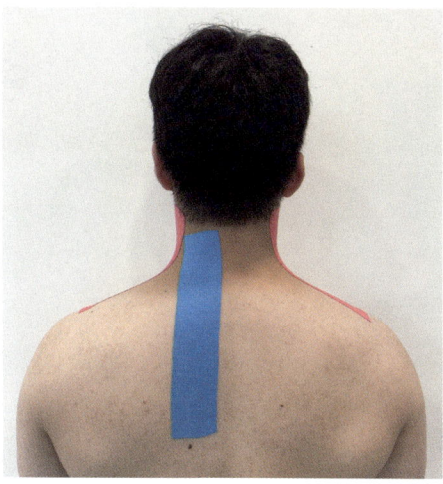 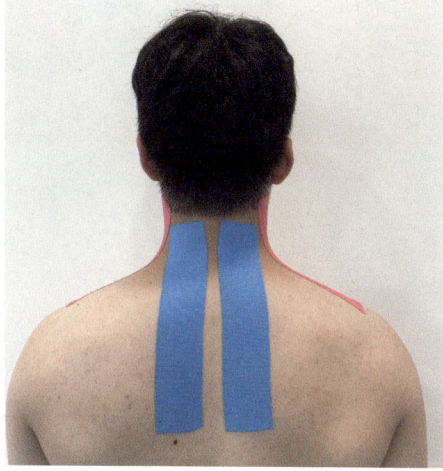

3. 등 근육을 따라서 목 위쪽에서 등 방향으로 테이핑을 붙인다.
4. 반대쪽 방향으로도 같은 방법으로 붙여 완성한다.

어깨 문제에 따른 테이핑 방법

어깨는 신체에서 가장 많은 움직임을 담당하는 관절로 복잡하면서도 부상에 쉽게 노출이 될 수 있다. 그렇기 때문에 의외로 많은 사람들이 어깨통증으로 고생하고 있다. 흔히 겪는 어깨 통증으로는 회전근개손상, 오십견, 어깨 뭉침과 결림이 나타나며 이는 테이핑 요법으로 충분히 통증완화에 도움이 될 수 있다.

- 어깨 안정성 향상을 위한 테이핑 방법
- 회전근개 손상 회복을 위한 테이핑 방법
- 어깨뭉침 & 어깨결림 증상 개선을 위한 테이핑 방법
- 어깨와 팔이 저리는 경우일 때(흉곽출구증후군) 테이핑 방법
- 어깨가 아프며 부어 있는 경우(어깨충돌증후군) 테이핑 방법

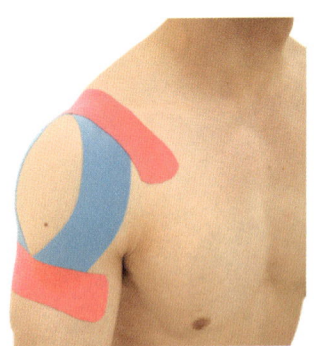 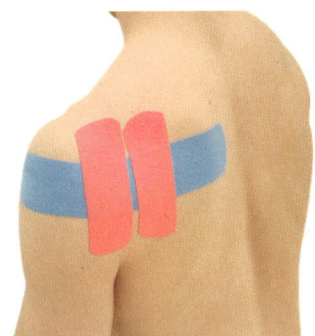 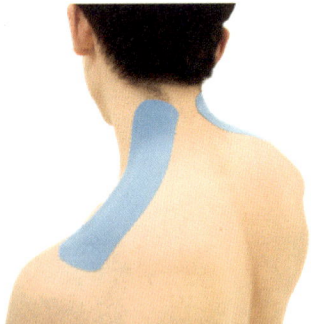

어깨 안정성 향상을 위한 테이핑 방법

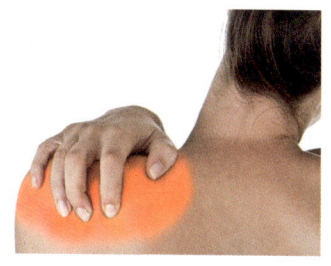

어깨에서 느끼는 불안정성은 다양한 원인들로 인해 복합적으로 느끼는 불편감이다. 처음에는 원인도 모르게 어깨에서 소리가 나거나 찝히는 느낌이 드는 경우, 굽은 등과 어깨 높낮이가 다른 상태에서 운동을 하는 경우, 어깨를 과도하게 사용하는 경우 등 이러한 경우들이 복합적일 때 어깨의 불안정성을 느끼게 된다.

또한 어깨의 불안정성으로 인한 불편함보다 어깨가 불안정 해지면서 회전근개 손상, 오십견 등과 같은 근골격계 질환까지도 이어질 수 있기 때문에 어깨의 불편감이 있다면 반드시 체크를 하고 넘어가는 것이 현명한 판단이 될 수 있다.

어깨의 안정성을 위해선 어깨 주변의 근육을 스트레칭하고 이완을 통해 경직된 근육을 풀어주고 테이핑을 통해 어깨관절의 안정성을 부여해주는 것도 중요하지만 이러한 과정 다음 적절한 운동을 병행하는 것이 어깨관절 부상 예방에 효과적으로 작용할 수 있다.

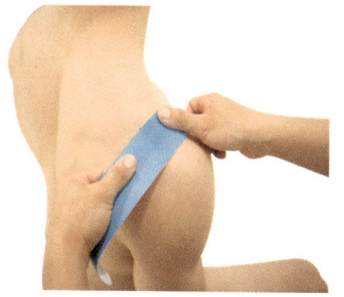 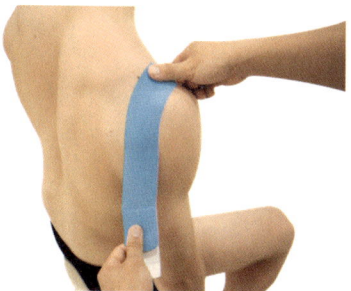 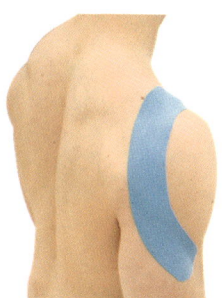

1. 'I' 스트립을 이용하여 늘리지 않은 상태로 견봉 후면에 부착한다.
2. 테이프를 늘리지 않은 상태로 후면삼각근을 따라 삼각근 조면까지 부착한다.

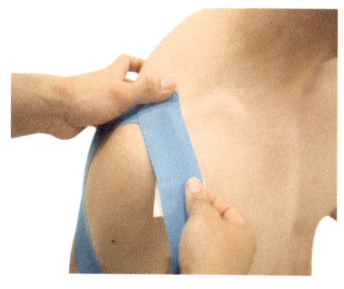 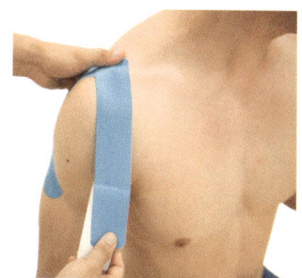 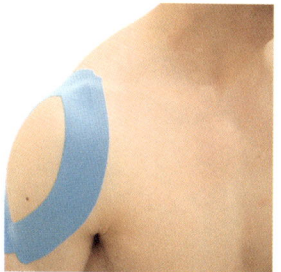

3. 'I' 스트립을 이용하여 늘리지 않은 상태로 견봉 전면에 부착한다.
4. 테이프를 늘리지 않은 상태로 전면삼각근을 따라 삼각근 조면까지 부착한다.

어깨 안정성 향상을 위한 테이핑 방법

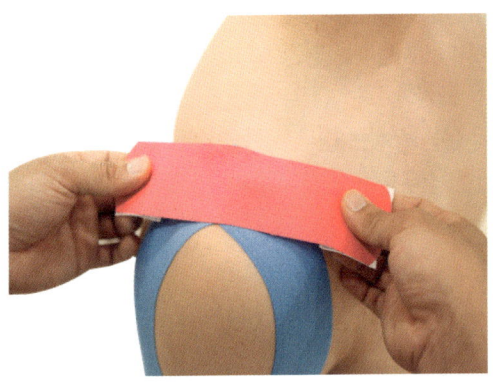 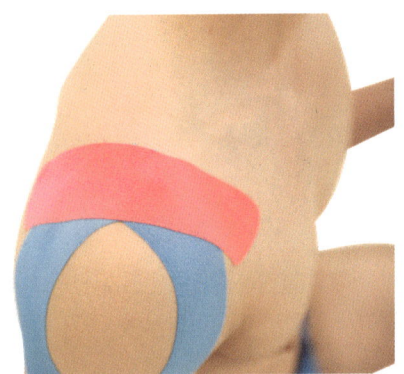

5. 다른 작은 'I' 자형의 양쪽 끝을 잡고 70% 정도 늘려 견봉의 전면, 후면 부위에 다른 'I' 자형과 교차하여 부착한다.
6. 완성된 모습으로 열을 발생시켜 접촉효과를 높여준다.

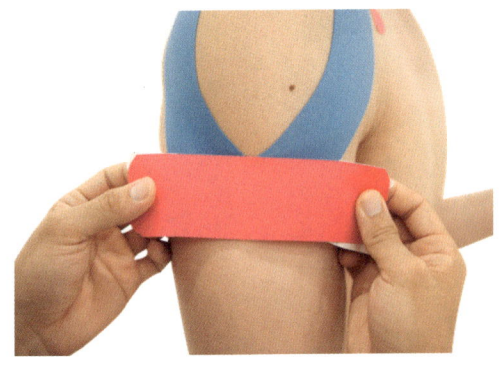 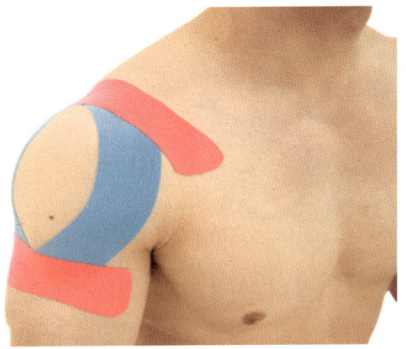

7. 다른 작은 'I' 스트립의 양쪽 끝을 잡고 70% 정도 늘려 삼각근 조면에 다른 'I' 스트립과 교차하여 부착한다.
8. 완성된 모습으로 열을 발생시켜 접촉효과를 높여준다.

어깨 통증 시 적용 방법

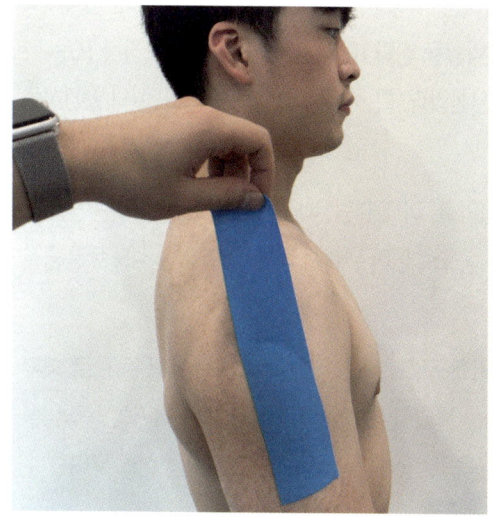
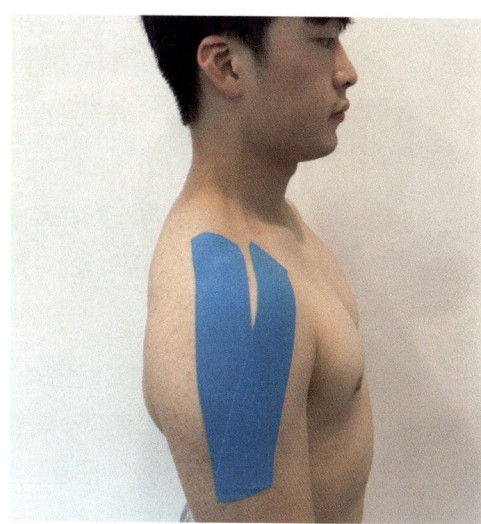

1. 상완에서 어깨 견봉까지 테이프를 붙인다.
2. 같은 지점에서 시작하여 쇄골 방향으로 테이프를 붙인다.

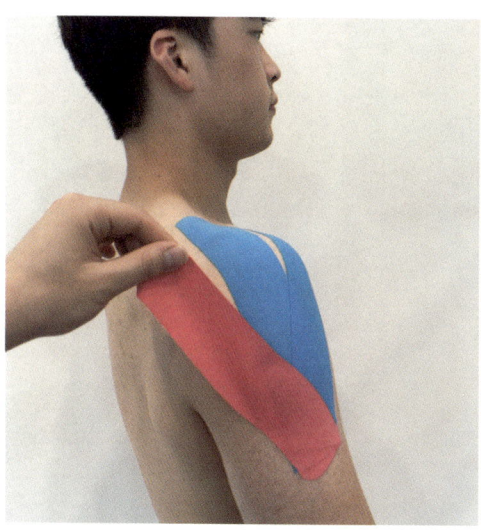
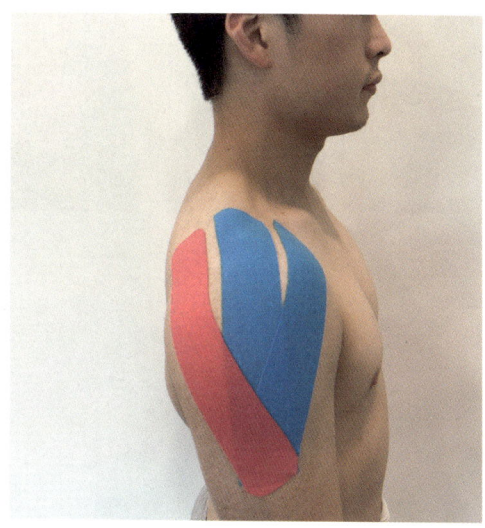

3. 같은 지점에서 시작하여 견갑골 방향으로 붙인다.
4. 완성된 모습이다.

회전근개 손상 회복을 위한 테이핑 방법

회전근개는 어깨 관절 주위를 덮고 있는 4개의 근육(견갑하근, 극상근, 극하근, 소원근)을 말한다. 이 4개의 근육은 어깨 관절의 회전운동 및 안정성을 유지해주는 역할을 한다. 이 4개의 근육 가운데 하나 또는 그 이상의 파열과 손상으로 팔과 어깨에 통증을 발생시키는 질환이다. 회전근개의 손상은 어깨 관절의 발생하는 만성 통증의 가장 흔한 원인이다.

회전근개 손상의 가장 흔한 증상은 어깨의 통증으로 근력약화, 어깨 결림, 삐걱거리는 소리 등이 동반된다. 흔히 팔을 위로 들어올릴 때 통증이 심해지며 통증이 있는 쪽으로 돌아 누워서 잠을 잘 수 없을 정도로 통증을 느끼기도 한다.

회전근개 손상의 원인은 보통 퇴행성 변화, 선천적인 어깨 구조 문제, 어깨의 지나친 사용 등으로 매우 다양하며 통증 완화 방법은 통증의 정도를 파악 후 염증을 완화시키는게 중요하다. 또한 어깨의 움직임을 개선시킬 수 있는 어깨 주변부 스트레칭과 이완을 통해 근육의 긴장도를 낮추고 어깨의 안정성을 부여할 수 있는 테이핑으로 통증을 완화시킬 수 있다.

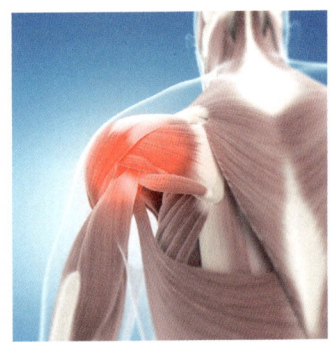 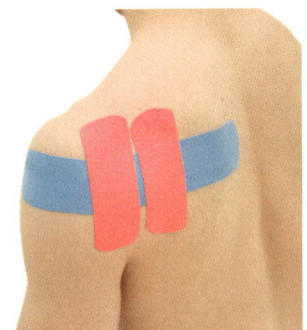 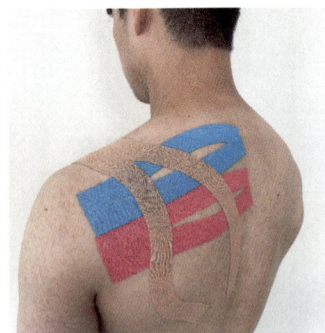

회전근개 손상 적용방법

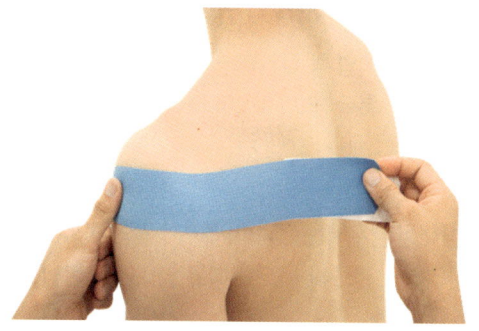 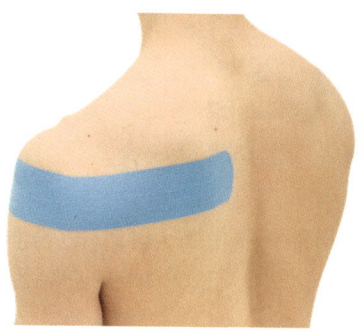

1. 'I' 스트립을 이용하여 늘리지 않은 상태로 측면삼각근에 부착한다.
2. 테이프를 늘리지 않은 상태로 견갑극을 따라 내측까지 부착한다.

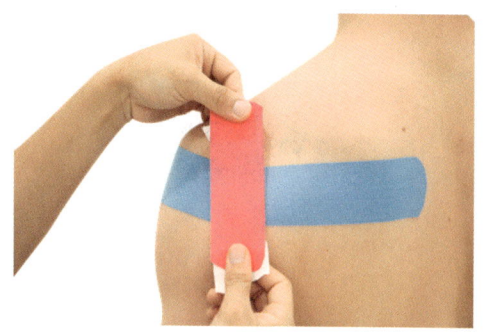 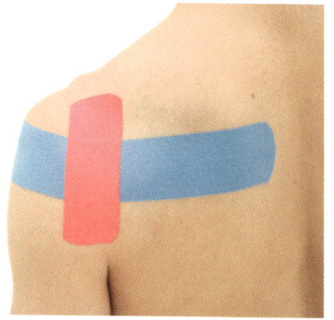

3. 다른 작은 'I' 스트립의 양쪽 끝을 잡고 70% 정도 늘려 통증이 느껴지는 부위에 다른 'I' 스트립과 교차하여 부착한다.
4. 완성된 모습으로 열을 발생시켜 접촉효과를 높여준다.

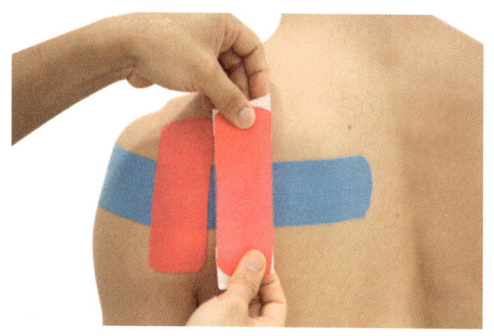 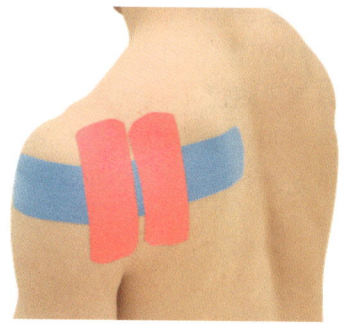

5. 다른 작은 'I' 스트립의 양쪽 끝을 잡고 70% 정도 늘려 통증이 느껴지는 부위 옆에 다른 'I' 스트립과 교차하여 부착한다.
6. 완성된 모습으로 열을 발생시켜 접촉효과를 높여준다.

어깨뭉침 & 어깨결림 증상 개선을 위한 테이핑 방법

어깨가 뭉친다는 느낌은 누구나 한번쯤 겪어 봤을 것이다. 장시간 앉아서 컴퓨터로 업무를 보는 직업, 학생, 주부, 팔을 많이쓰는 운동선수, 물건을 많이 들고 옮기는 직업 등 다양한 곳에서 이러한 불편감을 느끼며 주로 목과 어깨를 과도하게 사용하는 경우, 굽은등과 거북목 처럼 체형이 틀어진 경우에 이러한 증상들이 나타나게 된다.

처음은 어깨가 뭉치는 느낌이 있지만 증상이 지속되어 심해질 경우에는 목과 어깨에서 복합적인 문제를 일으킬 수도 있다. 그렇기 때문에 단순 초기증상이 약하더라도 반드시 체크를 하고 넘어가야 복합적인 문제를 예방할 수 있다.

통증완화방법은 목과 어깨 주변 근육의 스트레칭과 이완으로 경직된 근육을 풀어주고 테이핑을 통해서 통증을 완화 시킬 수 있다.

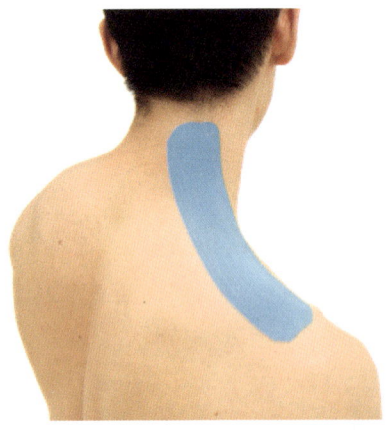 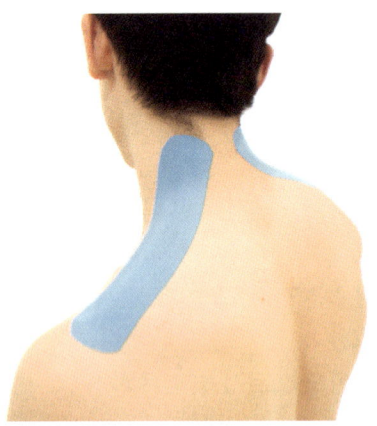

1. 목을 왼쪽으로 굽히고 'I' 자형을 이용하여 늘리지 않은 상태로 견봉에 부착한다.
2. 테이프를 늘리지 않은 상태로 경추 2번까지 부착한다.
3. 목을 오른쪽으로 굽히고, 동일한 방법으로 반대쪽도 부착한다.
4. 테이프를 늘리지 않은 상태로 경추 2번까지 부착한다.
5. 완성된 모습으로 열을 발생시켜 접촉효과를 높여준다.

견갑골 안쪽 등의 통증 시 적용 방법

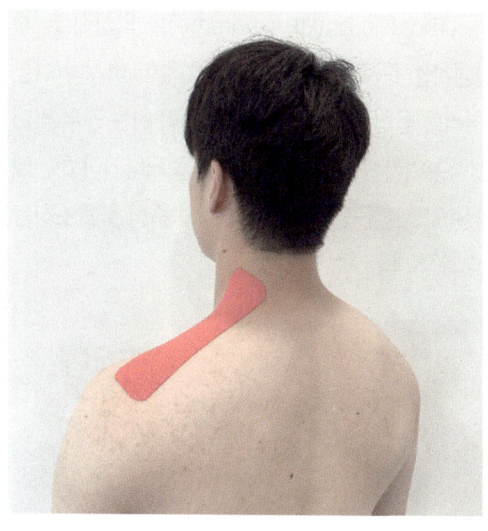
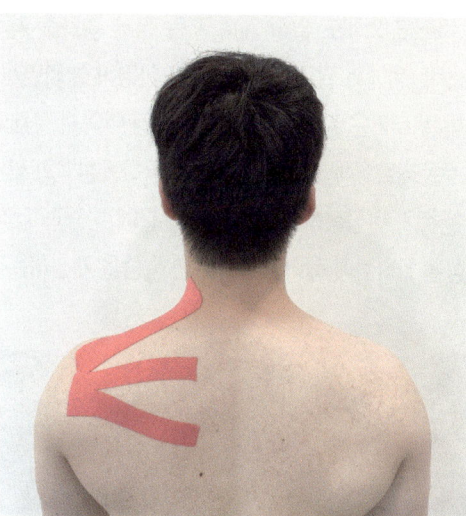

1. 어깨에서 목 방향으로 붙인다.
2. 어깨에서 두 라인으로 자른 테이프를 각각 극상근과 극하근 방향으로 붙인다.

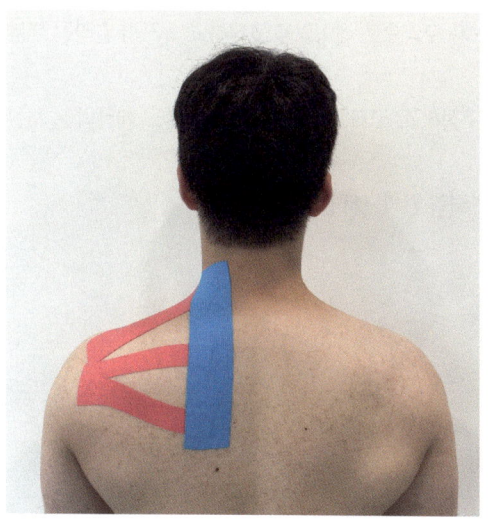
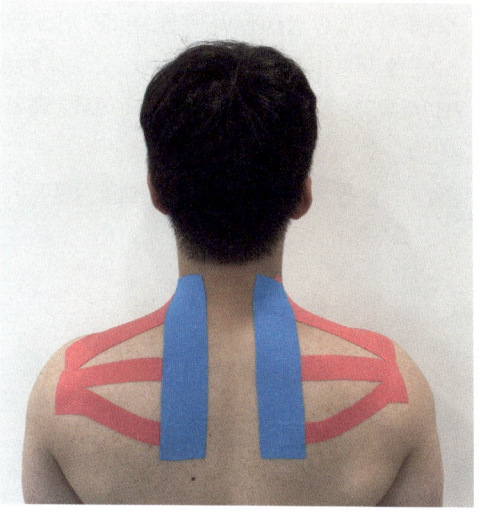

3. 목에서 견갑골 안쪽을 따라 붙인다.
4. 반대쪽도 같은 방법으로 붙여 완성한다.

어깨와 팔이 저리는 경우(흉곽출구증후군)일 때 테이핑 방법

목 디스크 외에도 팔이 계속 저린 경우 흉곽출구증후군(Thoracic outlet syndrome)을 의심해 볼 수 있으며, 목에서 팔로 가는 근육의 신경이 눌리면서 발생하는 문제로 컴퓨터 작업을 많이 하거나 나쁜 자세 및 무거운 가방을 메거나, 장시간 앉아서 상체와 허리를 굽힌 상태에서 업무를 많이 하는 경우 많이 겪는 문제로 목에서 팔로 향하는 쇄골하동정맥과 상완신경총이라는 신경이 목과 흉곽을 지나가야 하는데 이 통로가 비정상적으로 압박되어 팔에 통증과 감각이상 및 소흉근의 근육 위축 등의 증상을 호소하는 증상을 말하는데 테이핑을 해주면 통증을 개선하는데 효과적이다.

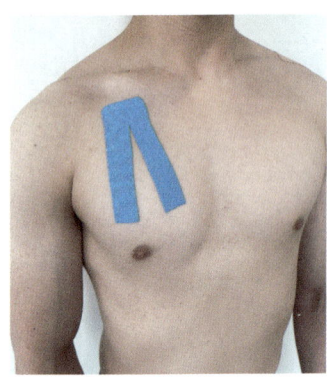 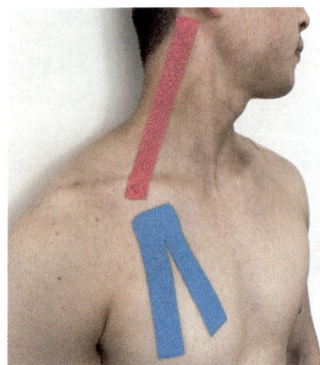 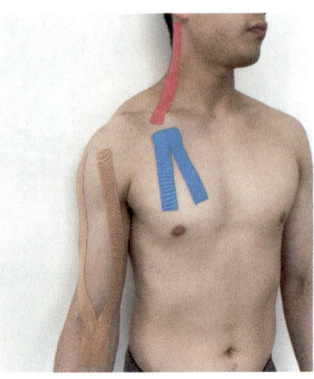

1. 어깨를 뒤로 젖힌 상태에서 근육을 늘리고, 어깨 위에 Y자 모양으로 테이핑을 고정하고, Y자의 갈라진 부분을 소흉근을 따라 벌려 붙여 준다.
2. 귀 아래 유양돌기에서 약 3cm 정도 아래에서 한쪽 끝을 고정하고, 고개를 반대쪽으로 돌려주고 쇄골의 ½ 지점에 붙인다.
3. 팔을 최대한 편 상태에서 Y자의 두 갈래를 상완이두근을 벌려 감싸면서 붙여 준다.

어깨와 팔을 들어 올리기 어려울 때(오십견) 테이핑 방법

오십견은 다른말로 동결견(frozen shoulder), 유착성 관절낭염(adhesive capsulitis)이라고도 불리며 특별한 어깨의 움직임에 제한이 생기는 문제로 주로 노화에 따른 어깨 관절 주위 연부조직의 퇴행성 변화 때문에 나타나는데 어깨 부위가 아팠다가 좋아졌다가 통증이 점점 심해져 목과 팔까지 통증이 퍼지기도 하며 밤에 특히 통증이 심해 지고, 팔을 들어 올릴 때 통증이 심해 지며 머리를 빗거나, 블라우스 뒤의 단추를 끼우는 동작이 불편하며, 뒷목을 만지기 어려워지는 증상이 나타나며, 테이핑을 적용해주면 회복에 도움이 된다.

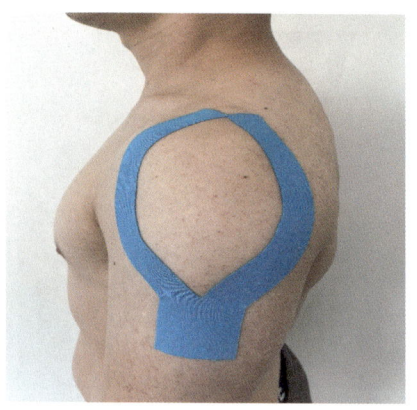 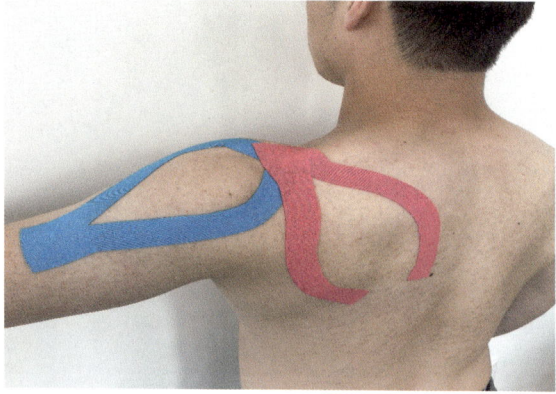

1. 상완의 2/3 지점인 삼각근의 한마디 아래에서 시작해서 앞쪽 전면 삼각근은 팔을 뒤쪽으로 한 상태에서 붙이고, 후면 삼각근은 팔을 앞으로 당긴 상태에서 붙인다.
2. 고개를 숙이고 옆으로 기울인 상태에서 견갑하근 모양을 따라서 붙인다.

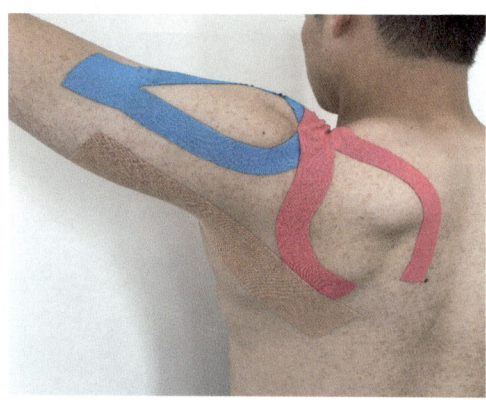 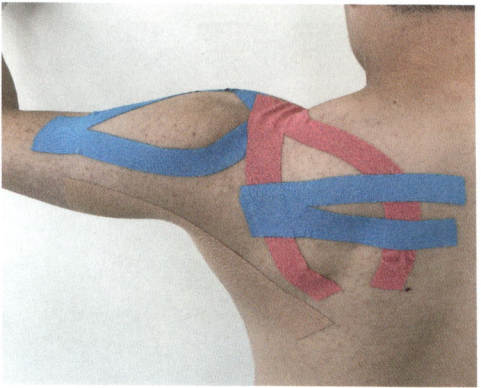

3. 팔을 최대한 들어 올린 자세에서 견갑골 하단에서 시작해서 대원근을 따라서 붙인다.
4. 고개를 숙이고 팔을 안쪽으로 당긴 상태에서 Y 자형 테이프를 견갑골 상각 안쪽에서 극하근을 감싸며 붙인다.

어깨가 아프며 부어 있는 경우(어깨충돌증후군) 테이핑 방법

팔을 앞이나 옆으로 들어 올릴 때 통증이 유발되거나, 어깨 쪽으로 누울 때 통증이 심해지고, 어깨를 움직일 때 뭔가 걸리적거리는 느낌이 든다면 "어깨충돌증후군"을 의심해 볼 수 있는데 어깨 관절 사이에 존재하는 힘줄이 팔을 들어 올릴 때 마다 어깨뼈와 부딪히면서 통증이 발생하는 것이 원인이며, 어깨의 견봉과 회전근개(극상근, 극하근, 견갑하근, 소원근)가 충돌하면서 통증이 유발되는 것을 말하며, 테이핑을 통해 삼각근과 극상근을 잡아주어 통증이 발생한 부분의 공간을 만들어 주기 위한 교정 목적의 테이핑을 해주면 효과를 볼 수 있다.

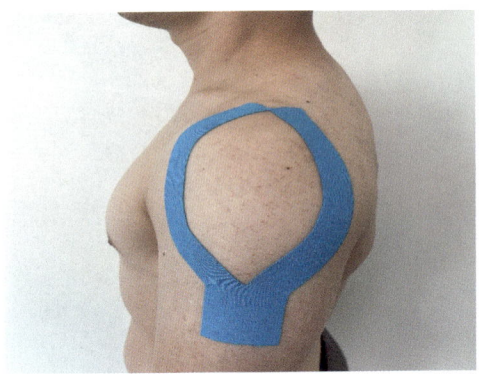 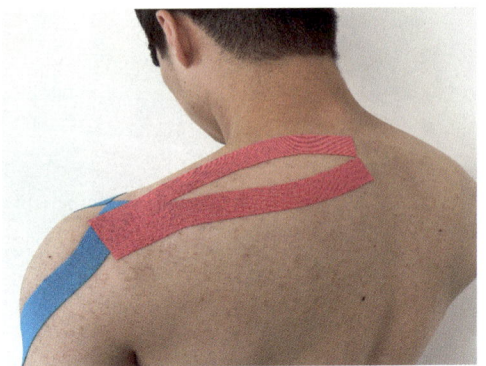

1. 상완의 2/3 지점인 삼각근의 한마디 아래에서 시작해서 앞쪽 전면 삼각근은 팔을 뒤쪽으로 한 상태에서 붙이고, 후면 삼각근은 팔을 앞으로 당긴 상태에서 붙인다.
2. 고개를 테이프를 붙이는 반대 방향으로 기울인 상태에서 Y 테이프를 극상근을 감싸도록 붙인다.

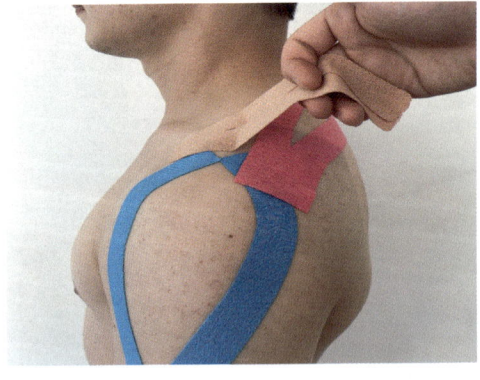 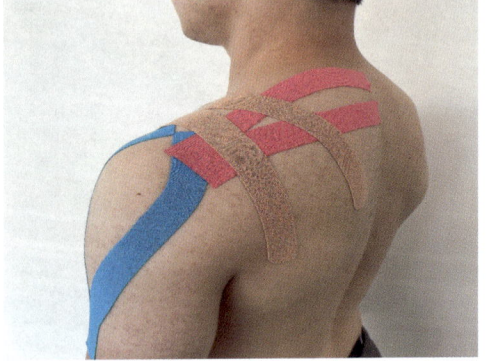

3. Y 자형 테이프의 기시부를 통증 부위에 고정시켜 붙인다.
4. Y 자형 테이프의 두 갈래를 한쪽씩 잡고 약간 당겨서 붙인다.

팔꿈치와 손목 부위의 통증

손은 가장 많이 사용하는 부위로 과도하게 사용할 경우 손이 붓거나 손목부위가 시큰시큰하고 손가락과 손목이 저린 경우를 볼 수 있다. 이외에도 퇴행성 관절염으로 인해 손가락을 구부리기 어려운 경우나 골프, 테니스 등의 운동으로 팔꿈치에 부상을 당하는 경우, 타이핑을 많이 치는 회사원 등 손목통증에 노출되어 고생하고 있다. 이러한 통증에 대한 테이핑 요법을 살펴보자.

- 팔을 앞으로 들기 어려운 경우(상완이두근건염) 테이핑 방법
- 팔꿈치 내측 통증에 따른 테이핑 방법 (골프 엘보)
- 팔꿈치 외측 통증에 따른 테이핑 방법 (테니스 엘보)
- 팔꿈치가 아플 때(주두점액낭염) 테이핑 방법
- 손목 통증에 따른 테이핑 방법
- 엄지 손가락과 손목 통증시 테이핑 방법
- 갈비뼈나 옆구리 통증에 따른 테이핑 방법

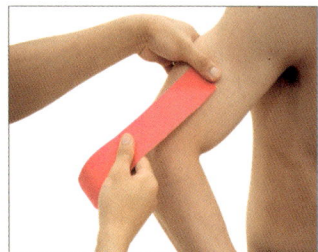 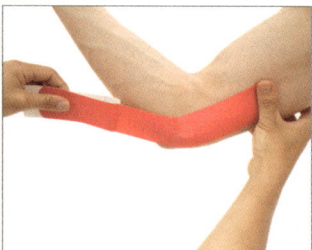 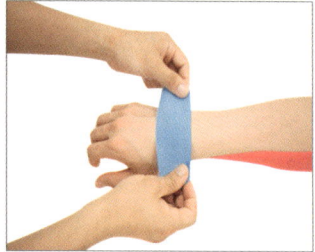

팔을 앞으로 들기 어려운 경우 (상완이두근건염) 테이핑 방법

팔을 앞으로 들어 올리기 어려운 경우 "상완이두근건염"을 의심해 볼 수 있는데 어깨 관절 내에 염증이 발생 하거나 건이 통과하는 길이 좁아져 생기는 문제로 가사노동을 많이 하는 중년여성들에게 많이 발생하며 어깨에 힘이 들어가는 동작을 할때 통증이 심해지며 상완이두근을 눌렀을때 심한 압통이 생기며, 오십견은 다르고 주원인은 과도하게 머리 위로 팔을 들어 올리는 동작을 자주 하거나, 반복적으로 사용하는 운동선수들에게서 많이 발생하며, 휴식을 취하면 일시적으로 증상이 개선되지만 다시 어깨를 많이 사용하면 통증이 심해지기 때문에 적절한 스트레칭과 강화 운동과 함께 테이핑을 해주게 되면 증상이 개선되는 것을 느낄 수 있다.

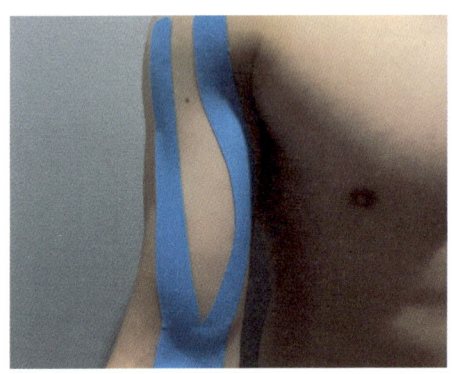 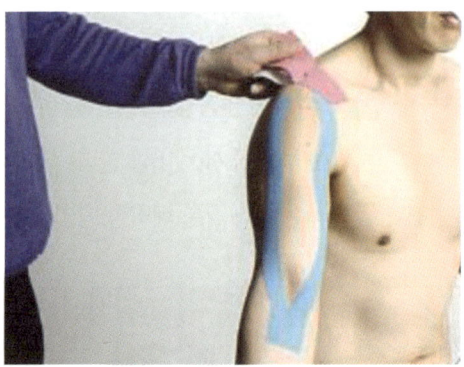

1. 팔을 편 상태에서 Y자의 갈래를 상완이두근을 감싸면서 붙인다.
2. 이두근건의 통증 부위에 Y자의 아래 부분을 고정한다.

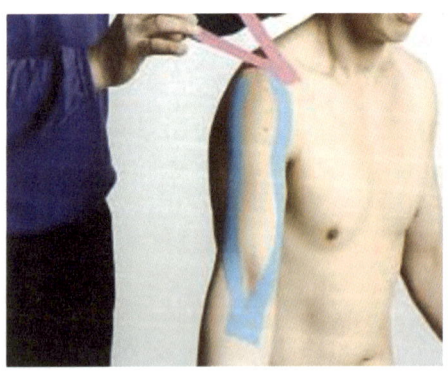 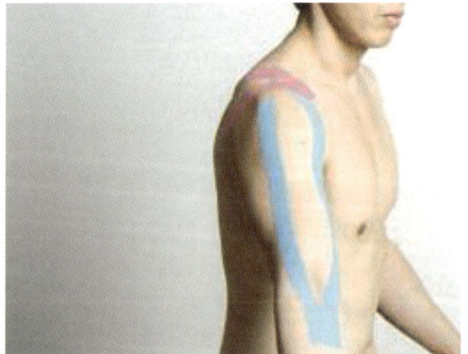

3. 팔을 옆으로 벌린 상태에서 Y자의 두 갈래를 당겨서 붙여준다.

팔꿈치 내측통증에 따른 테이핑 방법(골프 엘보)

골프 엘보(Golf Elbow)는 골프를 했던 사람이라면 누구나 한번쯤은 들어봤을 흔한 근골격질환이다. 골프 엘보는 팔꿈치의 일반적인 통증이며 안쪽에서 느끼는 통증으로 주로 라켓을 사용하는 스포츠나 팔을 지나치게 많이 사용하는 직업을 가진 사람들에게서 발생한다.

주로 손목관절의 굽힘근에 문제가 발생한 것으로 반복적인 손목관절의 굽힘동작으로 인해 손목굽힘 근육이 과도한 수축이 일어나 팔꿈치 안쪽에 부하가 걸려 힘줄에 미세한 손상으로 통증을 느끼게된다.

증상은 팔꿈치 안쪽에서 통증과 저림, 화끈거림 등을 호소하며, 통증이 손목까지 이어지는 방사통으로도 나타난다.

통증완화 방법으로는 통증의 정도를 파악 후 염증을 완화시키고 손목관절 굽힘근육의 이완과 스트레칭, 골프엘보 테이핑을 통해 통증을 완화시킬 수 있다.

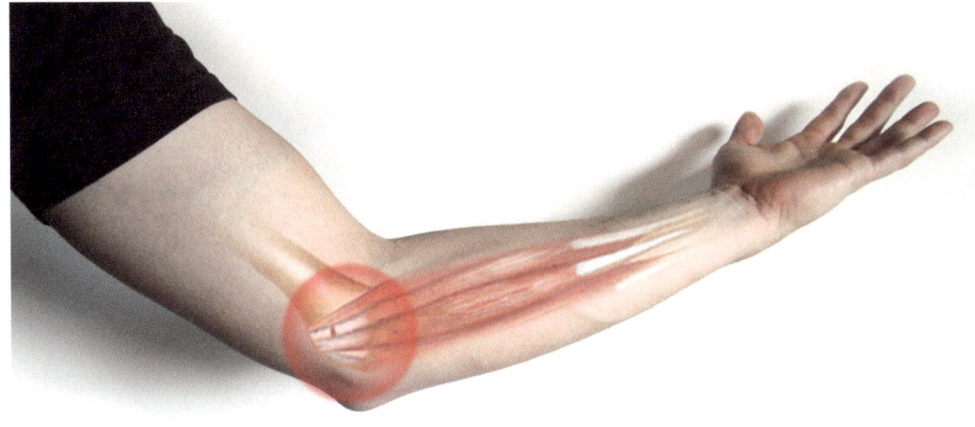

골프 엘보 (Basic) 테이핑 방법

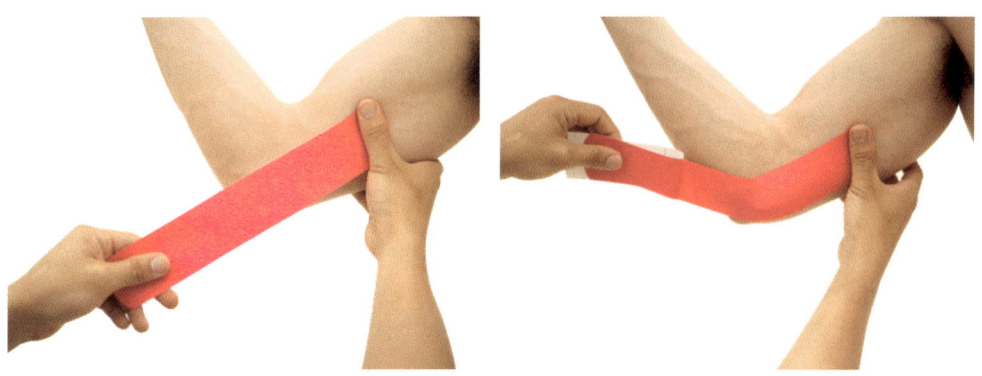

1. 'I' 스트립을 이용하여 늘리지 않은 상태로 위팔 안쪽 1/2 지점에 부착한다.
2. 테이프를 늘리지 않은 상태로 안쪽 뼈를 지나 주행하고 이때 테이프가 울지 않게 부착한다.

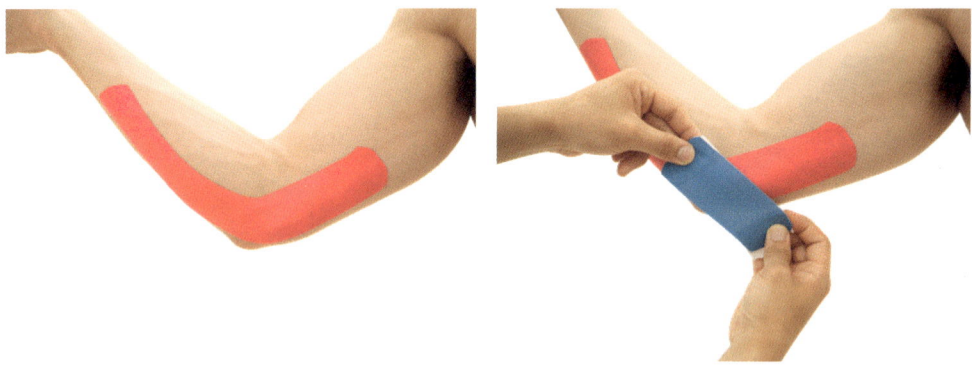

3. 아래팔 안쪽 1/2 지점까지 부착한다.
4. 다른 작은 'I' 스트립의 양쪽 끝을 잡고 70% 정도 늘려 통증이 느껴지는 부위에 다른 'I' 스트립과 교차하여 부착한다.

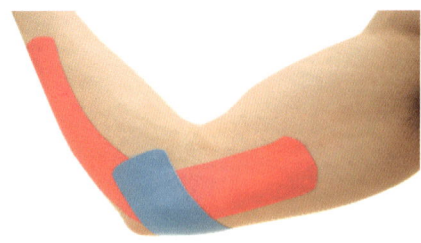

5. 완성된 모습으로 열을 발생시켜 접촉효과를 높여준다.

골프 엘보 (Advance) 테이핑 방법

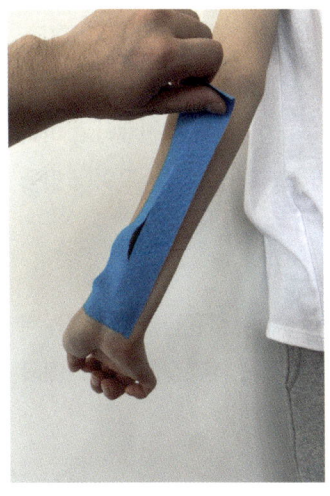 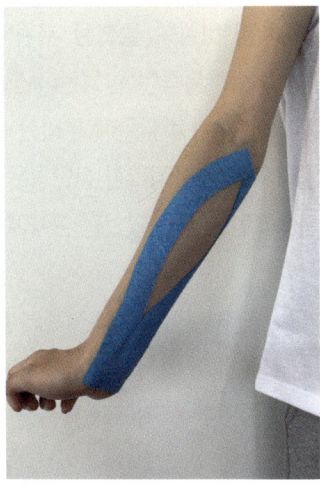 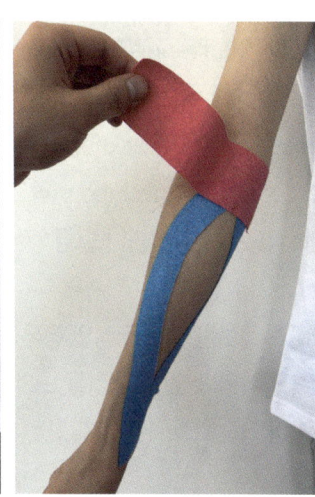

1. Y자 형 테이프의 기시 부위를 손목을 신전 시킨 상태에서 고정시킨다.
2. 손목을 뒤로 젖힌 상태를 유지하고 양갈래를 굴곡근 내측상과를 지나도록 붙인다.
3. I 자 형 테이프를 팔꿈치 안쪽에 회내근에 고정시킨다.

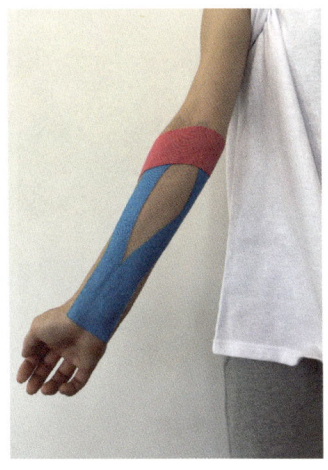 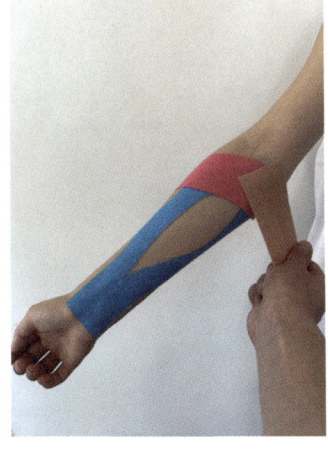 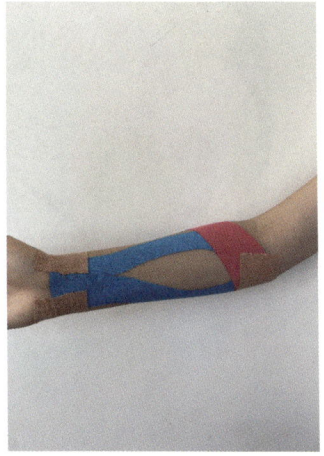

4. 팔을 안쪽에서 바깥쪽으로 회전하며 회내근 라인을 따라 붙인다.
5. Y자형 테이프를 팔꿈치 안쪽에 통증이 있는 부위에 기시부에 붙인다.
6. Y자형 테이프의 두 갈래를 일정한 간격으로 팔꿈치에 감싸면서 붙인다.
7. I 자 형태의 테이프를 손등을 가로 질러 2~3센티 남겨 두고 붙여 준다.

팔꿈치 외측통증에 따른 테이핑 방법(테니스 엘보)

테니스 엘보(Tennis Elbow)는 팔꿈치의 바깥쪽 돌출된 부위에 통증과 함께 염증을 말한다. 주로 손목을 위로 젖힐 때 팔꿈치 바깥쪽에 통증이 발생된다면 테니스 엘보를 의심할 수 있다. 테니스의 백핸드(Backhand) 자세에서 팔꿈치 바깥쪽에 무리한 힘을 받게 되어 발견됐다고 하여 테니스 엘보(Tennis Elbow)라고 알려져 있지만 정확한 진단명은 외측상과염이다. 손목이나 팔을 반복적으로 사용하거나 팔꿈치에 직접적인 손상을 입었던 환자에게서 주로 발생한다.

테니스 엘보는 주로 급성인 경우가 많고 환자는 팔꿈치 바깥쪽에 통증, 저림, 불편감을 호소하는데 간혹 경직된 것 같은 느낌을 느끼거나 팔에 힘이 빠지는 경우도 있다. 손목을 위로 젖히는 동작에서 증상이 심해지기 때문에 팔과 손목을 많이 쓰는 동작에서 통증을 느낄 수 있다.

통증 완화 방법은 팔꿈치 바깥쪽의 근육과 손등에 있는 손가락 근육들을 스트레칭 해주고 이완을 통해 근육의 긴장도를 낮춘 후 테이핑을 통해서 완화시킬 수 있다.

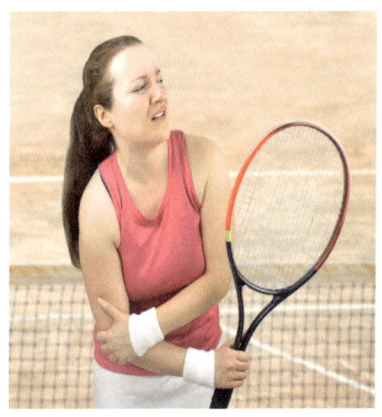
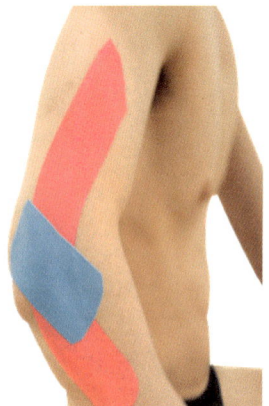
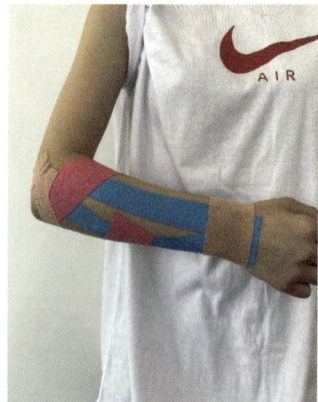

테니스 엘보 (Basic) 테이핑 방법

골프 엘보, 테니스 엘보에 회외근, 회내근도 많이 테이핑을 한다.

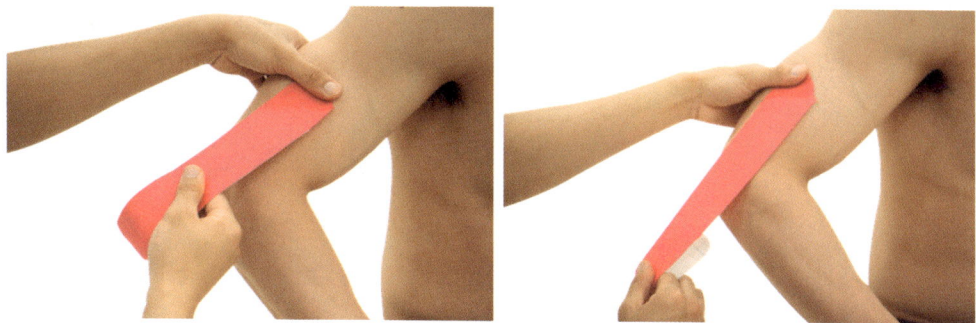

1. 'I' 스트립을 이용하여 늘리지 않은 상태로 위팔 바깥쪽 1/2 지점에 부착한다.
2. 테이프를 늘리지 않은 상태로 외측상과를 지나 주행한다. 이때 테이프가 울지 않게 부착한다.

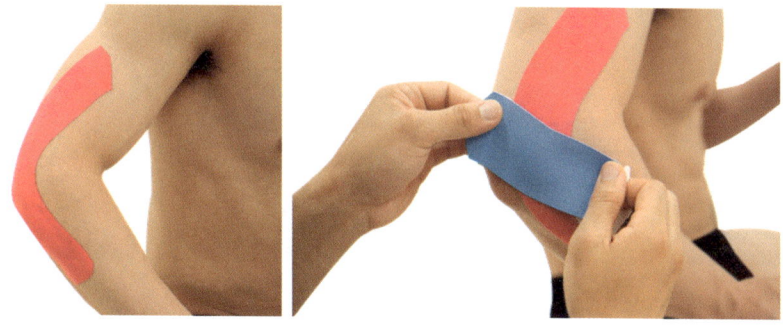

3. 아래팔 바깥쪽 1/2 지점까지 부착한다.
4. 다른 작은 'I' 스트립의 양쪽 끝을 잡고 70% 정도 늘려 통증이 느껴지는 부위에 다른 'I' 스트립과 교차하여 부착한다.

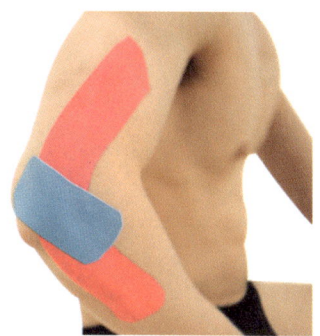

5. 완성된 모습으로 열을 발생시켜 접촉효과를 높여준다.

테니스 엘보 (Advance) 테이핑 방법

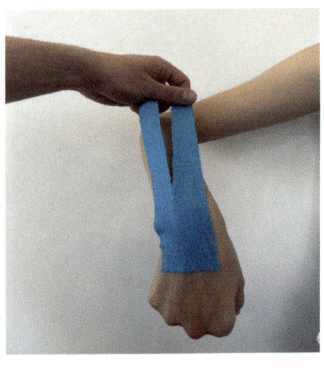 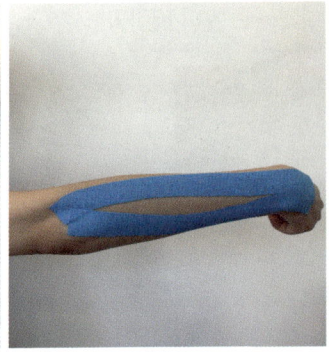 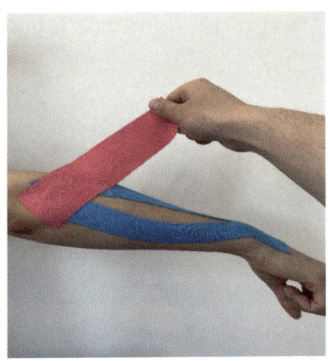

1. Y자 형태의 테이프의 기시부를 손목을 굴곡 시킨 상태에서 고정 시킨다.
2. 손목을 구부린 상태에서 신근을 따라 팔꿈치의 내측상과를 지나도록 붙인다.
3. I자 형태의 테이핑을 팔꿈치에 고정후 손바닥을 위로 향하게 하고 대상자에게 팔을 안으로 돌리게 한다.

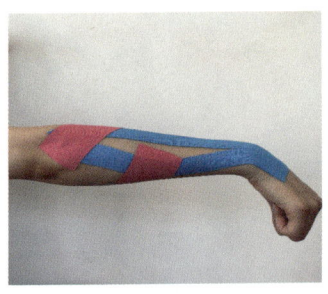 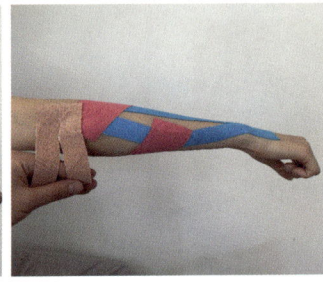 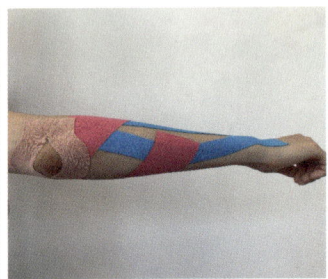

4. 테이프를 팔 안쪽으로 감싸면서 붙인다.
5. Y자 형태의 테이프를 팔꿈치 외측에 고정 시킨다.
6. Y자 형태의 테이프의 두 갈래를 팔꿈치를 감싸 듯이 붙인다.

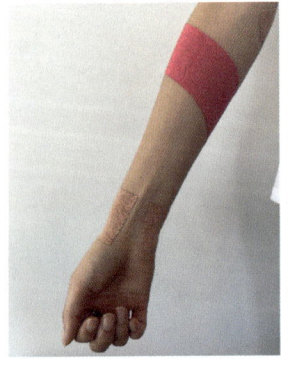 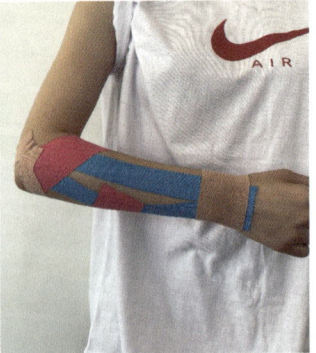

7. I자 형태의 테이프를 손등을 가로 질러 2~3센티 남겨 두고 붙여 준다.

팔꿈치가 아플 때(주두점액낭염) 테이핑 방법

바닥을 짚거나 팔꿈치를 펴고 굽히거나 할 때 팔꿈치의 염증으로 통증을 호소 하는 경우 "주두점액낭염"을 의심해 볼 수 있는데 주요 증상으로는 팔꿈치를 90도 이상 구부리면 통증이 심해지고, 팔꿈치를 책상에 대고 턱을 괴거나 단단한 물체에 닿으면 통증이 심해진다. 팔꿈치의 과사용을 줄여주고 테이핑을 통해 부하를 줄여 주는 것이 필요하다.

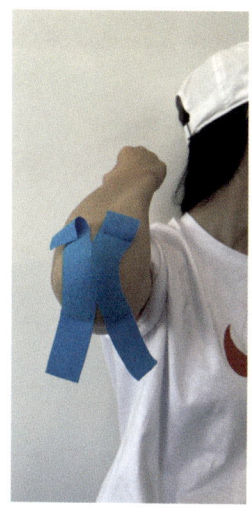 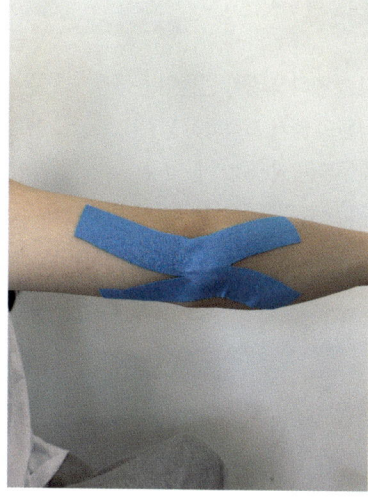 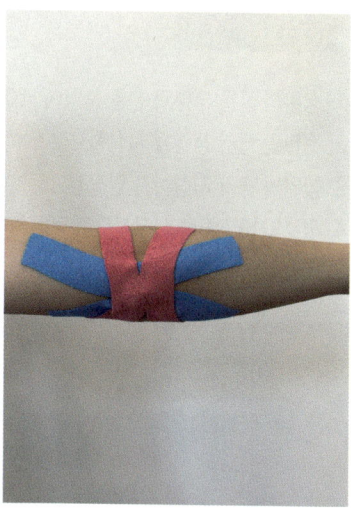

1. 팔꿈치를 구부린 상태에서 X 자형 테이프의 가운데를 통증이 있는 부위에 고정한다.
2. X 자 갈래들을 벌려서 위에서 부터 붙인다.
3. 팔꿈치를 펴고 다른 X자형 테이프를 첫 번째 테이프와 교차하게 해서 붙인다.

팔꿈치를 펼 때 통증 시 적용방법

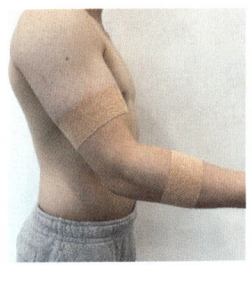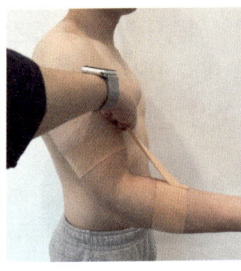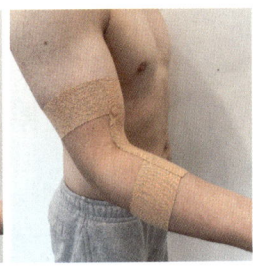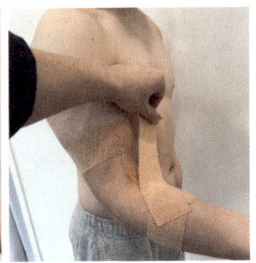

1. 상완의 굵은 부분과 전완 중앙에 테이프를 감아 앵커를 만들어 준다.
2. 전완의 앵커 정면을 시작점으로 위쪽 상완의 앵커 지점까지 당긴다.
3. 상완의 앵커 지점까지 일직선으로 팔을 구부린 상태에서 붙인다.
4. 전완의 바깥족을 시작점으로 팔꿈치 안쪽으로 가로질러 내측으로 비스듬하게 당긴다.

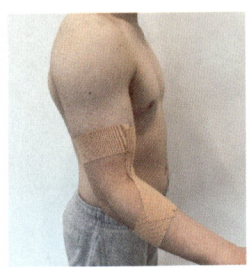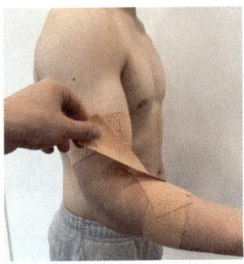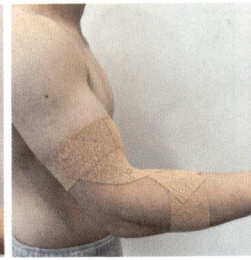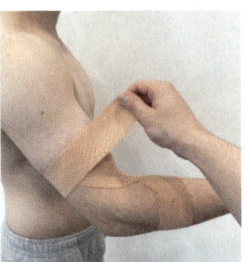

5. 상완의 앵커의 안쪽까지 연결해서 붙인다.
6. 전완 내측을 시작점으로 팔꿈치 안쪽을 가로질러 외측으로 비스듬히 당긴다.
7. 상완 앵커의 바깥쪽까지 연결시켜 붙인다.
8. 상완 앵커 위에 한번 더 테이핑을 감싸 준다.

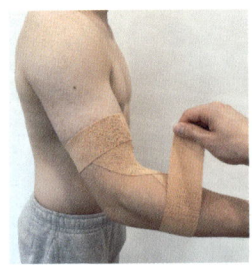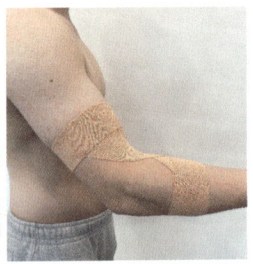

9. 아래쪽 앵커 위에 한번 더 테이핑을 감싸 주면 완성된다.

손목 통증에 따른 테이핑 방법

손목 관절은 우리 신체 관절 중에서 가장 많이 쓰이면서 부상 빈도가 가장 많은 관절이다. 손을 짚고 넘어질 때 가장 많이 부상을 당하며, 최근에는 레저스포츠를 즐기는 사람들이 많아짐에 따라 운동 중에 다치는 빈도도 점점 높아지고 있다.

대부분의 사람들은 손목이 골절되면 병원을 찾지만 통증이 심각하게 느껴지지 않을 정도의 증상이라면 대수롭지 않게 넘어가는 경우가 많다. 하지만 초기 증상을 간과하고 넘어간다면 관절 상태는 나빠질 수밖에 없다. 그로 인해 손목터널증후군과 손목 저림, 악력의 약화 등 복합적인 질환으로 이어질 수 있다.

따라서 손목에 통증이 발생했다면 반드시 병원을 찾아 검진을 받아보는 것이 좋다. 또한 통증이 미미하더라도 통증이 완화될 때까지 손목을 사용하지 않는 것을 권한다. 추가적으로 전완부 근육의 스트레칭과 이완을 통해 근력을 회복하고 테이핑을 통해 통증과 손목 관절의 안정성을 부여해 주는 것이 도움이 된다.

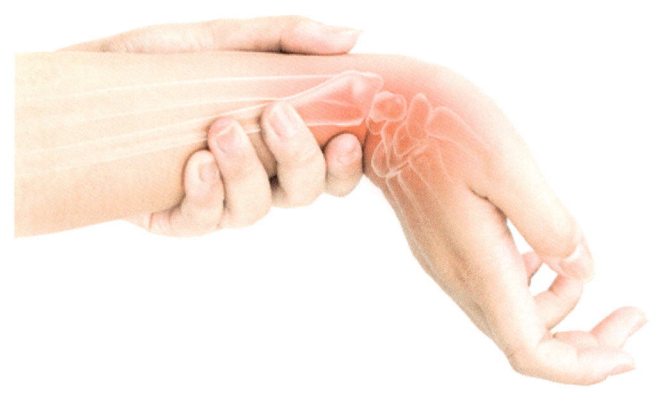

손목 통증 시 테이핑 방법

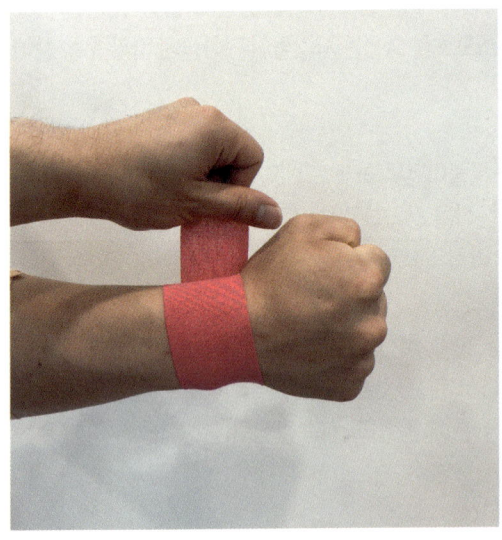 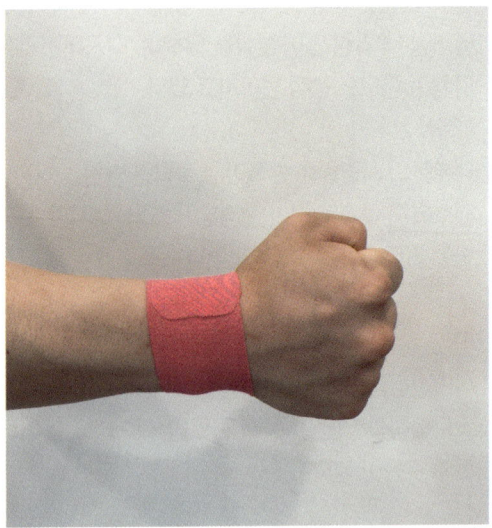

1. 손목 부위에 'I' 스트립을 이용하여 늘리지 않은 상태로 한 바퀴 감아 붙인다.
2. 완성된 모습이다.

손목 굴곡 통증 시 테이핑 방법

■ 손목 테이핑 – ①

일반적인 통증 테이핑은 컨볼루션(Convolution)의 주름으로 피부층을 들어 올려주는게 주목적이기 때문에 70% 장력을 주면 주름이 거의 안생긴다.
(70% 장력을 주게 되면 고정식테이핑 / 기본장력이면 주름으로 인한 통증테이핑) 일반적인 통증 테이핑이다.

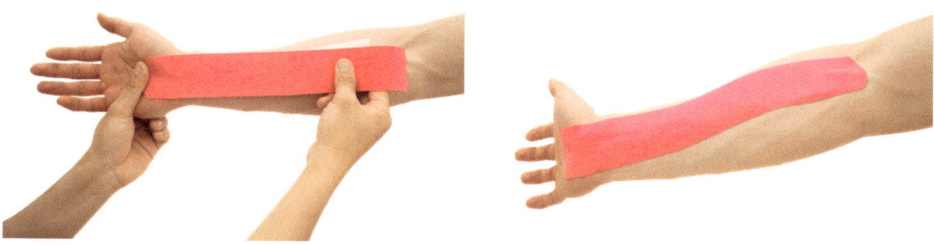

1. 손등을 몸 쪽으로 당기고 'I' 스트립을 이용하여 늘리지 않은 상태로 손바닥의 아랫부분에 부착한다.
2. 테이프를 늘리지 않은 상태로 팔꿈치 관절이 접히는 부위까지 부착한다.

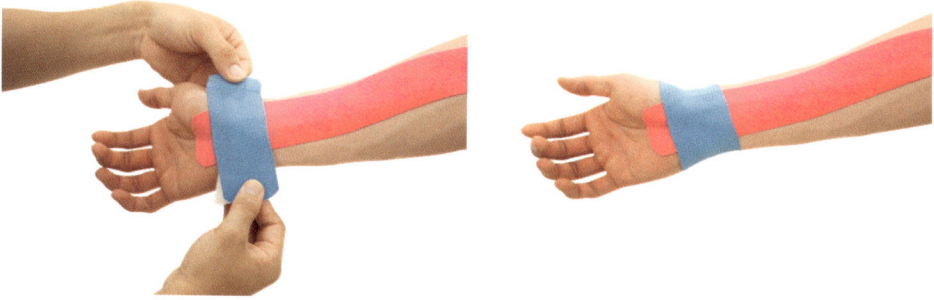

3. 다른 작은 'I' 스트립의 양쪽 끝을 잡고 70% 정도 늘려 손목관절에 다른 'I' 스트립과 교차시켜 부착한다.
4. 완성된 모습으로 열을 발생시켜 접촉효과를 높여준다.

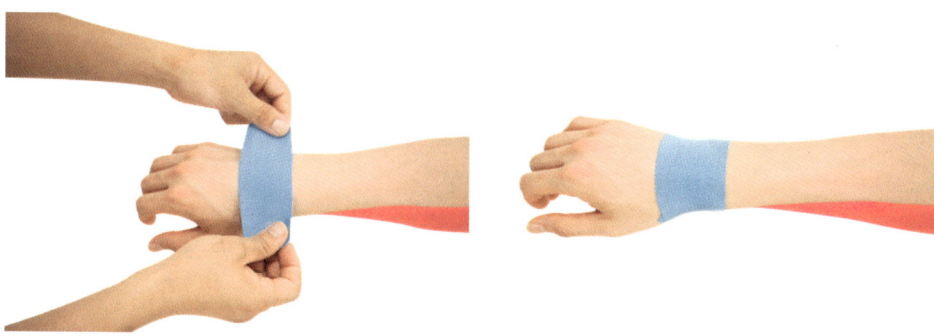

5. 손등을 뒤집고, 다른 작은 'I' 스트립의 양쪽 끝을 잡고 70% 정도 늘려 손목관절에 부착한다.
6. 완성된 모습으로 열을 발생시켜 접촉효과를 높여준다.

손목 신전 통증 시 (Basic) 테이핑 방법

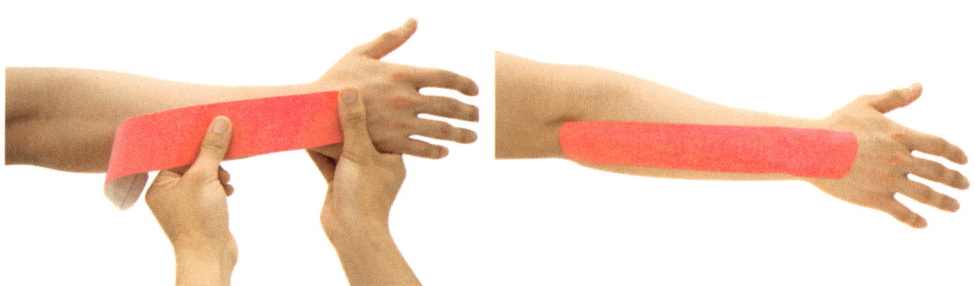

1. 손바닥을 몸 쪽으로 굽히고, 'I' 스트립을 이용하여 늘리지 않은 상태로 손등의 아랫부분에 부착한다.
2. 테이프를 늘리지 않은 상태로 팔꿈치 아래까지 부착한다.

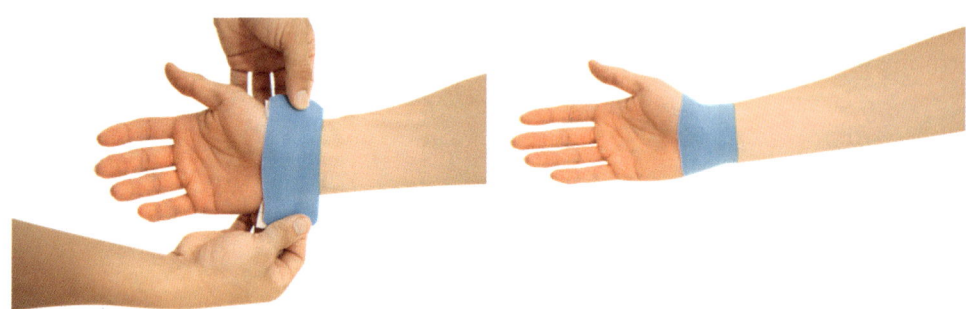

3. 손목관절 안쪽에 1/2 길이의 'I' 스트립 양쪽 끝을 잡고 70%정도 늘려 부착한다.
4. 완성된 모습으로 열을 발생시켜 접촉 효과를 높여준다.

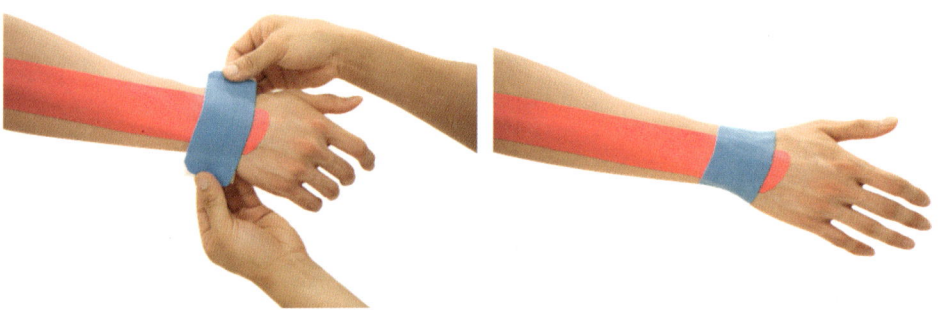

5. 손등을 다시 뒤집고, 다른 작은 'I' 스트립의 양쪽 끝을 잡고 70% 정도 늘려 다른 'I' 스트립과 교차시켜 부착한다.
6. 완성된 모습으로 열을 발생시켜 접촉효과를 높여준다.

손목 신전 통증 시 (Advance) 테이핑 방법

■ 손목 테이핑-②

키네시오 테이프를 활용해서 손목 신전근을 보강하는 목적으로 활용하는 방법이다.

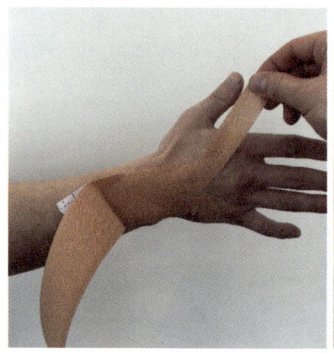 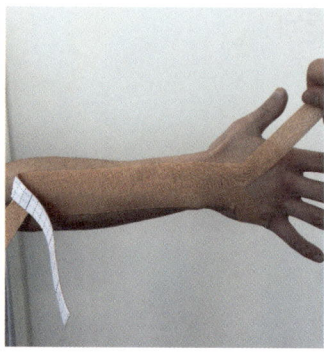 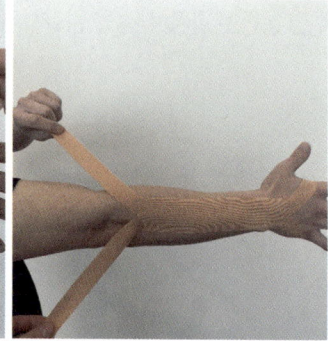

1. 키네시오 테이프를 끝부분에서 손바닥을 한 바퀴 감을 만한 길이로 표시를 한 후에 두 라인으로 자른다.
2. 테이프 끝이 주먹의 지골 돌출 부위에 걸리지 않게 V자 모양으로 감는다.
3. 전완을 감을 수 있는 길이로 테이프를 두 라인으로 잘라서 팔꿈치 방향으로 당긴다.

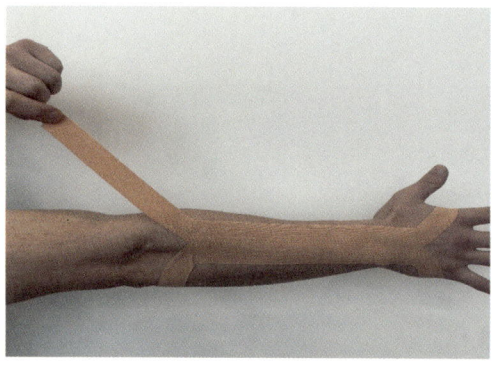 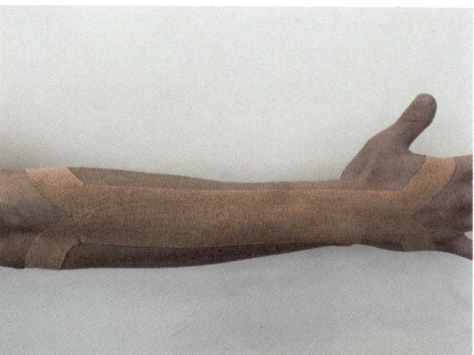

4. 테이프를 전완의 가장 굵은 부위에 V자 모양으로 감으면 완성된다.

엄지 손가락과 손목 통증 시 테이핑 방법

손이나 손목을 과도하게 사용하면 염증이 발생하게 되는데 특히 요즘 스마트폰 사용증가로 엄지 손가락에서 통증을 호소하는 경우가 많이 있는데 엄지손가락 아랫 부분을 눌렀을 때 통증이 발생하는 것을 "드퀘베인 건초염"이라고 하며 엄지손가락을 구부리면 아프고 붓게 되기 때문에 테이핑을 적용해 주면 통증 완화 및 부종을 완화시켜준다.

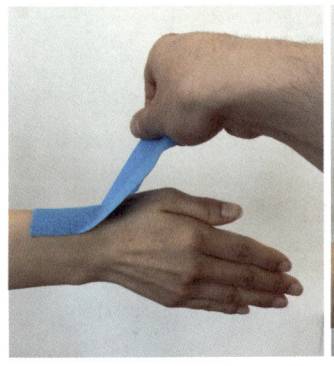 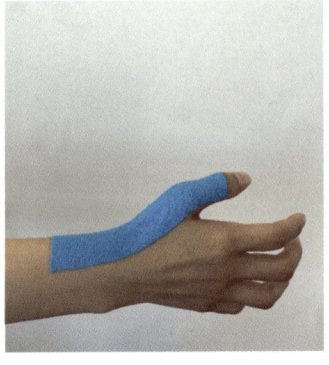 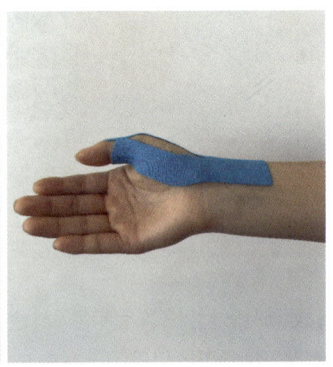

1. 엄지 손가락을 구부린 상태에서 손목 부분에서 고정한다.
2. 엄지 손가락을 구부린 상태에서 한쪽 갈래를 엄지 손가락의 위에 붙인다.
3. 다른 한쪽 갈래를 엄지손가락 아래에 붙인다.

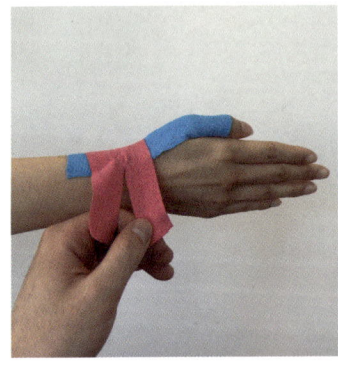 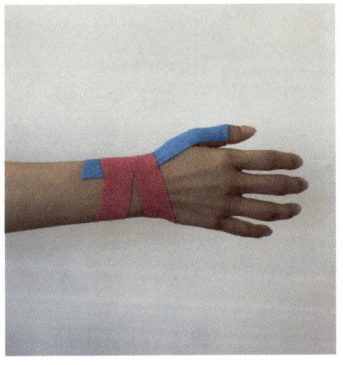

4. Y자형 테이프를 손목의 가로 방향으로 손목 부분에 고정시킨다.
5. Y자형 테이프의 양 갈래를 살짝 벌려서 잡아 당겨 붙인다.
6. 손목 공간확장을 위한 교정 목적의 테이핑 이다.

갈비뼈나 옆구리 통증에 따른 테이핑 방법

최근 골프나 테니스와 같은 편측 회전운동을 하는 인구가 증가함에 몸통의 강한 회전력에 의한 누적된 스트레스로 갈비뼈의 통증을 호소하는 경우가 많아지고 있다. 늑골의 골절이나 금이 가서 호흡도 힘들고 통증이 점점 심해지는 경우가 있는데 이러한 경우에는 진통제를 복용하거나 휴식을 취해야 하며, 심한 경우 입원을 해서 치료를 받는 게 필요하다. 초기에 피로누적으로 실금이 가거나 경직된 경우에는 테이핑을 해주면 통증이 감소하고 회복을 촉진하는데 도움이 된다.

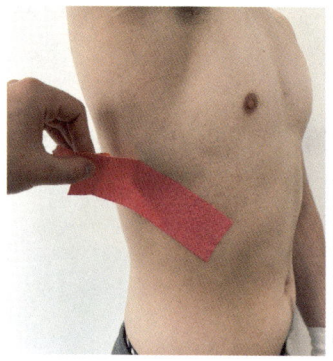 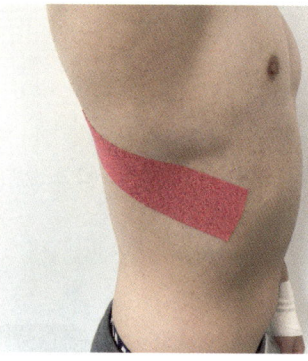 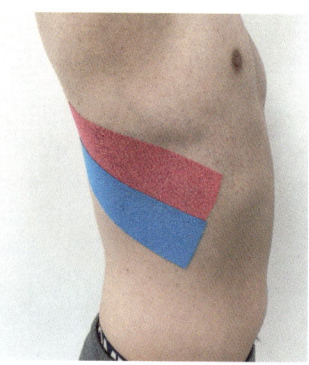

1. 갈비뼈의 통증 부위를 찾아서 통증 부위에 I 자형 테이프를 고정한다.
2. 또 다른 I자형 테이프를 그 아래에 붙여 준다.

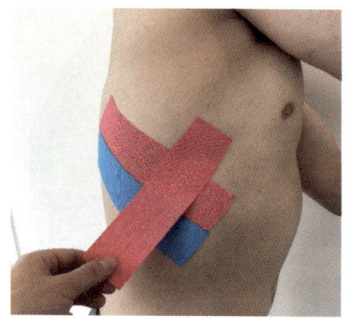 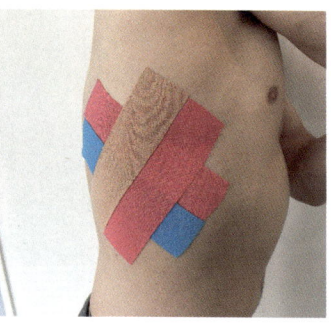

3. 보강을 위해 테이프를 교차하여 수직이 되게 테이프를 붙인다.
4. 통증이 심하다면 그 위에 하나 더 보강을 위해 붙여주면 효과적이다.

허리 부위의 통증에 따른 테이핑 방법

전 세계 인구의 80% 이상은 요통을 경험하고 근로자의 50% 이상이 매년 요통을 겪는 것으로 보고된다. 또한 사람들이 병원을 방문하는 원인 중 다섯번 째로 높은 비중을 차지한다. 그만큼 일상 생활에서 흔히 느낄 수 있는데, 요통의 원인은 다른 통증에 비해 원인 파악이 더 쉽다.

요통의 양상은 보통 뾰족함, 찌릿함, 묵직함 등으로 나뉜다. 찌릿한 통증은 신경과 관련이 깊어서 다리가 저리거나 허리가 찌릿거리는 증상이 나타난다. 반면 뾰족한 통증은 허리의 불안함을 동반해 통증을 느끼며 대부분 허리를 숙였다 펴는 동작에서 느끼는 경우가 많다. 그리고 묵직한 통증은 주변 근육의 경직 때문에 주로 발생한다.

요통 완화 방법은 허리 주변 근육의 스트레칭과 이완을 통해 근육의 긴장도를 낮춰주고 테이핑을 통해서 허리의 안정성을 부여하게 되면 요통을 경감시킬 수 있다.

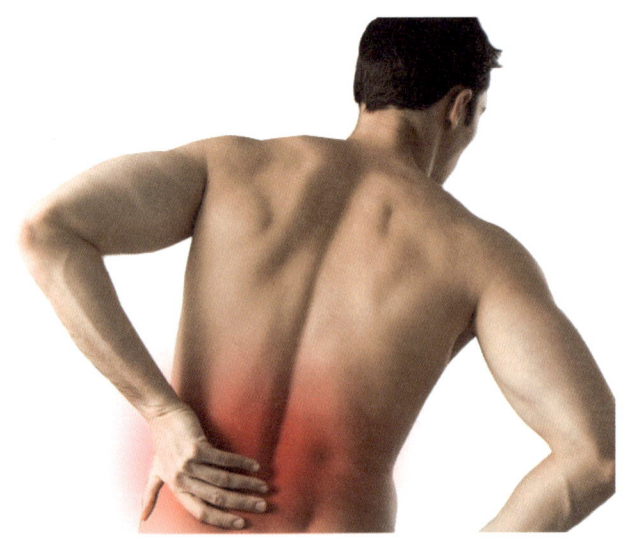

허리 부위의 통증에 따른 테이핑 방법

간혹 무리한 일을 하거나 운동을 심하게 한 후, 세수를 하거나 기침을 할 때 허리가 아픈 경우가 있다. 가벼운 염좌부터 디스크, 엉치 통증, 퇴행성 관절염 등 다양한 허리 통증이 존재하는데, 테이핑 요법이 가장 효과적인 대안이 될 수 있다.

- 허리 통증에 따른 테이핑 방법
- 허리 디스크(요추추간판 탈출증) 통증에 따른 테이핑 방법
- 천장관절 통증에 따른 테이핑 방법
- 요추협착층(척추협착증) 통증에 따른 테이핑 방법

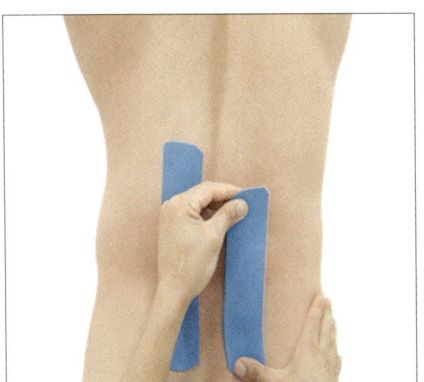
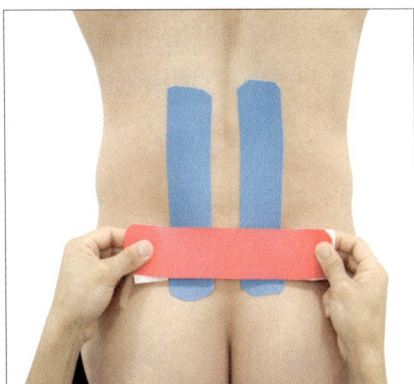

허리 부위의 통증에 따른 테이핑 방법

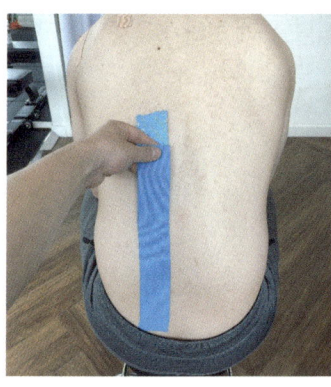 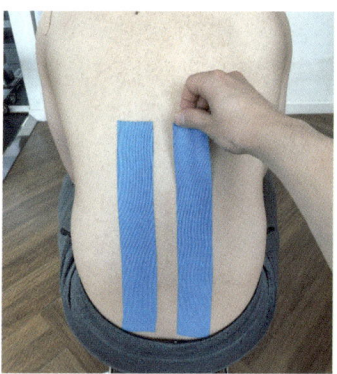 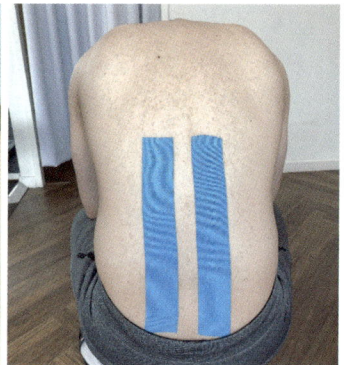

1. 허리를 앞으로 숙이고 'I' 스트립을 이용하여 늘리지 않은 상태로 골반의 PSIS에 부착한다.
2. 테이프를 늘리지 않은 상태로 요추기립근에 부착한다.
3. 다른 'I' 자 테이프를 반대쪽 요추 기립근에 부착한다.

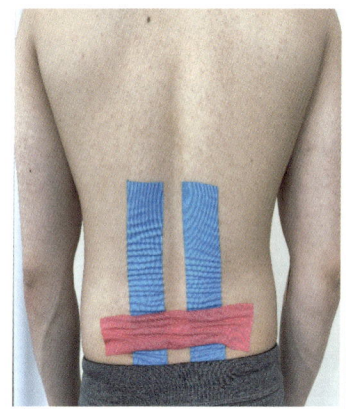 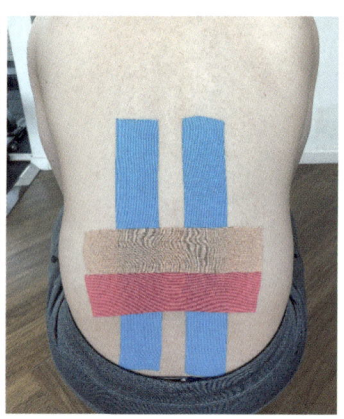

4. 'I' 자 테이프를 가로 방향으로 한 줄 더 부착한다.
5. 또 다른 'I' 자 테이프를 가로 방향으로 한 줄 더 위에 부착한다.
6. 완성된 모습으로 열을 발생시켜 접촉 효과를 높여준다.

허리 디스크 (요추추간판 탈출증) 통증에 따른 테이핑 방법

우리의 허리 척추뼈와 뼈 사이에서 충격을 흡수해 주는 완충 역할을 하는 구조 물이 디스크라고 불리는 추간판이며, 스프링과 같은 역할로 충격을 완화시키고 척추뼈가 밀리지 않고 부딪히지 않도록 보호해 주게 되어있다. 노화에 따라 디스크 수핵의 수분함량의 감소로 탄력성이 떨어지고, 나쁜 자세나 외상에 의해 충격이 가해져 디스크가 뒤로 밀려나 신경근을 자극하여 통증이 발생하게 되는데 이러한 경우에도 테이핑과 함께 운동요법을 병행해 주면 효과적이다.

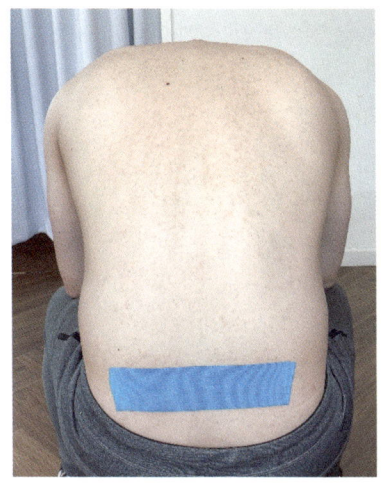 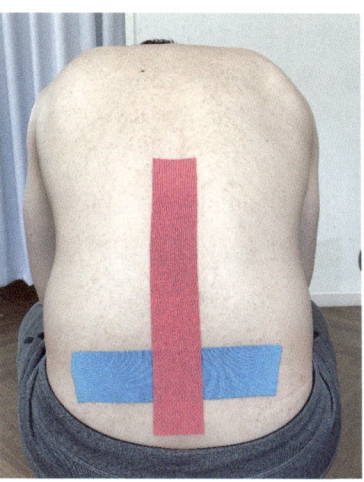

1. 허리를 숙인 상태에서 통증이 있는 요추 하부에 가로로 붙인다.
2. 허리를 숙인 상태에서 척추 라인을 따라 세로 방향으로 붙인다.

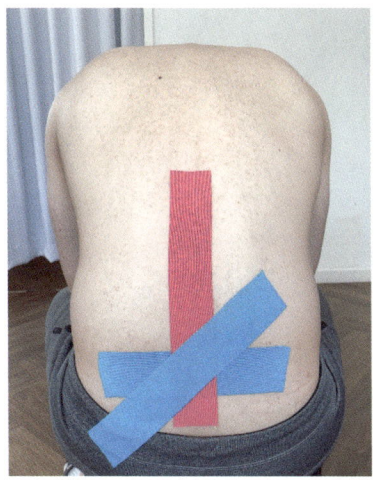 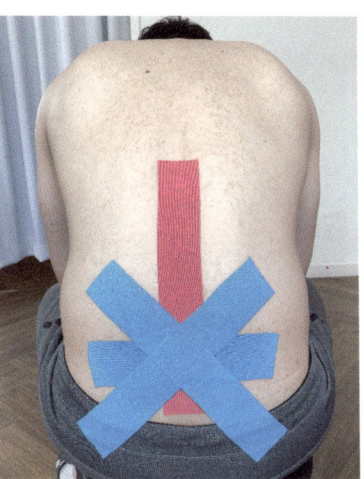

3. 허리를 숙인 상태에서 I자형 테이프를 X 자 모양으로 붙인다

천장관절 통증에 따른 테이핑 방법

천장관절(SI joint)은 골반에서 천골(엉치뼈)과 장골(엉덩이뼈)이 만나는 부위이다. 천장관절의 통증은 주변 인대의 손상으로 관절이 불안해지고 허리와 엉덩이 주변으로 통증 및 방사통이 나타나는 질환이며 신경학적인 증상은 없다.(저리거나 찌릿한 증상X)
주로 허리를 굽히거나 펴는 동작을 할 때 불편감과 통증을 호소한다. 심해질 경우 사타구니와 허벅지 뒤쪽을 지나 종아리와 발가락까지 통증을 호소하는 경우도 있다.

똑바로 누운 상태로 한쪽 다리만 가부좌 자세를 취했을 경우 천장관절에 통증이 느껴진다면 문제를 의심해 볼 필요가 있다. 흔히 오랫동안 앉아 있는 경우, 다리는 꼬는 자세나 임신과 출산 후 호르몬의 변화로 인대가 약해지는 경우, 낙상으로 인해 엉덩방아를 찧은 경우에 통증을 느끼게 된다.

통증 완화 방법으로는 허벅지 안쪽 근육과 꼬리뼈 주변 허리 근육을 스트레칭하고 이완한다. 이러한 방식으로 근육의 경직도를 낮춘 후 꼬리뼈에 테이핑을 실시해 통증을 완화시킬 수 있다.

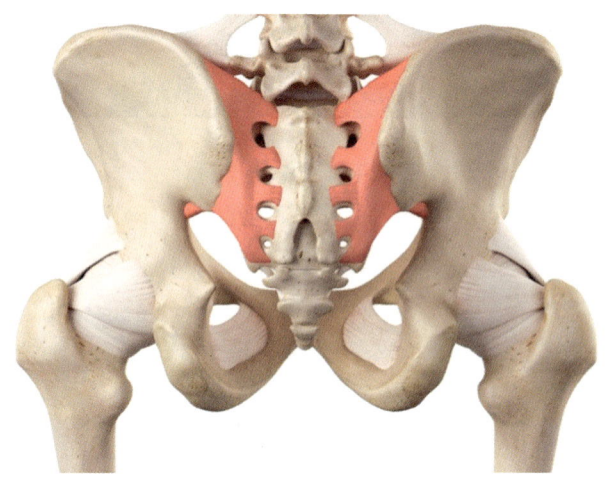

천장관절 통증에 따른 테이핑 방법

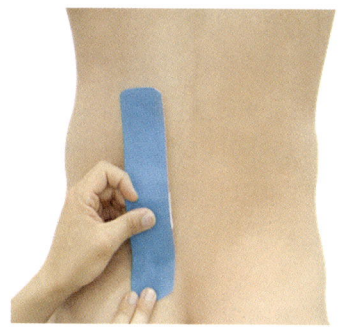 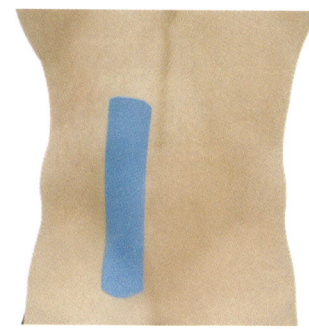 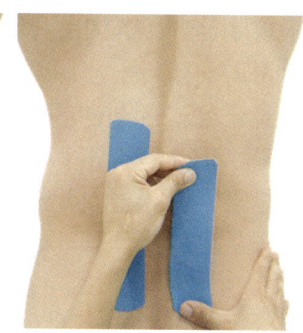

1. 허리를 앞으로 숙이고, 'I' 스트립을 이용하여 늘리지 않은 상태로 골반의 PSIS에 부착한다.
2. 테이프를 늘리지 않은 상태로 요추기립근에 부착한다.
3. 동일한 방법으로 반대쪽도 같이 부착한다.

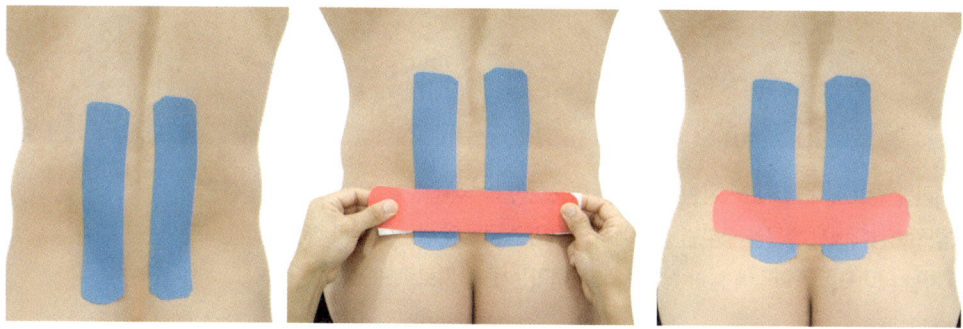

4. 테이프를 늘리지 않은 상태로 요추기립근에 부착한다.
5. 다른 작은 'I' 스트립의 양쪽 끝을 잡고 70% 정도 늘려 Si Joint에 다른 'I' 스트립과 교차하여 부착한다.

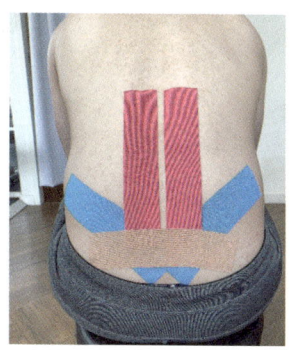 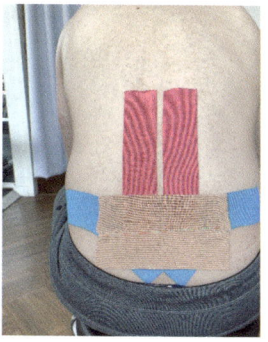

7. 장골능 라인을 따라 양쪽에 테이핑을 해주면 더 효과적이다.
8. 하부 요추에 통증이 심하다면 가로로 두 줄로 테이핑을 해주면 더 효과적으로 적용해 줄 수 있다.

요추협착증(척추협착증) 통증에 따른 테이핑 방법

허리에서 신경이 지나가는 통로인 척추 뒤에 있는 신경관이 좁아져 신경이 압박을 받아 혈액 순환이 나빠지고, 신경 기능 장애가 발생하는 것을 요추협착증이라고 하며 허리 통증이 심해지면 일상생활에 지장을 줄 정도까지 발전하며, 허리를 뒤로 젖히면 통증이 심해지고, 앞으로 숙이면 통증이나 저린 증상이 완화되는데 장시간 서있거나, 쪼그려 앉아 있으면 나아지지만 걸을 때 다시 아프다면 관리가 필요하다. 이러한 경우 테이핑을 허리 근육에만 하는 것이 아니라 다리의 슬괵근과 가자미근에도 함께 하며 순환을 좋게 해주어야 더 효과적이다.

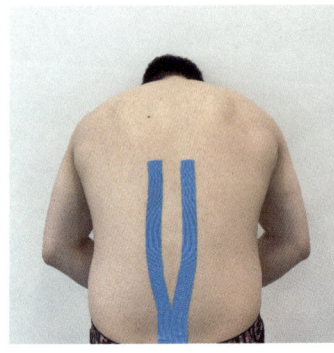 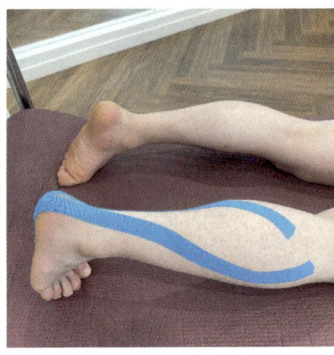 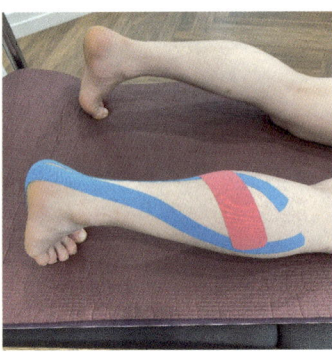

1. 허리를 앞으로 숙이고, 'Y' 자형 테이프를 이용하여 척추기립근을 따라 두 갈래를 붙인다.
2. 엎드린 상태에서 발목을 구부린 상태에서 가자미근 근육의 라인을 따라 바깥쪽을 감싸듯이 붙인다.
3. I 자형 테이프를 종아리에 알이 잡혀 움푹 들어가는 곳을 가로로 보강하여 붙인다.

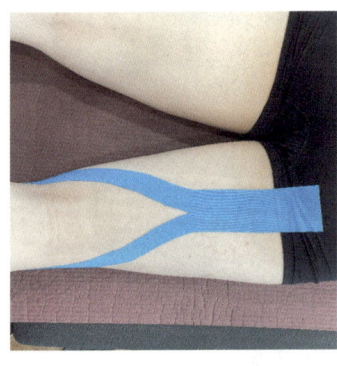 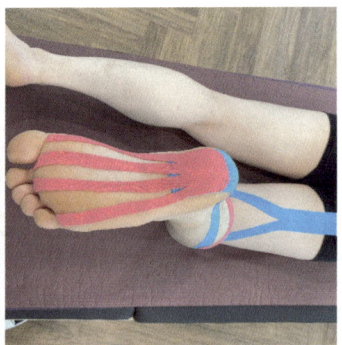 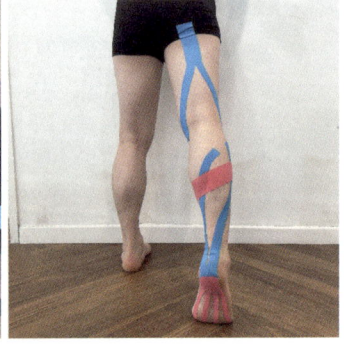

4. 엉덩이 아래 접히는 부분에 Y자형 테이프의 기시부에 붙이고 허벅지 뒤에 중앙을 지나 오금에서 벌려 붙인다.
5. 발바닥에 수상형 테이프를 발 뒤꿈치에 기시부에 붙이고 갈래들을 벌려서 발바닥 전체에 걸쳐 붙인다.

대퇴부와 하퇴부의 통증에 따른 테이핑 방법

장시간 하이힐을 신은 경우나 오랫동안 서 있는 경우에 종아리가 붓고 통증이 나타나는 것을 볼 수 있다. 심하면 종아리 근육이 단단하게 경직되면서 다리에 쥐가 나기도 한다. 또한 장시간 앉아 있는 경우 고관절에 문제가 생기게 되며 운동선수의 경우 갑작스러운 동작으로 인해 허벅지 근육에 부상을 당할 수 있다. 특히 노인들의 경우 퇴행성 관절염으로 인해 무릎에 통증을 느끼게 된다. 이 모든 경우에 테이핑 요법을 통해 통증을 줄이고 붓기를 가라앉힐 수 있다.

- 허벅지 외측면 통증에 따른 테이핑 방법 (장경인대염)
- 허벅지 안쪽 통증에 따른 테이핑 방법 (내전근 염좌)
- 허벅지 앞쪽 통증에 따른 테이핑 방법 (무릎 통증)
- 허벅지 내측면 통증에 따른 테이핑 방법 (거위발건염)
- 다리 뒤쪽 저림 증상(이상근 증후군)에 따른 테이핑 방법
- 고관절 통증(퇴행성 고관절염)에 따른 테이핑 방법
- 허벅지가 저리는 통증(대퇴신경통)에 따른 테이핑 방법
- 무릎 앞쪽 통증에 따른 테이핑 방법 (오스굿 슐라터병)
- 허벅지 뒤쪽 통증에 따른 테이핑 방법 (햄스트링 염좌)
- 정강이 앞쪽에 따른 테이핑 방법 (신스프린트)
- 종아리 통증 통증에 따른 테이핑 방법
- 장시간 서 있을 때 통증(하지정맥류)에 따른 테이핑 방법
- 다리 경련이 자주 올 때 테이핑 방법

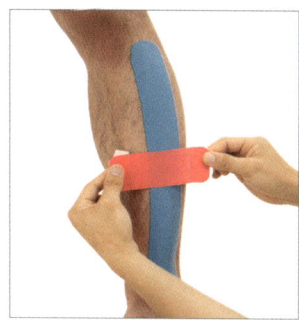 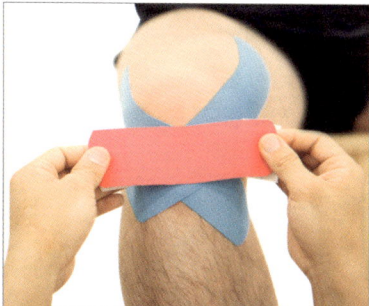 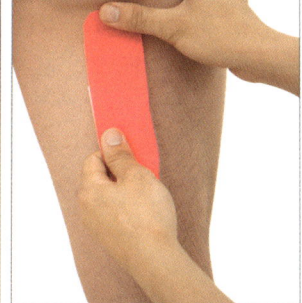

허벅지 외측면 통증에 따른 테이핑 방법 (장경인대염)

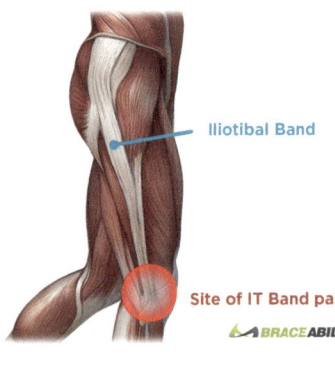

It Band Syndrome(장경인대증후군)은 장경인대와 대퇴골의 바깥쪽 사이에서 발생한 과도한 마찰로 무릎 바깥쪽에 통증이 생기는 것을 말한다. 장경인대는 무릎을 편 자세를 유지하게 해주며 무릎이 반쯤 굽힌 상태에서 체중을 지지하여 안정성을 유지하는 역할을 한다. 이런 역할 때문에 무릎의 지속적인 굽힘과 폄 운동을 하는 마라톤 선수, 러너들한테 많이 발생한다. 또한 무릎을 굽혔다 펼 때 무릎에서 소리가 나는 증상도 있다.

통증 완화 방법은 먼저, 통증의 정도를 파악 후 염증을 완화시키는 것이 중요하다. 운동 전 허벅지의 바깥쪽을 충분한 스트레칭으로 이완시키고 테이핑을 통해 스트레스를 경감시켜 줄 수 있다.

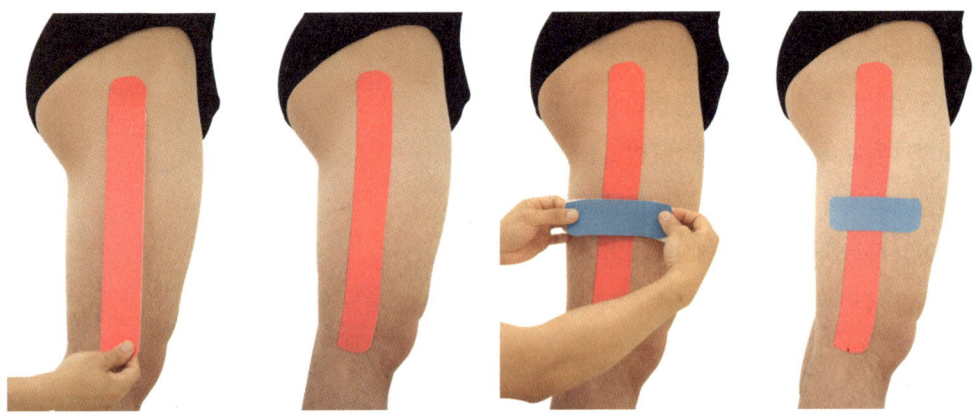

1. 'I' 스트립을 이용하여 늘리지 않은 상태로 대퇴골의 외측에 부착한다.
2. 테이프를 늘리지 않은 상태로 무릎의 외측까지 부착한다.
3. 다른 작은 'I' 스트립의 양쪽 끝을 잡고 70% 정도 늘려 통증이 느껴지는 부위에 다른 'I' 스트립과 교차하여 부착한다.
4. 완성된 모습으로 열을 발생시켜 접촉 효과를 높여준다.

허벅지 안쪽 통증에 따른 테이핑 방법 (내전근 염좌)

사타구니 염좌(Groin strain)는 서혜부 염좌라고도 불리며, 흔히 허벅지 안쪽이나 햄스트링의 근육 또는 힘줄 손상을 말한다. 2018년 류현진 야구선수가 당했던 부상도 사타구니 염좌(Groin strain)였다. 사타구니 염좌는 달리기나 점프 동작, 달리기를 할 때 스타트를 하거나 멈추는 동작을 통해 흔히 나타날 수 있으며 긴장한 상태에서 갑작스러운 동작을 통해 허벅지 안쪽 근육이나 인대의 파열이 발생된다. 흔히 충분한 스트레칭이나 준비운동을 하지 않은 상태에서 발생된다.

통증완화 방법으로는 운동 전에 충분한 스트레칭과 웜업이 필수이다. 통증이 느껴졌을 땐 통증의 정도를 파악 후 염증을 완화시키고 허벅지 안쪽 근육의 스트레칭과 이완, 테이핑을 통해 통증을 경감시킬 수 있다.

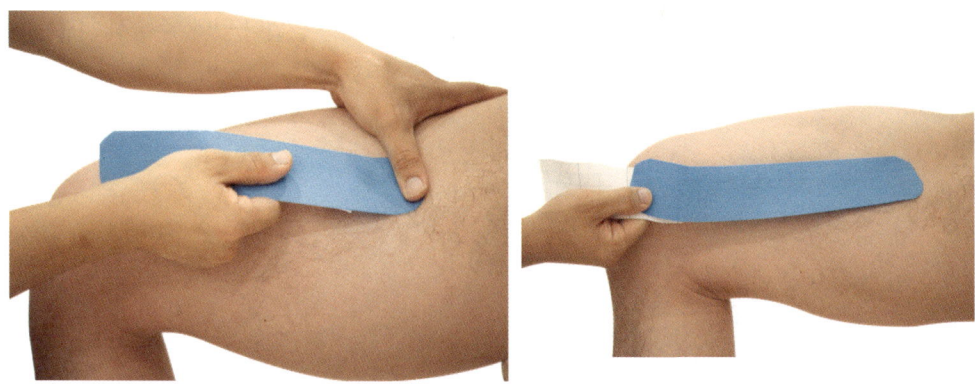

1. 다리를 바깥으로 벌려주고, 'I' 스트립을 이용하여 늘리지 않은 상태로 서혜부 쪽에 부착한다.
2. 테이프를 늘리지 않은 상태로 무릎의 안쪽까지 부착한다.

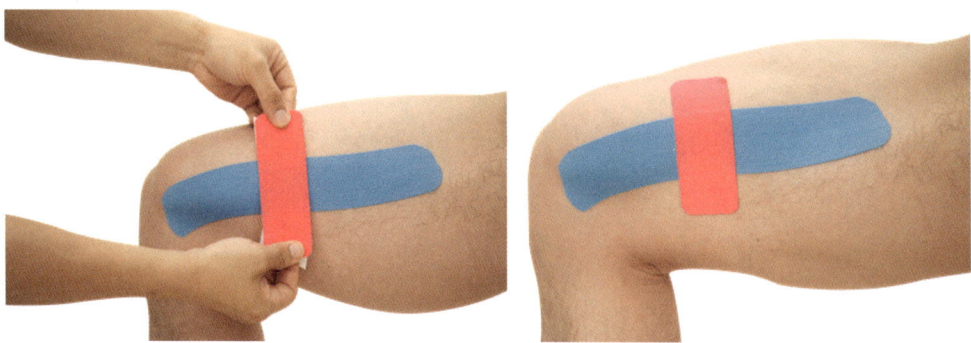

3. 다른 작은 'I' 자형의 양쪽 끝을 잡고 70%정도 늘려 통증이 느껴지는 부위에 다른 'I' 자형과 교차하여 부착한다.
4. 완성된 모습으로 열을 발생시켜 접촉 효과를 높여준다.

허벅지 앞쪽 통증에 따른 테이핑 방법 (무릎 통증)

목 통증과 함께 무릎통증 또한 현대인들에게 흔하게 나타나는 통증이다. 무릎 통증의 원인은 다양하며 PFPS(슬개대퇴통증후군)처럼 원인이 밝혀지지 않은 통증도 있다. 체중이 증가하여 통증을 느끼는 경우도 있으며 대퇴부의 근력이 부족하여 무릎관절의 불안정성으로 인해 통증을 느끼는 경우도 있다. 흔히 무릎통증은 퇴행성 관절염으로 인해 통증을 느끼는 경우가 많다. 이는 연골이 마모되어 염증이 생기는 것으로 아직까지 퇴행성 변화에 의한 통증을 막는 방법은 개발되지 않았다.

무릎 통증의 경우 정확한 진단과 검사를 받아보는 것이 가장 좋은 방법이다. 무릎 통증은 보존적 치료와 수술적 치료로 나누어 볼 수 있는데, 보존적 치료는 무릎 주변의 근력을 강화 시켜주고 잘못된 생활 습관 패턴을 바꿔주고 운동 전 충분한 스트레칭과 워밍업을 통해 무릎에 갑작스러운 스트레스를 경감시켜주며 테이핑을 통해 관절의 안정성을 부여하는 방법이 있다. 수술적 치료는 비수술적 치료 방법에도 더 이상 증상의 호전이 없을 때 수술적 치료를 진행하기도 한다.

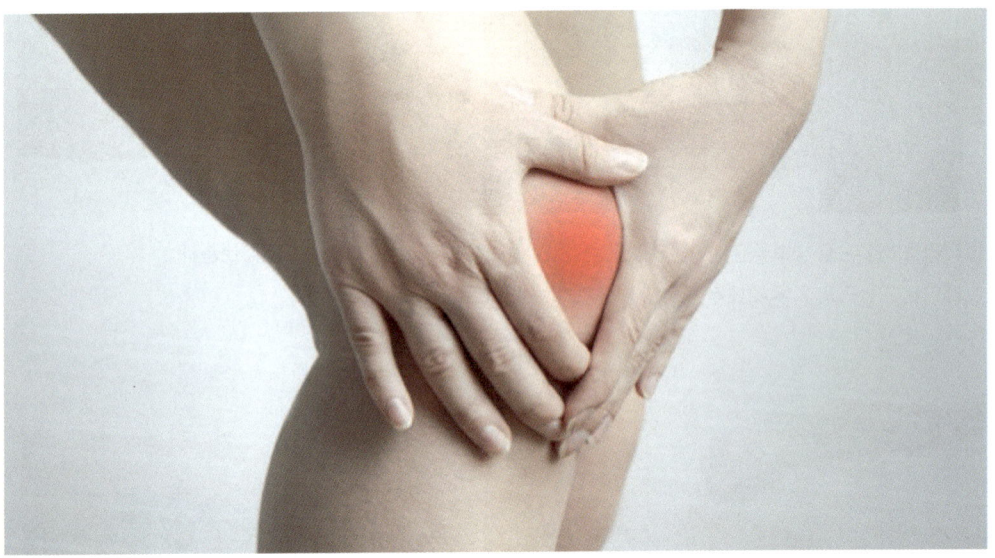

무릎 통증(안정성) 시 테이핑 방법

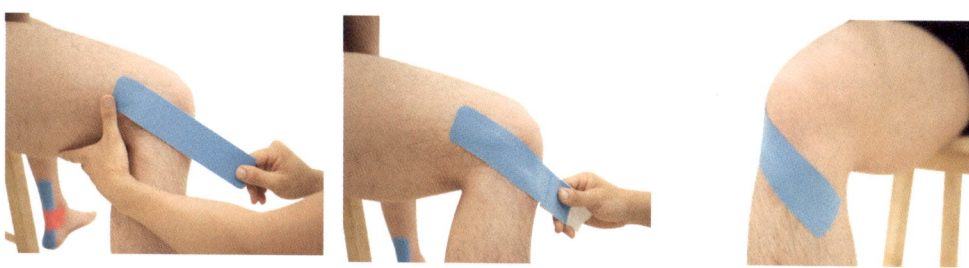

1. 무릎을 90도 정도 굽히고, 'I' 스트립을 이용하여 늘리지 않은 상태로 무릎의 바깥쪽에 부착한다.
2. 테이프를 늘리지 않은 상태로 무릎을 덮지 않고 무릎 바로 아래에 부착한다.
3. 완성된 모습이다.

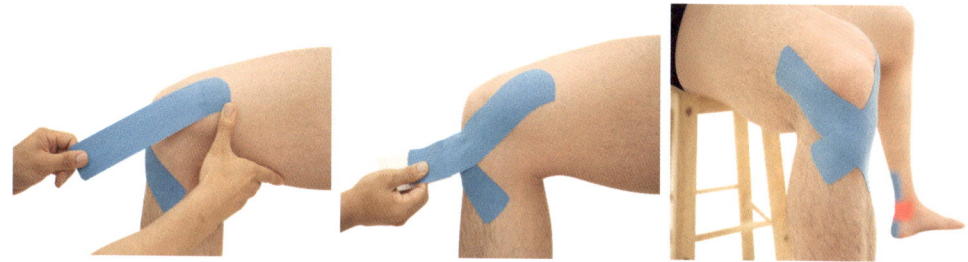

4. 'I' 스트립을 이용하여 늘리지 않은 상태로 무릎의 안쪽에 부착한다.
5. 테이프를 늘리지 않은 상태로 무릎을 덮지않고 무릎 바로 아래에 부착한다.
6. 완성된 모습으로 무릎을 덮지 않고 X자 형태로 부착한다.

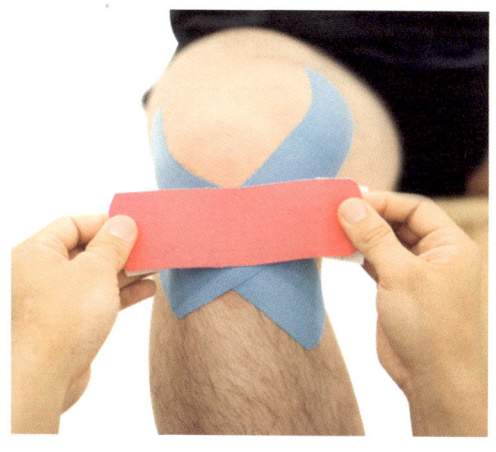
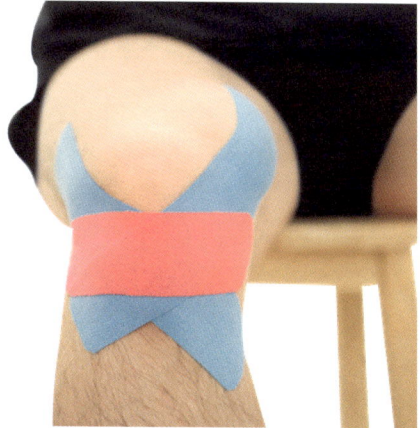

7. 다른 작은 'I' 스트립의 양쪽 끝을 잡고 70%정도 늘려 무릎 바로 아래에 다른 'I' 스트립과 교차하여 부착한다.
8. 완성된 모습으로 열을 발생시켜 접촉 효과를 높여준다.

허벅지 내측면 통증에 따른 테이핑 방법 (거위발건염)

거위발(Pes Anserinus)이란 봉공근, 박근, 반건양근 3개의 근육이 거위발 모양으로 만나기 때문에 붙여진 이름이다. 거위발건염(Tendinitis) 또는 거위발점액낭염(Bursitis)이란 각 부착부에 염증이 생기는 것을 말한다. 이 증상이 발생하는 원인은 대부분 위 근육의 과사용이다. 운동량이 많은 일반인과 스포츠 선수들에게 흔히 발생한다.

무릎 통증을 다루는데 우선시되어야 할 점은 '중심화'이다. 무릎 내측에 부착된 근육의 과사용이 통증의 원인이기 때문에, 과사용된 근육은 근이완 자극요법과 휴식을 취한다. 이와 반대로 무릎 외측에 부착된 둔근 그룹은 강화함으로써 무릎 관절의 대칭과 정상적인 짝힘 관계(force-couple relationships)를 만들 수 있다.

거위발건염 (Basic) 테이핑 방법

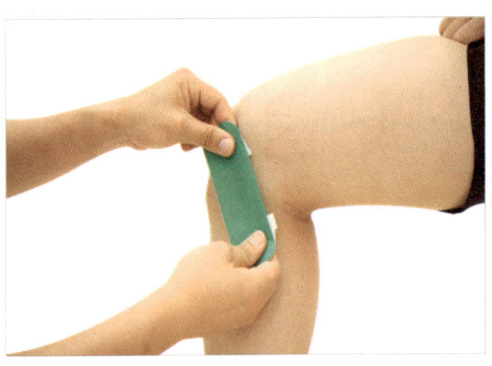 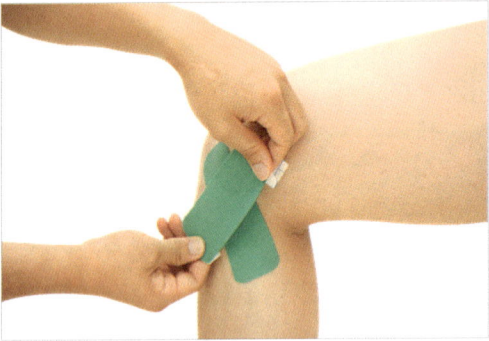

1. 작은 'I' 스트립의 양쪽 끝을 잡고 70% 정도 늘려 무릎 내측 통증 부위에 부착한다.
2. 다른 작은 'I' 스트립의 양쪽 끝을 잡고 70%정도 늘려 무릎 내측 통증 부위에 다른 'I' 스트립과 교차하여 부착한다.

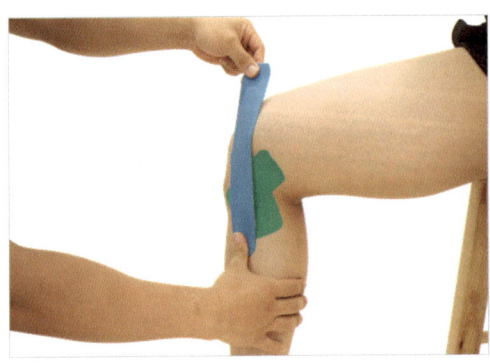 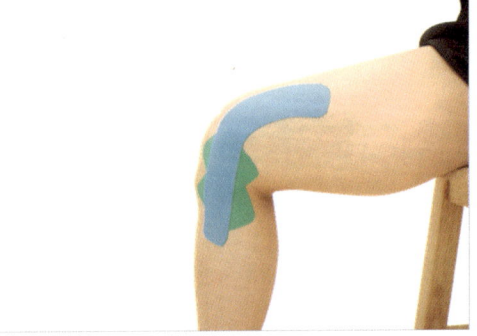

3. X자 모양의 테이핑 하단에서 시작하여 대퇴부 내측 근육 위까지 'I' 스트립을 부착한다.
4. 완성된 모습이다.

거위발건염 (Advance) 테이핑 방법

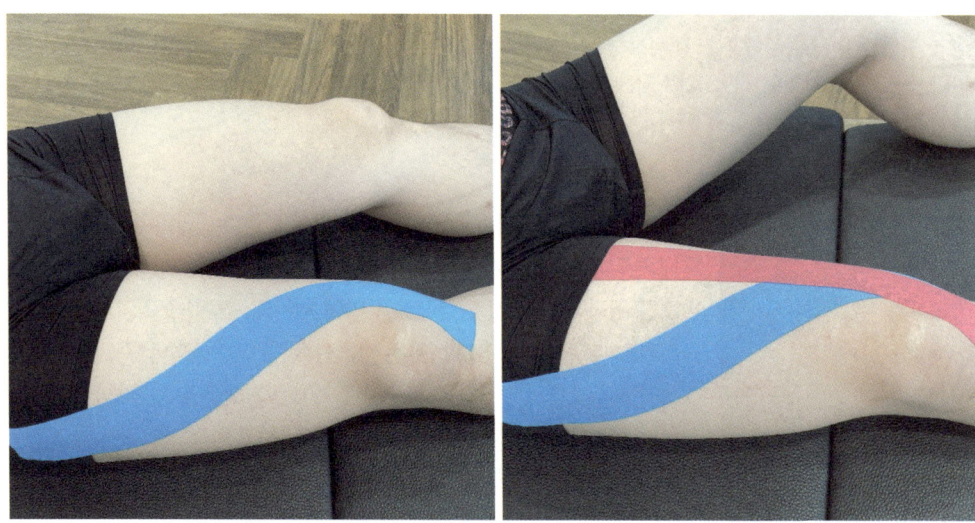

1. 무릎 안쪽에 거위발이 만나는 지점에서 시작해서 무릎을 약간 돌려준 자세로 내측을 따라 장골 앞쪽에 붙인다.
2. 다리를 바깥쪽으로 약간 벌려 테이프를 거위발에서 시작해서 내전근의 치골 부위에 따라 붙인다.

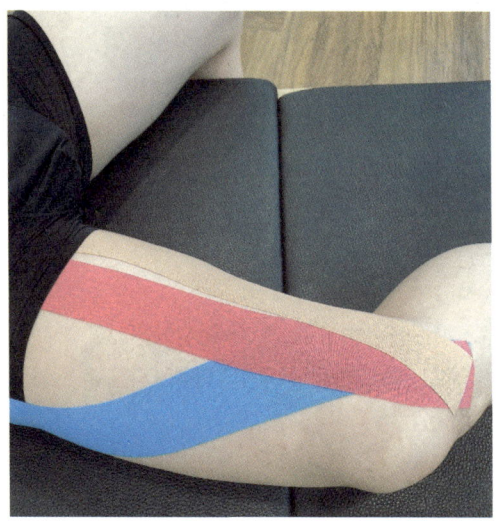

3. 허벅지 안쪽의 뒤에서 붙이며 근육의 결에 따라 무릎 내측에 붙인다.

무릎 앞쪽 통증에 따른 테이핑 방법 (오스굿 슐라터병)

오스굿-슐라터 병은 미국 의사 오스굿과 스위스의 의사 슐라터가 우연히 같은 해에 이 질환에 대해 연구하고 발표하여서 두 의사의 이름을 따 지어진 병명이다.
이 질환은 무릎을 펴는 작용을 하는 대퇴사두근이 짧아져서 슬개골 밑에 부착된 경골의 골막이 당겨지면서 발생한다. 골막이 당겨지면 뼈와 골막 사이가 벌어져서 공간이 생기고, 조골세포가 빈 공간에 새로 뼈를 생성해서 점점 자라게 된다.

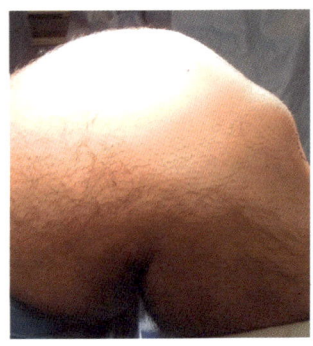

결국 무릎의 뼈가 튀어나오게 되는데, 운동을 하거나 압박이 가해졌을 때 통증이 생기는 것은 물론 외관상으로도 좋지 않고 그 외의 원인으로, 경골 조면은 운동 시 스트레스를 많이 받는데, 그 힘을 이기지 못해 뼈가 부분적으로 떨어져 나오는 경우도 있다. 심한 경우 염증과 함께 성장판 손상까지 일으킬 수 있으니 조기에 발견해서 잘 치료해주어야 하며 진단 후 한달 정도는 모든 운동을 중단하고 안정을 취해야 한다. 소염제 투여나 침 치료로 대퇴근 근막을 이완하여 통증을 경감시킬 수 있다. 통증 부위에 테이핑을 붙여 통증을 경감시킬 수 있다.

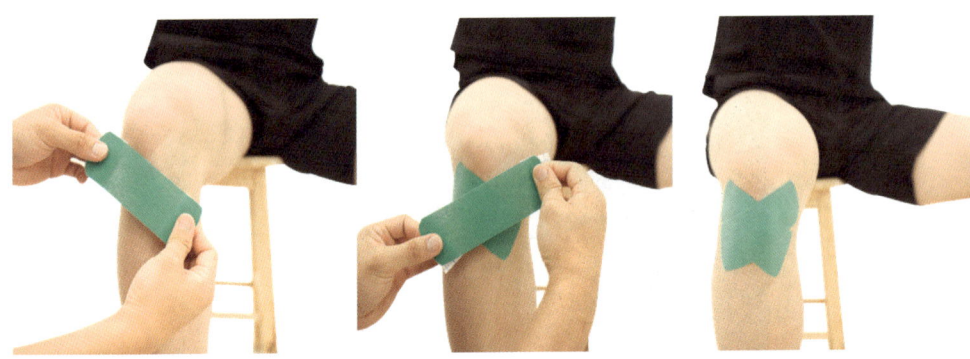

1. 작은 'I' 스트립의 양쪽 끝을 잡고 70% 정도 늘려 무릎뼈 아래에 부착한다.
2. 다른 작은 'I' 스트립의 양쪽 끝을 잡고 70% 정도 늘려 무릎뼈 아래에 다른 'I' 스트립과 교차하여 부착한다.
3. 완성된 모습이다.

무릎 통증 시 테이핑 방법

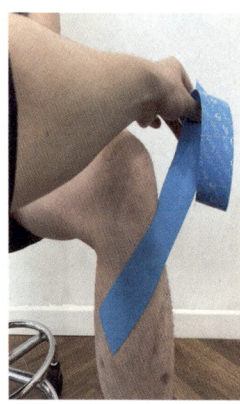 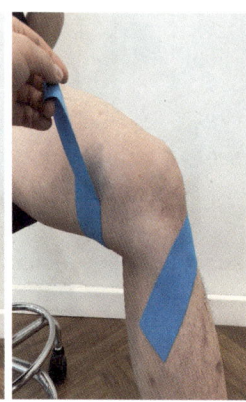 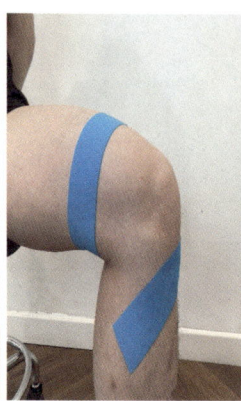 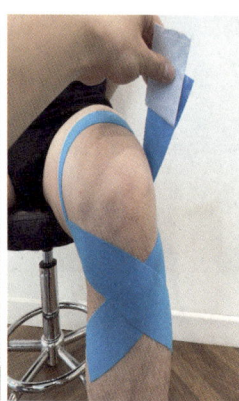

1. 무릎 아래쪽의 안쪽을 시작점으로 45도 각도로 비스듬히 감아 나간다.(스파이럴)
2. 무릎 안쪽을 지나 넓적다리 쪽으로 향한다.
3. 넓적다리 안쪽에서 나와 바깥쪽까지 감아 붙인다.
4. 무릎 바깥쪽을 시작점으로 무릎 뒤쪽을 지나 넓적다리 쪽으로 감는다.

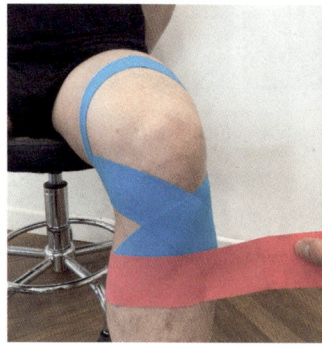 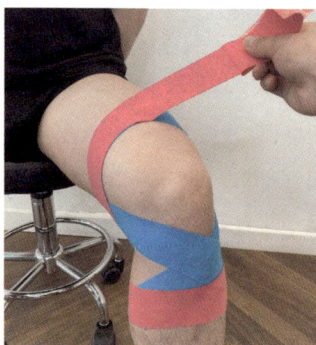 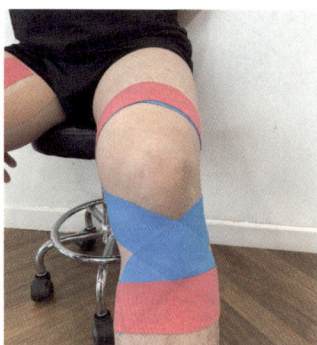

5. 테이프를 두 줄의 시작점을 잇듯이 한 바퀴 돌려 감는다.
6. 테이프의 끝지점을 잇듯이 넓적다리에 앵커를 감아 붙인다.
7. 완성된 모습이다.

무릎 내측 측부 인대 손상 시 테이핑 방법

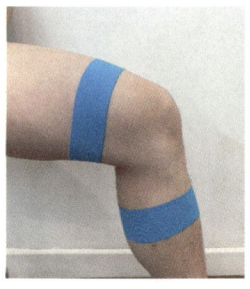 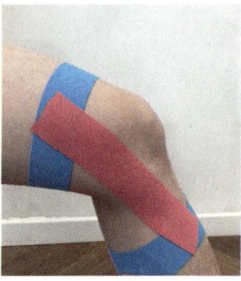 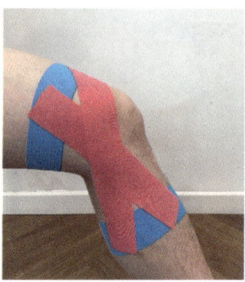 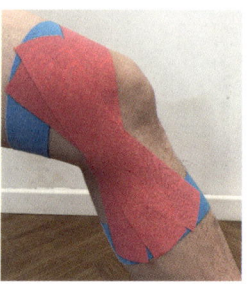

1. 넓적다리와 종아리에 각각 한 바퀴씩 테이프를 감아 앵커를 만든다.
2. 종아리 앞쪽을 시작점으로 내측 측부인대를 통과해서 넓적다리 안쪽까지 당겨 붙인다.
3. 종아리 안쪽을 시작점으로 2번과 테이프와 교차되도록 붙인다.
4. 교차된 테이프 중앙에 세로로 테이프를 1줄로 붙여 세로 서포트를 만들어 준다.

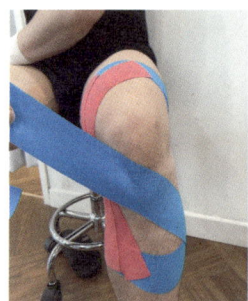 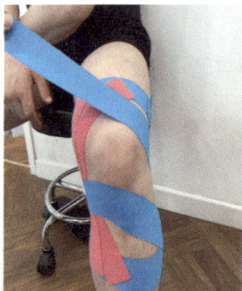 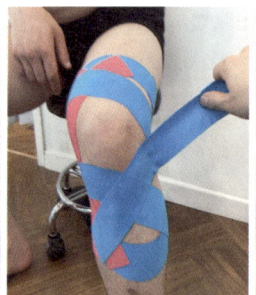 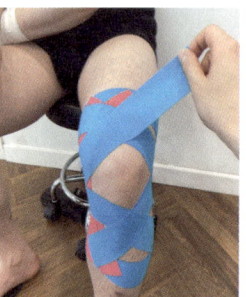

5. 종아리 바깥쪽을 시작점으로 무릎 앞을 비스듬히 가로 질러 무릎 안쪽을 향하게 스파이럴 테이핑을 한다.
6. 무릎 뒤에서 무릎 바깥쪽으로 나와서 넓적다리 안쪽까지 감아 붙인다.
7. 종아리 안쪽을 시작점으로 무릎 위로 향해 바깥쪽으로 한 바퀴 감아 스파이럴 테이핑을 한다.
8. 무릎 뒤에서 가로 질러 무릎 앞쪽을 지나 넓적다리에 감는다.

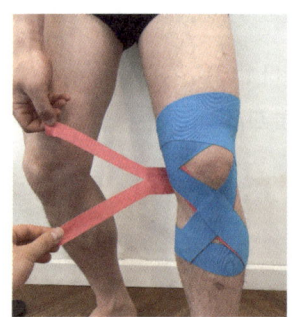 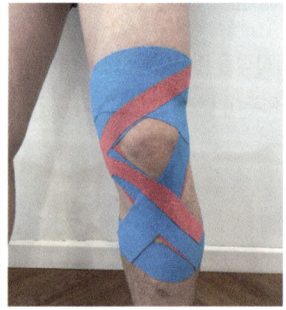

9. 테이프를 잘라서 각각 무릎 뒤에서 앞으로 감싸듯이 감는다. (20cm 정도)
10. 두 줄의 테이프 중 위쪽 테이프는 넓적다리를 향하게 하고, 아래쪽 테이프는 종아리를 향하게 붙인다.

무릎 전방 십자인대 손상 시 테이핑 방법

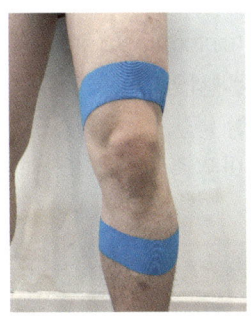 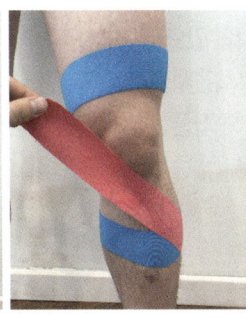 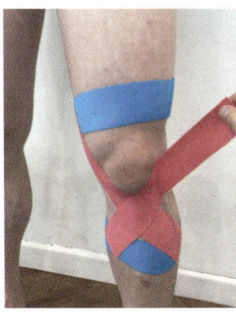 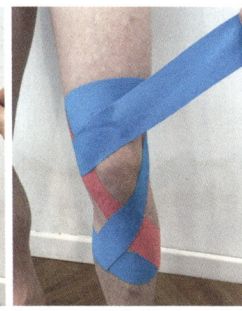

1. 넓적다리와 종아리에 각각 한 바퀴씩 테이프를 감아 앵커를 만든다.
2. 종아리 바깥쪽을 시작점으로 무릎 아래를 지나듯이 당기면서 넓적다리 안쪽 앵커까지 당겨 붙인다.
3. 종아리 안쪽을 시작점으로 무릎 아래를 지나 넓적다리 바깥쪽 앵커 까지 붙인다.
4. 종아리 안쪽을 시작점으로 무릎 앞을 비스듬히 가로질러 무릎 바깥쪽으로 향한다.

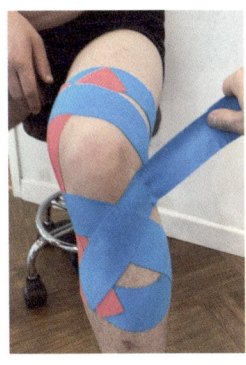 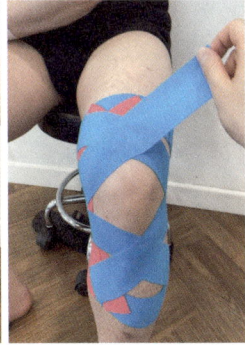 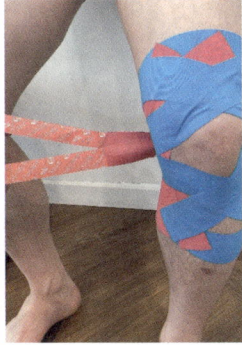 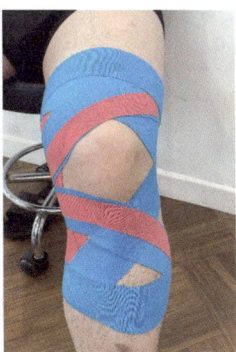

5. 무릎 뒤쪽에서 다시 무릎 안쪽으로 나와 넓적다리 바깥쪽 앵커까지 감는다.
6. 종아리 바깥쪽을 시작점으로 무릎 앞을 비스듬히 가로질러 무릎 안쪽으로 향한다.
7. 무릎 뒤쪽에서 다시 무릎 바깥쪽으로 나와 넓적다리 안쪽 앵커까지 감는다.
8. 테이프를 20cm 정도 잘라서 두 줄로 만들고 무릎 뒤에서 앞쪽으로 감싸듯이 감는다.
9. 넓적다리와 종아리에 각각 한 바퀴씩 감아 완성시킨다.

다리 뒤쪽 저림 증상(이상근 증후군)이 있을 때 테이핑 방법

다리 뒤쪽이 저리고 통증이 있거나 당기는 등 이상 감각이 있으면 "이상근증후군(piriformis syndrome)"을 의심해 볼 수 있는데 이상근은 엉덩 관절 바깥쪽으로 회전시키거나 구부린 상태에서 안쪽으로 움직이는 역할을 하는 근육인데 이 근육이 긴장하며 비대로 인해 좌골신경이 압박을 받아 생긴 것으로 디스크와 매우 흡사한 증상이며 허리 통증은 없으며 허벅지로부터 종아리까지 저리고 아픈 증상이 나타나는데 이러한 증상에도 테이핑을 적용해 주면 효과적이다.

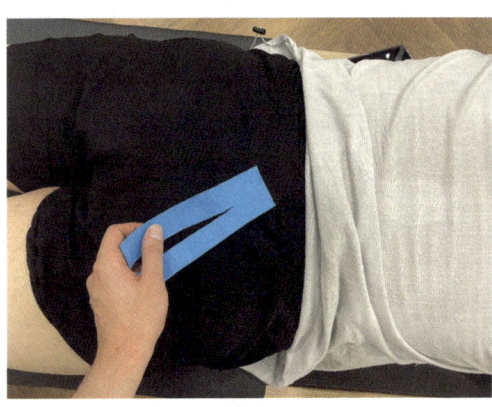 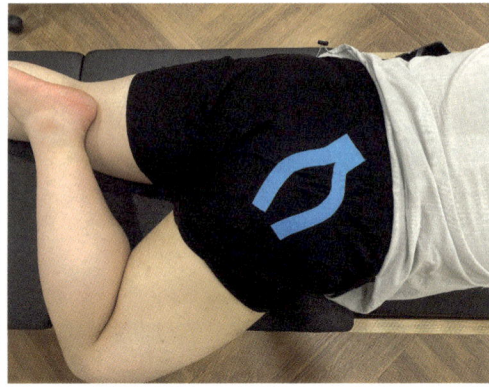

1. 엉덩이 관절 내측의 천골에 Y자형 테이프의 기시점을 붙인다.
2. 무릎을 구부려 안쪽으로 당긴 상태에서 근육의 위쪽과 아래쪽 결을 따라 붙인다.

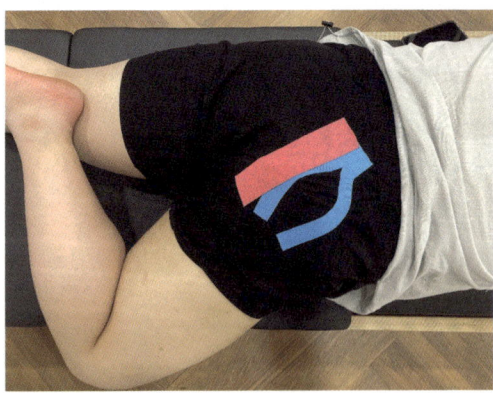

3. I자형 테이프를 위쪽과 약간 겹치게 보강을 위해 테이핑을 붙인다.

고관절 통증(퇴행성 고관절염)이 있을 때 테이핑 방법

고관절이 잦은 마찰로 인해 마모되면서 염증이 발생하면서 통증이 생기는데 이를 "퇴행성 고관절염"이라고 하며 통증 부위가 고관절 근처라 허리 디스크나 좌골 신경통 등과 같은 질환으로 오해를 하는 경우가 많이 있으며 장시간 앉아 있다가 일어설 때 증상이 심해지며 테이핑을 통해 증상을 개선할 수 있다.

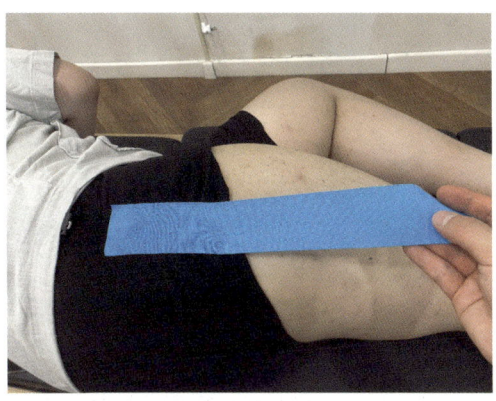 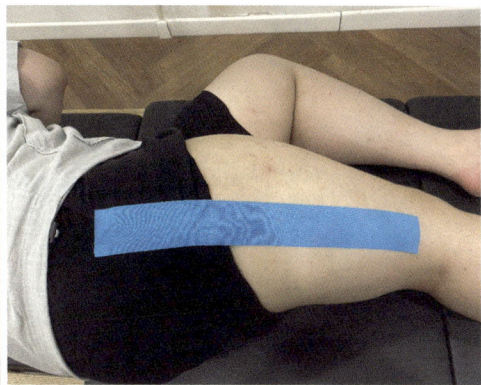

1. 옆으로 누워 고관절을 들어 올려 구부린 자세에서 반대쪽 다리의 대퇴골 대전자에 I자형 테이프를 고정한다.
2. 대퇴근막장근 라인을 따라서 I자형 테이프를 붙여준다.

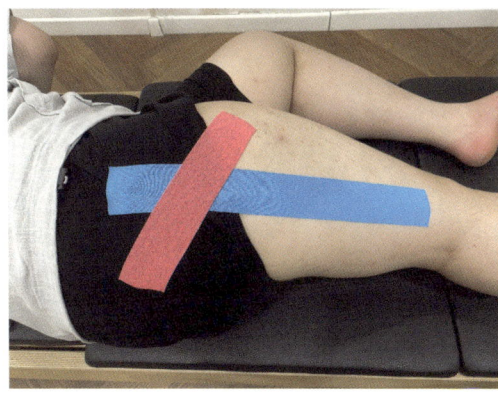 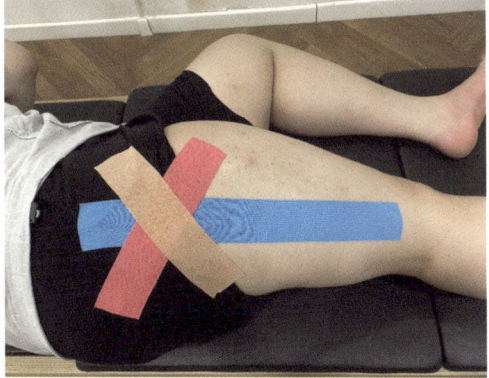

3. 통증이 있는 고관절 부위에 다른 I자형 테이프를 가운데 붙여 벌려 양쪽 대각선으로 붙인다.
4. 나머지 I자형 테이프를 X자 모형이 되게 열어 양쪽으로 벌려 붙인다.

허벅지가 저리는 통증(대퇴신경통)이 있을 때 테이핑 방법

허벅지에서 쑤시거나 저릿한 느낌이 들고 통증이 사타구니 부위까지 퍼져 나가면서 이상 감각을 느끼게 되는데 비만이나 임신으로 인한 갑작스러운 체중 증가, 혹은 혈액순환이 안되는 타이트한 옷을 입거나, 다리를 벌리는 동작을 자주 취하는 경우에 골반이 지나치게 늘어나거나 요추가 앞으로 휘어져 신경이 압박을 받게 되면서 나타날 수 있고, 무릎 부위가 아픈 것이 맞지만 통상적인 관절염 증상하고는 다른 경우가 있으며 계단을 내려갈 때 더 심해 지고, 무릎을 구부릴 때 연발음이 나고, 대퇴사두근을 누르면 강직이나 허벅지 안쪽에 통증이 발생한다.

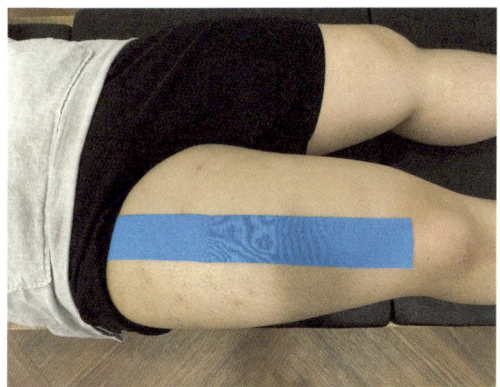 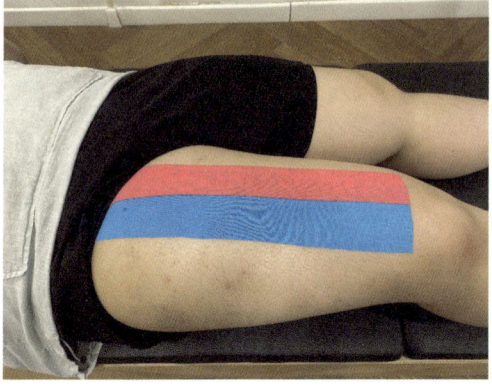

1. 바로 누운 상태에서 통증이 있는 다리의 무릎을 구부려 I 자형 테이프를 허벅지 중앙을 따라 위에서부터 붙인다.
2. 대퇴부 중앙에 붙인 테이프 안쪽에 I자형 테이프를 사진과 같이 붙인다.

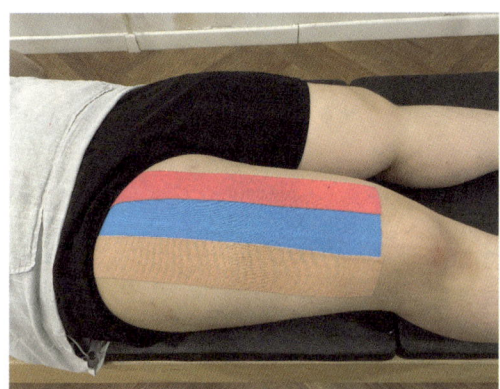

3. 대퇴부 중앙에 붙인 테이프 바깥쪽에 I자형 테이프를 사진과 같이 붙인다.

허벅지 뒤쪽 통증에 따른 테이핑 방법 (햄스트링 염좌)

햄스트링 염좌는 축구나 야구 등 갑작스러운 달리기, 방향 전환을 요구하는 운동을 할 때 많이 발생된다. 허벅지 뒤쪽 중 가운데 부분을 눌렀을 때 통증이 있거나 힘이 들어간 상태에서 무릎을 굽히거나 근육을 펼 때 허벅지 뒤쪽에 통증이 심하다고 느껴진다면 햄스트링 염좌를 의심할 수 있다.

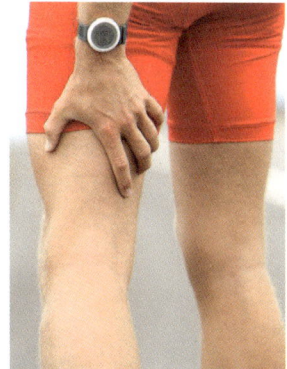

어떤 부상이든 예방이 중요하지만 햄스트링 염좌는 더욱 사전 준비운동이 중요하다. 햄스트링은 우리가 책상에 앉아 있는 경우에도 근육의 길이가 짧아지기 때문에 충분한 스트레칭을 하지 않고 스포츠 경기에 임하게 된다면 더욱 더 부상의 위험도가 증가할 수 있다. 그렇기 때문에 햄스트링 부상을 예방하기 위해서는 반드시 운동 전 충분한 햄스트링 스트레칭을 실시해야 한다.

통증 완화 방법은 햄스트링의 충분한 스트레칭과 이완을 통해서 근육의 긴장도를 낮추고 통증이 느껴지는 부위에 테이핑을 실시해 통증은 완화시킬 수 있다.

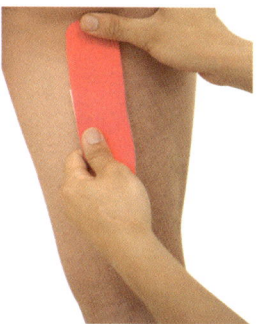 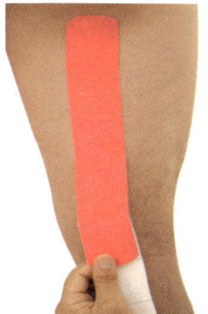

1. 무릎을 펴고 상체를 앞으로 숙이고, 'I' 스트립을 이용하여 늘리지 않은 상태로 엉치뼈에 부착한다.
2. 테이프를 늘리지 않은 상태로 무릎 정도까지 부착한다.

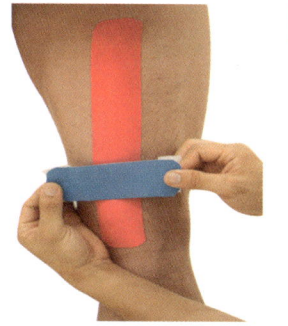 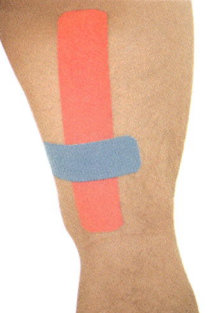

3. 다른 작은 'I' 스트립의 양쪽 끝을 잡고 70% 정도 늘려 통증이 느껴지는 부위에 다른 'I' 자형과 교차하여 부착한다.
4. 완성된 모습으로 열을 발생시켜 접촉 효과를 높여준다.

정강이 앞쪽에 따른 테이핑 방법 (신스프린트)

신 스프린트(shin splints)는 정강이에 통증을 느끼는 근골격계 질환을 말한다. 흔히 스포츠, 점프를 포함한 신체활동을 반복적으로 행하여 정강이에 스트레스가 지속적으로 가해졌을 때 통증을 느끼게 된다. 요즘 러닝시장이 확대되면서 러닝크루도 증가를 하고 있지만 그에 대해 정강이 통증을 느끼는 사람도 증가하고 있는 추세이다.

정확한 원인은 알 수 없지만 신 스프린트(Shin Splint)는 하퇴부의 과부하가 원인이 되어 정강이에 스트레스를 증가시켜 통증을 느끼게 되며, 운동강도와 빈도의 갑작스러운 증가로 인해 근육을 빨리 피로하게 만들게 된다. 또한 하퇴부 근육의 불균형과 발 아치와도 관련이 깊다.

통증완화 방법으로는 정강이 앞 근육과, 종아리 근육을 비롯해 하퇴부 근육을 이완시키고 스트레칭 해주며 대퇴부와 족저근막까지 이완과 스트레칭 및 테이핑을 통해 통증을 경감시킬 수 있다.

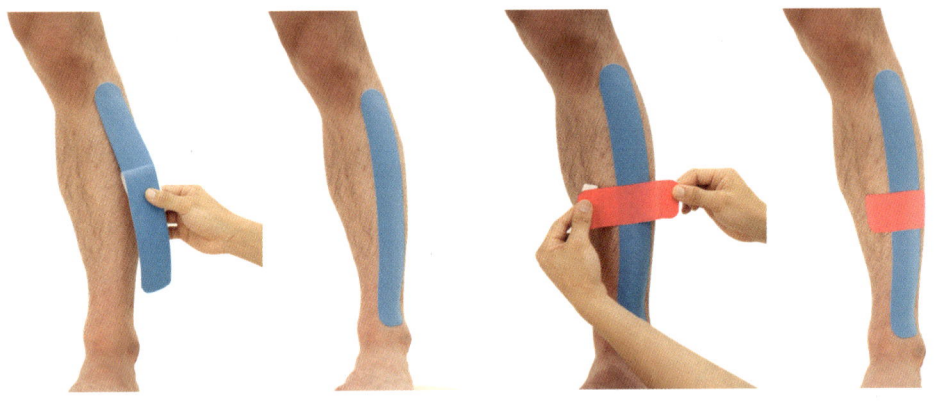

1. 다리를 편 상태에서 발목은 발바닥 굽힘(Planter Flexion)과 동시에 발은 안쪽번짐(inversion)을 시킨다. 'I' 스트립을 이용하여 늘리지 않은 상태로 정강이의 윗부분에 부착한다.
2. 테이프를 늘리지 않은 상태로 발목의 복숭아뼈 지점까지 부착한다.
3. 다른 작은 'I' 자형의 양쪽 끝을 잡고 70% 정도 늘려 통증이 느껴지는 부위에 다른 'I' 자형과 교차하여 부착한다.
4. 완성된 모습으로 열을 발생시켜 접촉 효과를 높여준다.

종아리 통증에 따른 테이핑 방법

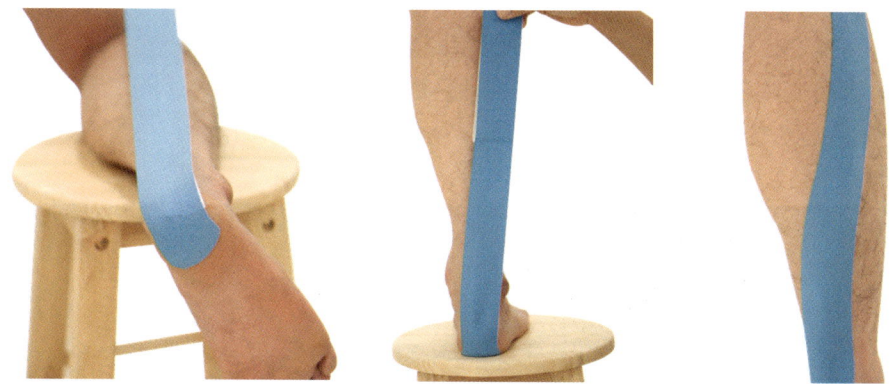

1. 무릎을 굽히고 발등을 몸쪽으로 당기고, 'I' 스트립을 이용하여 늘리지 않은 상태로 발 뒤꿈치에 부착한다.
2. 무릎을 펴고 테이프를 밟은 후 아킬레스 건을 지나 무릎의 바깥쪽에 부착한다.

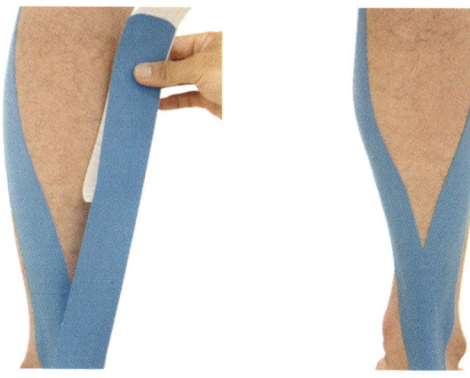

3. 동일한 방법으로 반대쪽도 같이 부착한다.
4. 완성된 모습으로 열을 발생시켜 접촉 효과를 높여준다.

장시간 서있을때 통증(하지 정맥류)에 따른 테이핑 방법

장시간 서있거나 앉아 있을 때 심장으로 가야 할 혈액 순환이 잘되지 않아서, 다리 쪽으로 역류하여 정맥이 부풀어 오르거나 혈관이 피부 표면에 드러나는 것을 "하지 정맥류"라고 하며 혈액순환 장애로 자주 쥐가 나고 혈관이 늘어나며 발이 무거운 느낌과 쉽게 피로감을 느끼게 되는데 수상형 테이핑을 해주면 림프 순환과 혈액순환이 회복되어 통증완화에 도움이 된다.

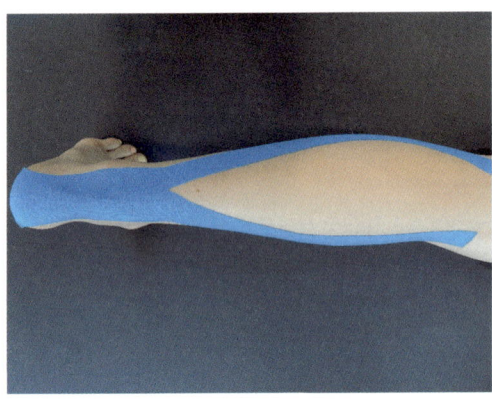 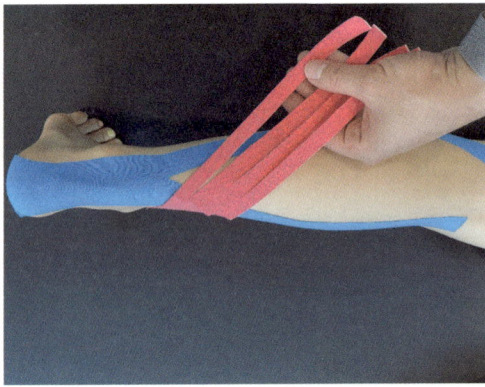

1. 엎드린 상태에서 Y자형 테이프를 발 뒤꿈치에 고정하고, 종아리 라인을 따라서 외측과 내측에 붙인다.
2. 수상형 테이프를 발목의 안쪽에서 바깥쪽 사선 위 방향으로 고정해 붙인다.

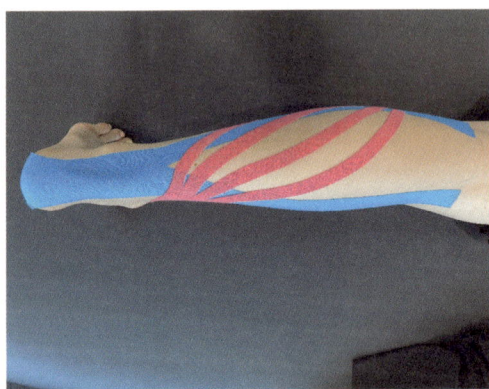 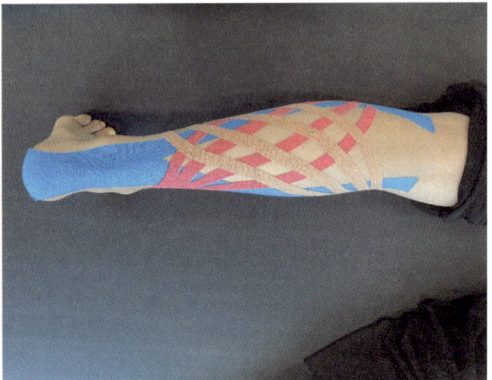

3. 수상형 테이프의 네 갈래를 적당한 간격으로 벌려서 붙인다.
4. 다른 수상형 테이프를 종아리의 발목의 바깥쪽에 고정하고 사선 위 안쪽으로 네 갈래를 적당한 간격으로 벌려 붙인다. 위에 고정하고, 네 갈래를 적당한 간격으로 벌려 붙인다.

다리에 경련이 자주 올 때 테이핑 방법

다리에 경련이 자주 나거나, 긴장이 과도한 경우 부분적으로 강한 수축과 경직이 함께 심한 통증을 가져오는 것을 말하며, 파열되는 경우도 있으며, 심화되면 발바닥까지도 경련이 오기도 하기 때문에 테이핑을 통해 혈액순환을 원활히 도와주는 경련 테이핑 방법이 효과적이다.

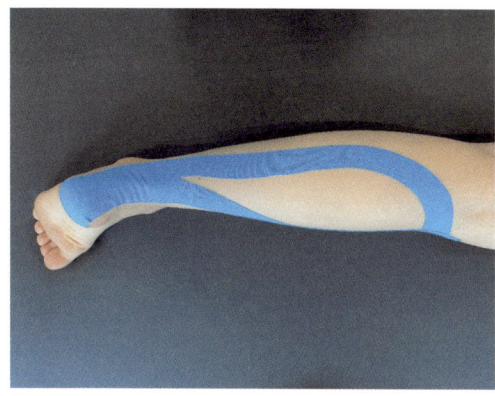 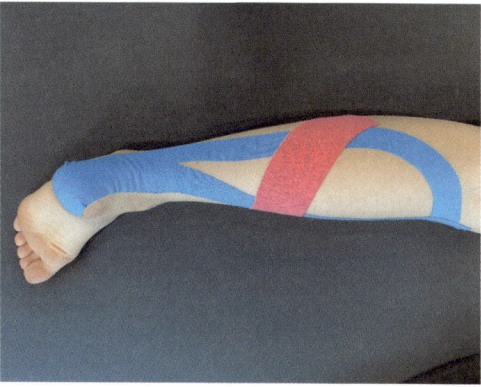

1. 엎드린 상태에서 Y자형 테이프를 발 뒤꿈치에 고정하고, 발목을 편 상태에서 종아리 근육의 내측과 외측을 붙인다.
2. 종아리 근육의 중간의 하단 중앙에 I자형을 내측 사선 방향으로 붙인다.

발목과 발가락의 통증에 따른 테이핑 방법

발목 통증은 누구나 한번쯤은 겪어본 흔한 통증 중 하나이다. 다리를 접질리거나 베었다면 발목 염좌를 의심해 봐야 하고 발바닥이 찢어지는 듯한 통증이 느껴진다면 족저근막염을 의심해봐야 한다. 여성의 경우 하이힐을 오랫동안 신었다면 엄지발가락에 통증이 느껴지는 무지외반증도 있다. 이 모두 테이핑 요법으로 통증을 완화시킬 수 있다.

- 발 뒤꿈치 통증에 따른 테이핑 방법 (아킬레스건염)
- 발목 통증에 따른 테이핑 방법 (발목 불안정성)
- 발목 염좌에 따른 테이핑 방법
- 아킬레스건염에 따른 테이핑 방법
- 발바닥 통증에 따른 테이핑 방법 (족저근막염)
- 발목 통증에 따른 테이핑 방법(발목 불안정성)
- 발가락 통증에 따른 테이핑 방법(무지외반증)

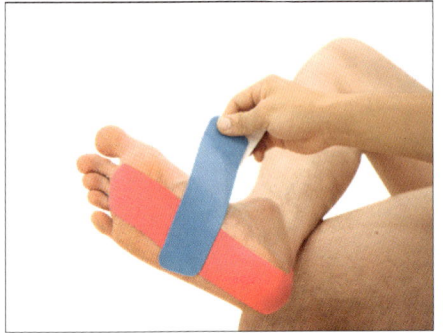 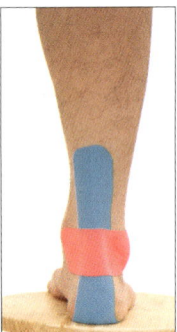 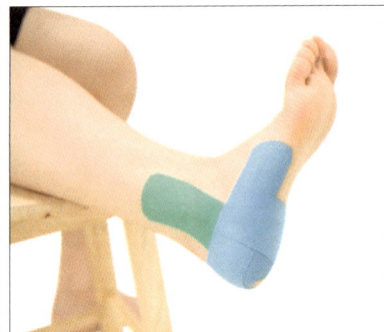

발 뒤꿈치 통증에 따른 테이핑 방법 (아킬레스건염)

아킬레스건염은 종아리 근육과 발 뒤꿈치를 연결하는 아킬레스건에 발생된 염증을 말한다. 아킬레스건은 서 있을 때 무릎이 앞으로 넘어지지 않도록 지탱하며 걸을 때 뒤꿈치를 들어 올려 발이 땅에서 떨어져 바닥을 차고 몸을 앞으로 나아가도록 하는 중요한 역할을 하는 힘줄이다. 아킬레스건은 관절을 둘러싸고 있는 활액막이 없어 마찰에 약한 구조로 다른 힘줄에 비해 손상되기 쉽다.

아킬레스건염은 과체중과 발목 및 하체의 무리한 사용, 발의 정렬이나 자세 문제로 변형되어 제 기능을 못하게 된 상태를 말한다. 일종의 퇴행성 변화인데 주로 달리기를 오래하는 운동선수에게 많이 나타나는 질환이다. 하지만 운동을 하지 않던 사람이 갑자기 과한 운동을 하는 경우에도 발생할 수 있으며 남성에게 많이 나타나지만 여성에게도 심심치 않게 발견할 수 있다. 장시간 하이힐을 신고 생활하면 아킬레스건과 종아리 근육이 긴장하게 돼 아킬레스건의 손상을 유발할 수 있다.

아킬레스건염의 통증 완화 방법은 발바닥과 종아리 근육의 적절한 스트레칭과 이완을 통해 근육의 긴장도를 낮추고 테이핑을 통해 통증을 완화시킬 수 있다.

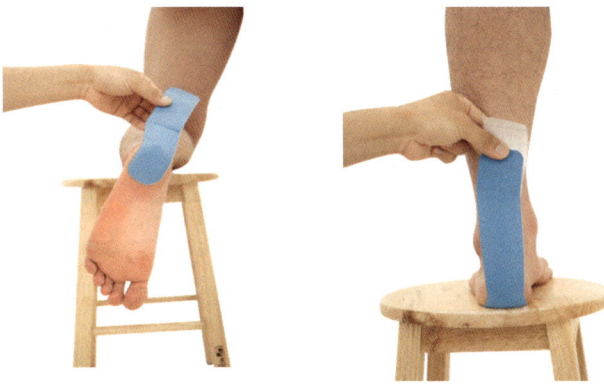

1. 무릎을 굽히고 발등을 몸쪽으로 당기고, 'I' 스트립을 이용하여 늘리지 않은 상태로 발 뒤꿈치에 부착한다.
2. 무릎을 펴고 테이프를 밟은 후 아킬레스 건에 부착한다.

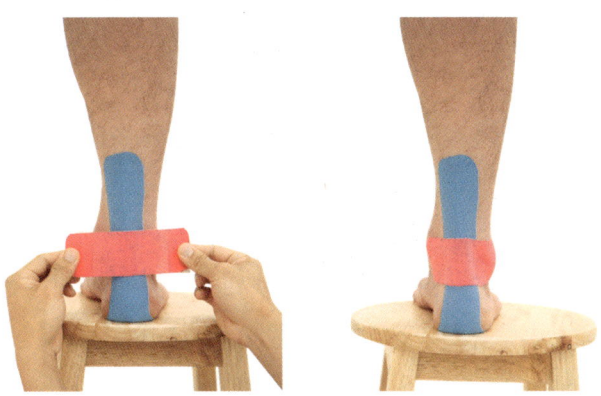

3. 작은 'I' 스트립의 양쪽 끝을 잡고 70% 정도 늘려 통증이 느껴지는 부위에 다른 'I' 스트립과 교차하여 부착한다.
4. 완성된 모습으로 열을 발생시켜 접촉 효과를 높여준다.

아킬레스건염에 따른 테이핑 방법

아킬레스건은 종아리의 비복근과 가자미근의 힘줄(건)으로 발 뒤꿈치로 연결되며 우리가 걷거나 뛸 때 충격을 완화시켜 주는 스프링의 역할을 해주는 중요한 부분이다. 스트레스를 많이 받는 부분으로 혈액공급이 제한적이어서 아킬레스건에 염증이 생겨 비대가 되기도 하고 눌렀을 때 압통을 호소하는 경우가 생기고 심한 경우 부분 파열이나 완전 파열이 되기도 하기 때문에 테이핑을 통해 비복근과 아킬레스건에 보강 테이핑을 해주면 스트레스를 줄여 부상 예방 및 손상 회복을 촉진시켜 줄 수 있다.

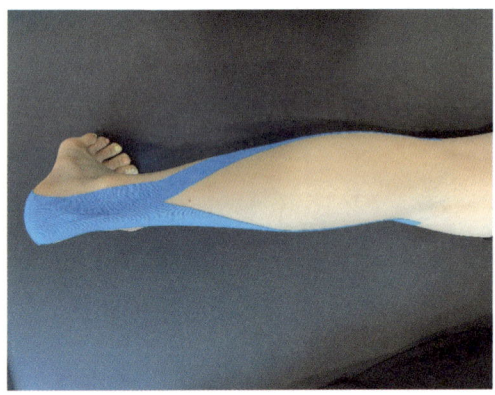 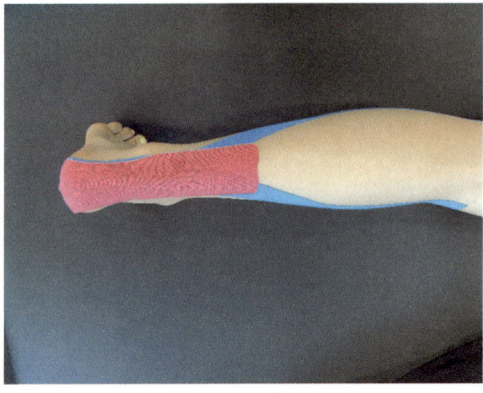

1. 엎드려 발목을 당긴 상태에서 Y 자형 테이프를 발뒤꿈치에 고정하고, 종아리 근육의 외측과 내측을 감싸 붙인다.
2. 엎드려 발목을 당긴 상태에서 I 자형 테이프를 발뒤꿈치 아킬레스건을 따라서 붙인다.

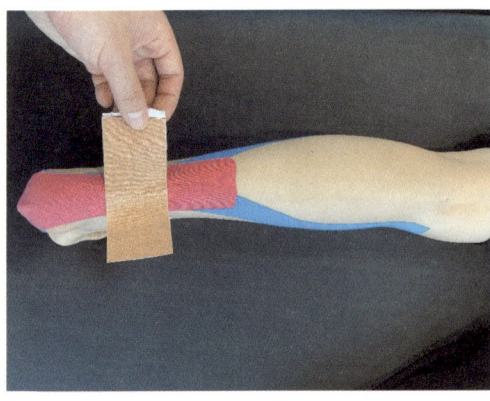 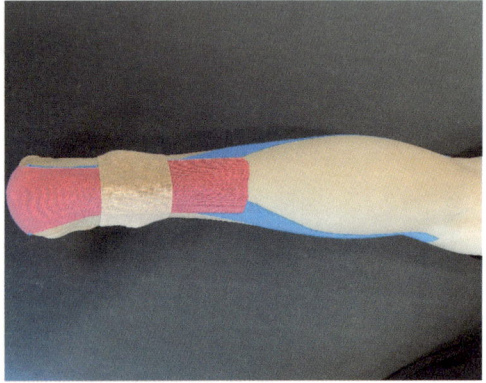

3. 발뒤꿈치의 아킬레스건 부분에 I 자형 테이프의 중앙을 열어 가로 방향으로 고정한다.
4. I자형 테이프를 양쪽으로 벌려서 붙인다.

아킬레스건염에 따른 테이핑 방법

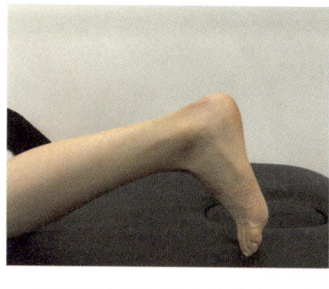 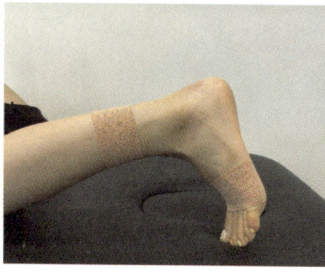 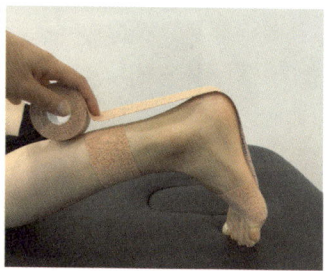

1. 테이프를 발등에서 한바퀴 돌려 감아 앵커를 만든다.
2. 종아리 아래에도 같은 방법으로 감아 앵커를 만든다.
3. 발바닥 앵커를 시작점으로 해서 테이프를 종아리 방향으로 당겨 붙인다.

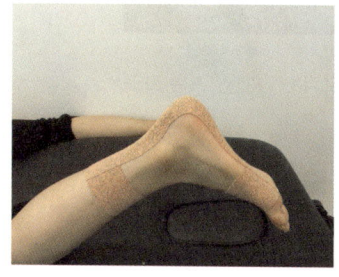 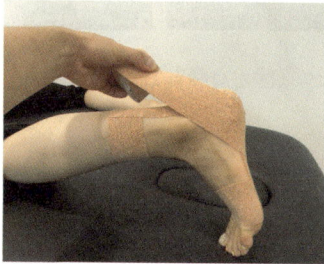 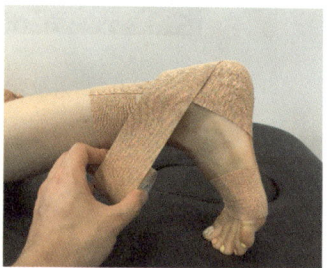

4. 아킬레스건을 따라서 종아리의 앵커까지 붙인다.
5. 발바닥 앵커를 시작점으로 발꿈치 바깥쪽으로 당기고, 아킬레스건을 지나 종아리의 앵커까지 당겨 붙인다.
6. 발바닥 앵커를 시작점으로 발꿈치 안쪽으로 당겨서 아킬레스건을 지나 종아리의 앵커까지 연결한다.

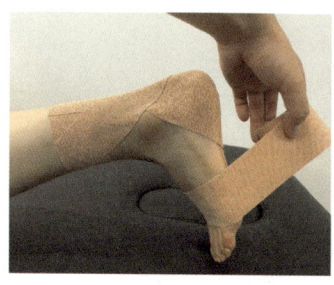 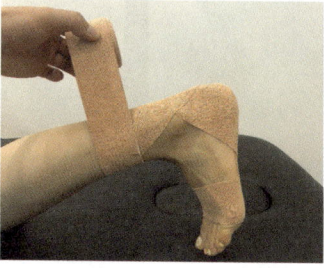 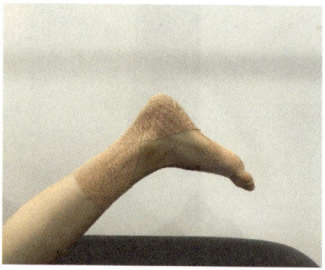

7. 발등에 한 바퀴 돌려 감아 앵커를 만들어 준다.
8. 종아리도 같은 방법으로 돌려 앵커를 만들어 준다.
9. 완성된 모습이다.

종아리 경련 시 테이핑 방법

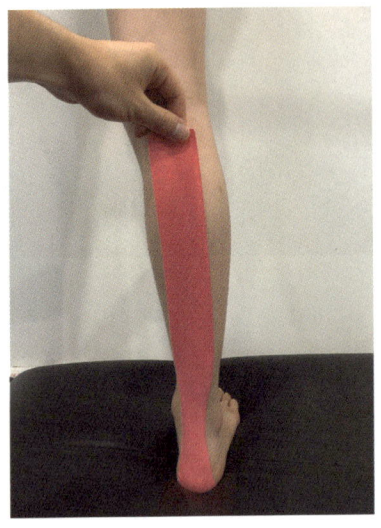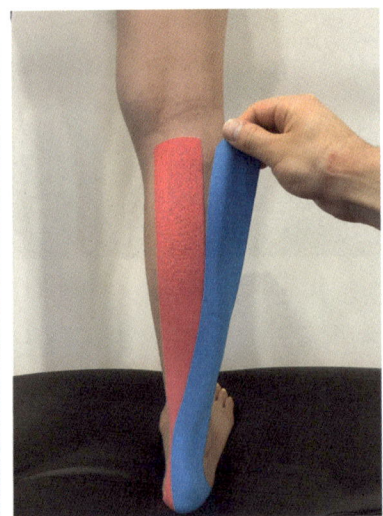

1. 발바닥의 발꿈치 부분을 시작점으로 해서 테이프를 위로 당겨 아킬레스 건을 따라 무릎 안쪽까지 붙인다.
2. 발바닥 발꿈치 부분을 시작점으로 해서 종아리 바깥쪽을 따라서 붙인다.

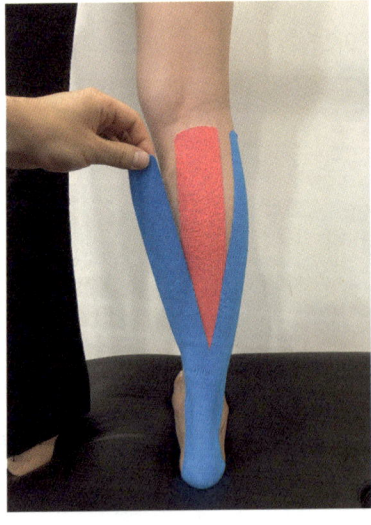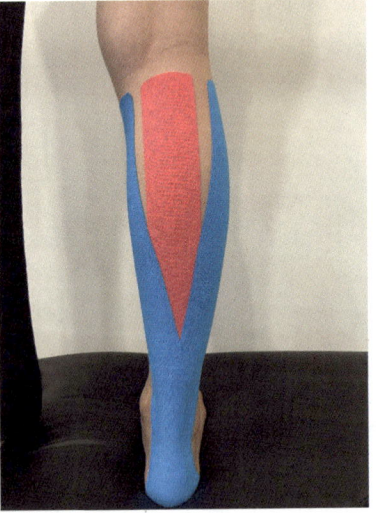

3. 발바닥 발꿈치 부분을 시작점으로 종아리 안쪽을 따라서 붙인다.
4. 완성된 모습이다.

발목 통증에 따른 테이핑 방법 (발목 불안정성)

발목 불안정증이란 발목을 삐거나 접질리는 급성 발목 염좌를 반복적으로 겪어, 인대가 제 기능을 못하는 상태까지 만성화된 경우를 말한다. 점프나 착지, 갑작스러운 방향 전환 등의 동작이 주를 이루는 농구, 축구 등 프로 선수들에게 흔히 발생하며, 하이힐을 즐겨 신는 여성 또는 스포츠를 즐기는 일반인 남성에게도 흔한 발목 질환이다. 보행 시 발목이 좌우로 휘청거리는 느낌이 들거나, 발목이 자주 시큰거리고 돌릴 때 소리가 난다면 이 질환을 의심할 수 있다.

발목 불안정증은 비수술적 치료와 수술적 치료 방법으로 나뉜다. 인대가 불완전하게 파열된 경우나 가벼운 불안정성의 경우 비수술적 치료 방법으로 냉찜질, 주사, 보조기 착용, 석고 고정등을 시행한다. 하지만 인대가 완전히 파열되었다면 발목 인대 봉합술과 같은 수술적 치료가 시행되어야 한다.

발목 불안정증은 치료뿐 아니라 재활이 중요한데, 발목 근력강화 운동과 밸런스 트레이닝이 대표적이다. 하지만 불안정한 상태에서 재활운동은 재부상 위험도가 높다. 테이핑으로 약화된 발목을 고정시킨 후 재활운동을 진행하는 것이 좋다.

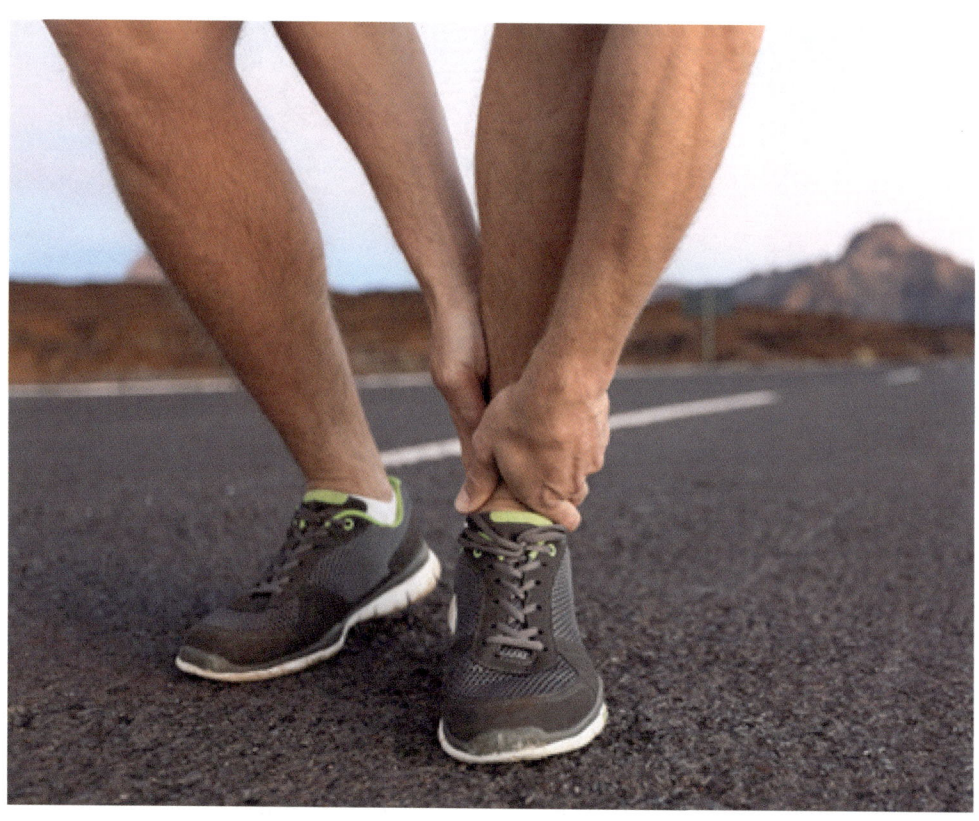

발목 불안정증 테이핑 방법

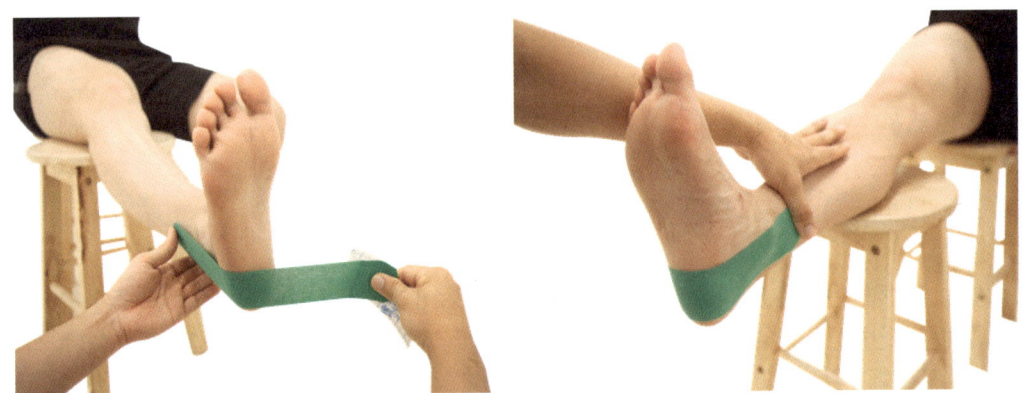

1. 발등을 몸쪽으로 당기고, 'I' 스트립을 이용하여 늘리지 않은 상태로 발목의 바깥쪽 복숭아 뼈에 부착한다.
2. 'I' 스트립을 50% 늘려 발목 외측에서 내측으로 감싼다.

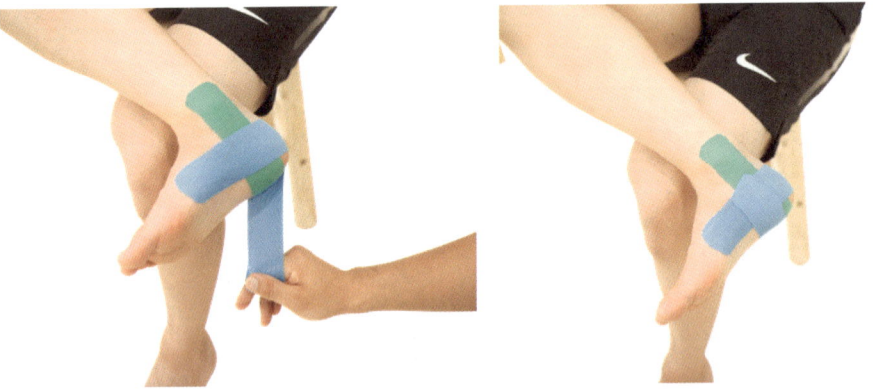

3. 'I' 스트립을 이용하여 늘리지 않은 상태로 발바닥 안쪽 중앙에 테이프를 부착한다.
4. 'I' 스트립을 50% 늘려 뒤꿈치를 지나 발 바깥쪽 중앙까지 사진과 같이 테이프를 감싼다.

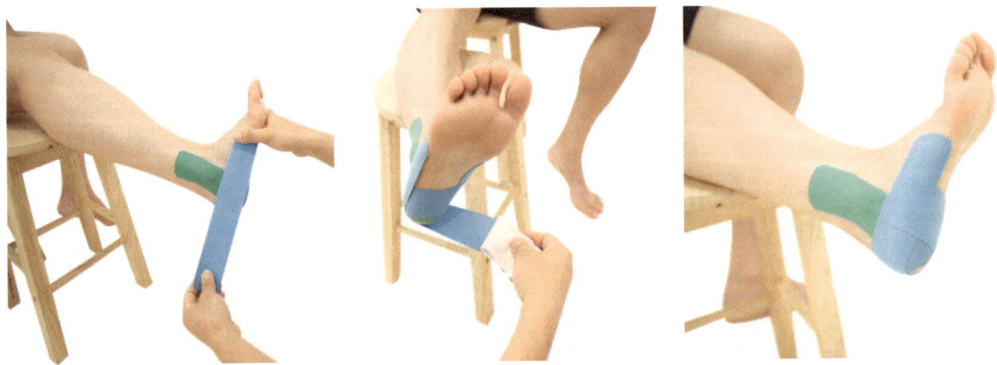

5. 'I' 스트립을 이용하여 늘리지 않은 상태로 발바닥 바깥쪽 중앙에 테이프를 부착한다.
6. 'I' 스트립을 50% 늘려 뒤꿈치에서 발 안쪽 중앙까지 동일한 방법으로 테이프를 감싼다.
7. 완성된 모습이다.

발목 보완을 위한 가벼운 테이핑 방법

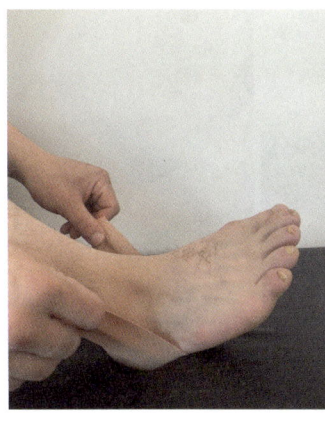 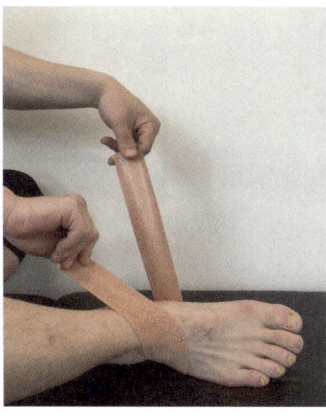 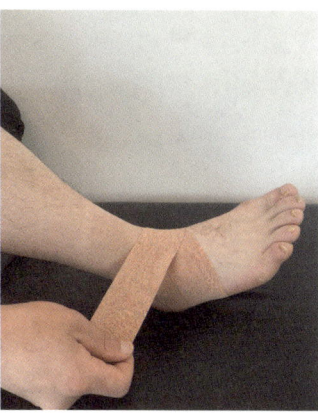

1. 테이프를 발바닥 중앙에 놓고 복사뼈 위로 당겨서 붙인다.
2. 테이프를 발바닥 중앙에 놓고 발목 앞에서 교차하도록 반대쪽으로 당겨 붙인다.(피겨에이트)
3. 발목 앞에서 교차시키며 발목 뒤에 고정시킨다.

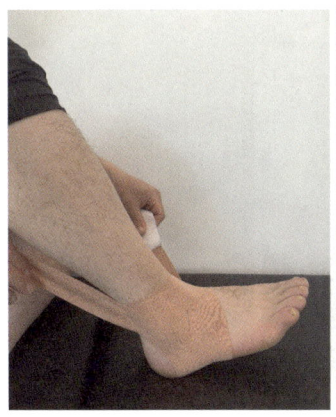 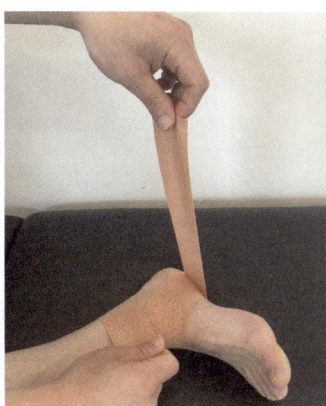 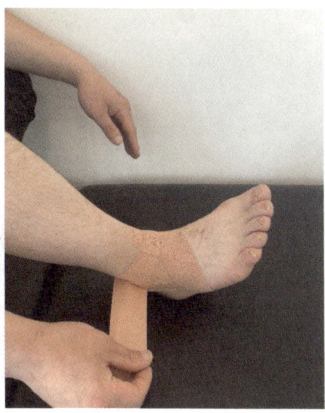

4. 테이프를 살짝 비켜서 발바닥에 붙여 당긴다. (힐락)
5. 발 바깥쪽에 있는 테이프를 교차하듯이 반대쪽으로 당겨서 발목에 감아 붙인다.
6. 발 안쪽에 있는 테이프를 아킬레스건을 지나 반대쪽 발목에 감아서 붙이면 완성된다.

발목 보완을 위한 강한 테이핑 방법

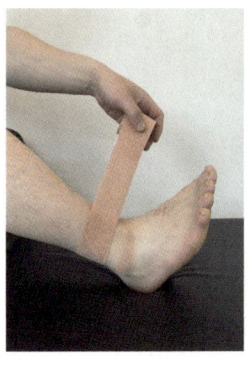 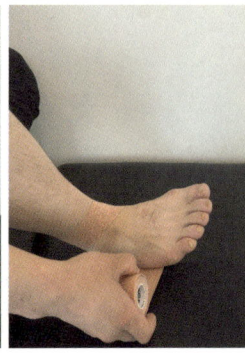 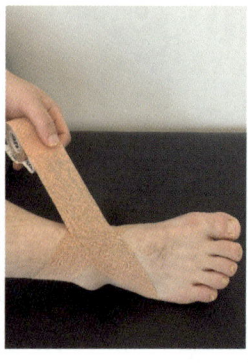 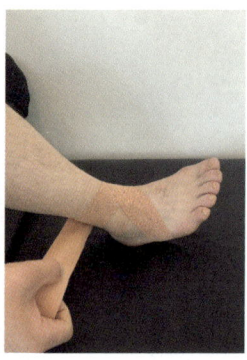

1. 테이프를 바깥쪽 복사뼈를 시작으로 해서 45도 각도로 발목을 감싼다.(피겨에이트)
2. 안쪽 복사뼈를 지나 발바닥을 가로질러서 감는다.
3. 발목을 향해서 위쪽으로 당기면서 발목 정면에서 교차 시킨다.
4. 발목 뒤쪽으로 감싸준다.

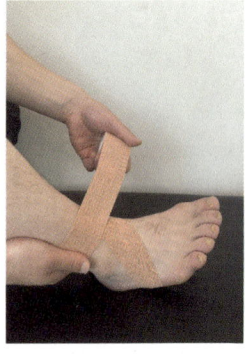 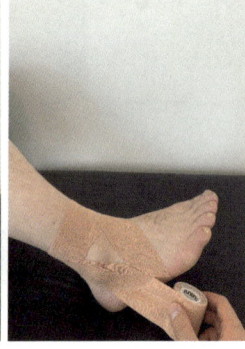 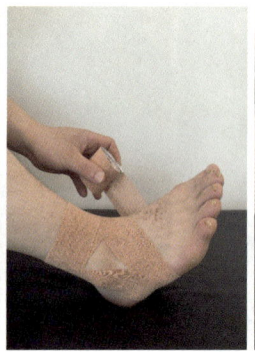 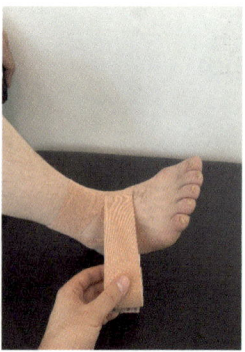

5. 발목을 한 바퀴 정도 감아서 발목 뒤로 돌려준다.
6. 아킬레스건을 비스듬히 지나며 발꿈치 바깥쪽에서 발바닥(뒤꿈치쪽)으로 감는다.(힐락)
7. 발바닥을 수평으로 가로지른다.
8. 다시 발등 위로 가로질러 발목 뒤쪽을 향해 감는다.

발목 염좌에 따른 테이핑 방법

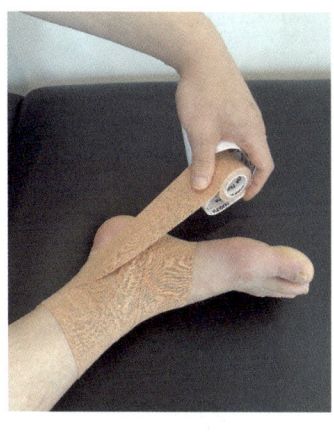 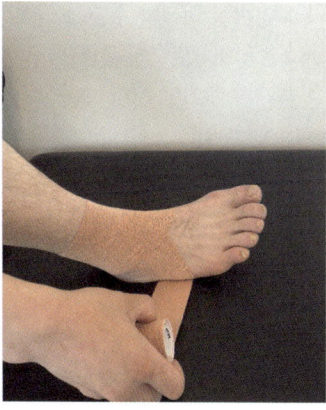 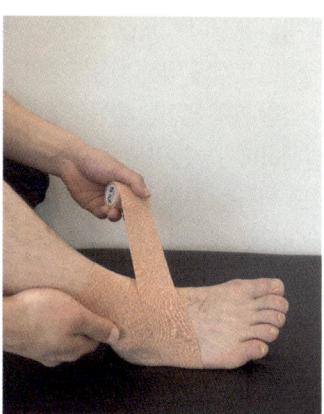

9. 안쪽 발뒤꿈치를 지나서 발바닥 쪽으로 비스듬히 감는다.
10. 발바닥을 수평으로 가로질러 감는다.
11. 발등에서 위로 비스듬히 가로질러 발목 안쪽으로 향한다.

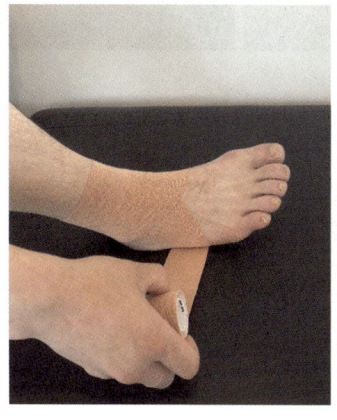 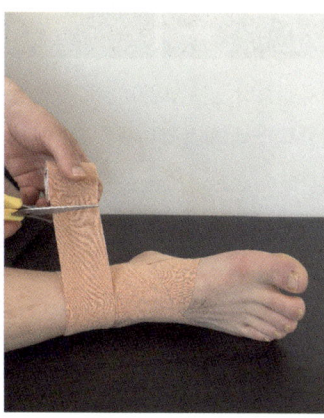 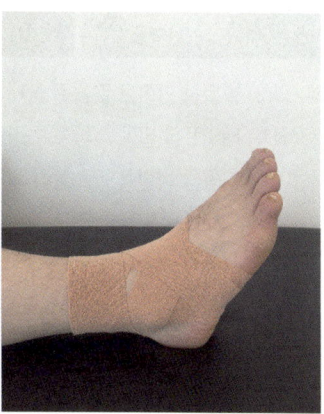

12. 발바닥(뒤꿈치쪽) 한 바퀴 감는다.
13. 11번과 동일하게 안쪽 복사뼈로 다시 비스듬히 올라가 발목 뒤를 감으며 바깥쪽 복사뼈를 지나 안쪽 복사뼈에서 가위로 자른다.
14. 완성된 모습이다.

발목 염좌에 따른 테이핑 방법

발목의 관절에 과도한 스트레스가 가해져 관절 내부나 주변 조직에 일어난 손상으로 관절 사이의 인대가 외적인 충격에 의하여 손상 받아 늘어나고 부어 있는 염증상태를 말한다.
이러한 발목 염좌는 발목이 삐었다고 표현을 하기도 하며, 주로 발목 안쪽 복숭아뼈 쪽으로 꺾일 때 주로 발생하며 대부분이 발목 외측에서 손상을 받게 된다. 발을 헛딛거나 발의 구조가 변형된 경우 자주 발생하며 1도 염좌는 통증 및 장애와 발목의 불안정성이 발생하고 회복이 4~6주가 소요되는데 1도 염좌시에는 테이핑을 해주면 붓기도 잘 빠지고 통증완화에 도움을 주며 2,3도 염좌는 병원에서 치료와 병행을 하는 것이 필요하다.

외측일 때

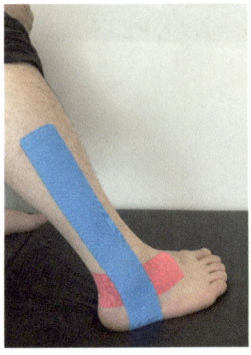 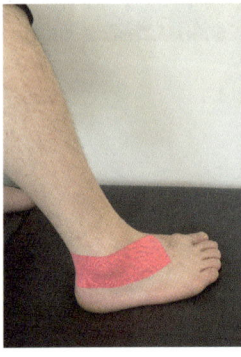

내측일 때

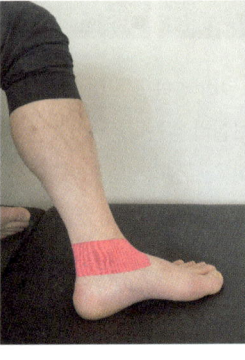 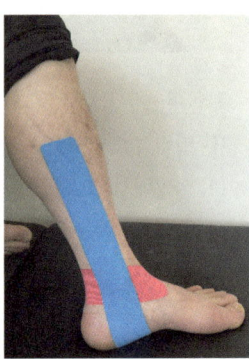

1. (외측) 발목을 안쪽으로 돌린 상태에서 통증이 있는 부위에 뒤쪽 부터 붙인다.
2. (외측) 테이프를 발목의 바깥쪽 라인을 따라서 I자형 테이프를 교차해서 가로질러 붙인다.
3. (내측) 발목을 바깥쪽으로 돌려 외반시킨 후 통증이 있는 부위에 붙인다.
4. (내측) 테이프를 발목의 안쪽 라인을 따라서 I자형 테이프를 교차해서 가로질러 붙인다.

＊외측, 내측이 여기서부터는 동일하다.

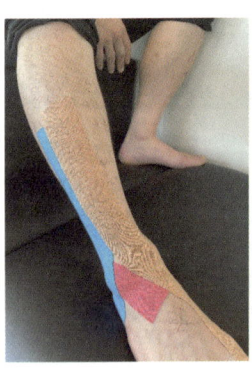 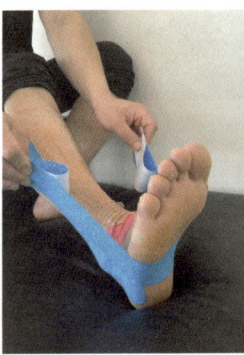 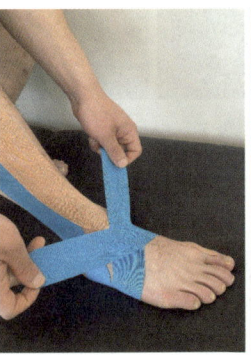 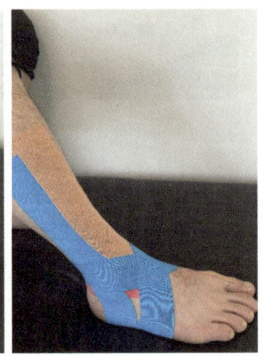

5. 발목을 신전한 상태에서 엄지발가락 아랫부분에서 시작해서 발목 중앙을 지나 정강이 옆을 따라 붙인다.
6. 테이프를 발바닥 중앙에 가운데 벌려서 고정한다.
7. 발목의 중앙 부분을 교차해서 아킬레스건 뒤쪽으로 감싸 붙인다.

발목 보완 테이핑 방법

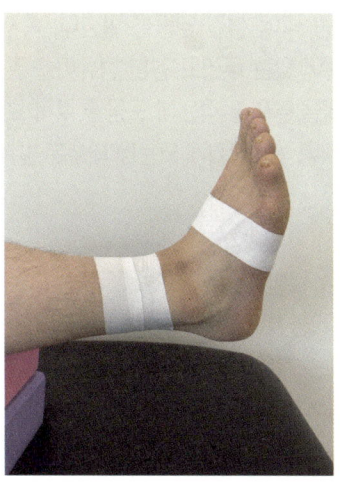 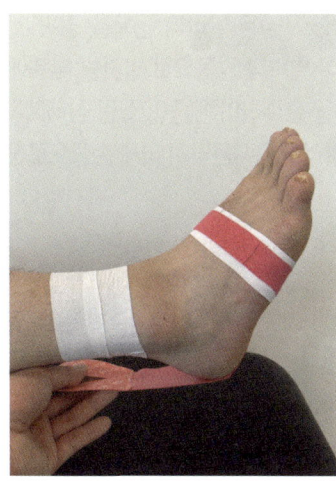

1. 앵커를 발목 ½ 정도 겹쳐서 2줄을 감고 발등에는 1줄로 테이핑을 감는다.
2. 스플릿으로 테이프 끝의 가운데를 잘라서 두 줄로 나누어 발바닥에서 발등 쪽으로 감싸 붙인다.

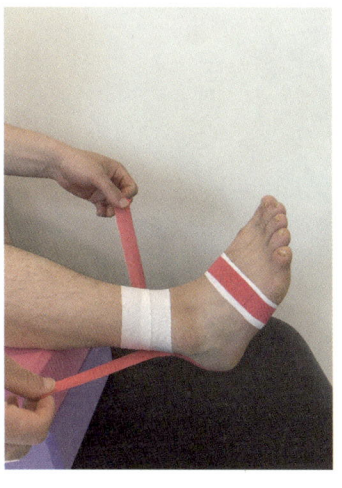 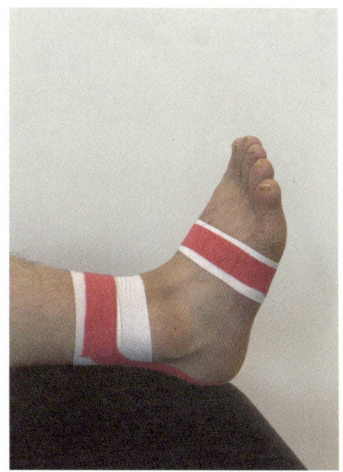

3. 아킬레스건을 따라서 테이프를 붙이고 끝을 두 줄로 자른다.
4. 자른 테이프를 발목에 감아서 붙이면 완성된다.

발바닥 통증에 따른 테이핑 방법 (족저근막염)

족저근막염(Plantar fasciitis)은 발바닥 근육을 감싸고 있는 막에 생긴 염증을 말한다. 족저근막은 발 뒤꿈치뼈에서 시작하여 발바닥 앞쪽으로 발가락 부위에 붙어 있는 두껍고 강한 섬유띠를 말한다. 발의 아치를 유지하고 충격을 흡수하며 체중이 실린 상태에서 발을 들어 올리는데 도움을 주어 보행 시 발의 중요한 역할을 한다. 이러한 족저근막이 미세 손상으로 인해 염증이 생기게 되는데 대부분 발 뒤꿈치에서 통증을 느끼게 된다.

족저근막염의 경우 구조적으로 발바닥의 아치가 정상보다 낮아 흔히 평발로 불리는 편평족, 아치가 정상보다 높은 요족 변형이 있는 경우 족저근막염의 발생 가능성이 높다. 또한 다리 길이의 차이, 발의 과도한 회내변형, 하퇴부 근육의 구축 또는 약화 등이 있는 경우에도 족저근막염을 유발할 수 있다. 이러한 해부학적인 원인보다 발의 무리한 사용이 원인이 되어 발생하는 빈도가 훨씬 높다.
갑자기 많은 양의 운동을 하거나, 장거리 마라톤 또는 조깅을 한 경우, 과체중, 장시간 서 있기, 하이힐 착용 등 족저근막에 비정상적인 부하가 가해지는 조건에서 염증이 발생하는 경우가 많다.

족저근막 통증 완화 방법은 발바닥과 종아리 근육의 적절한 스트레칭과 근육을 이완을 통해 경직된 근육을 풀어주고 테이핑을 통해 혈액순환을 해주게 되면 통증 완화에 도움이 된다.

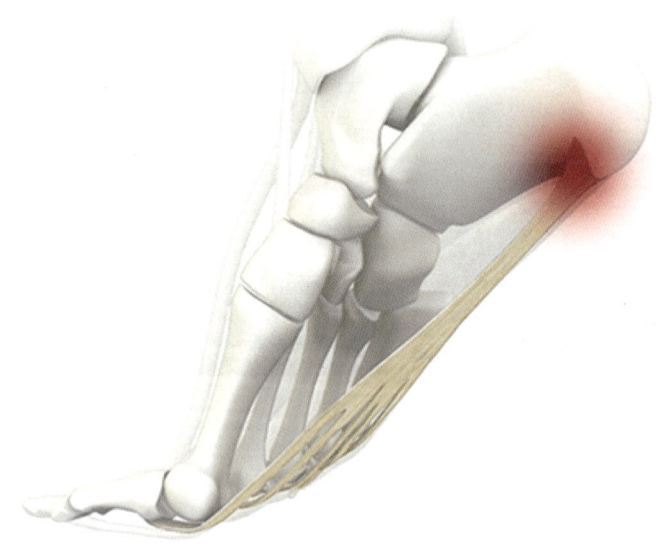

족저근막염 (Basic) 테이핑 방법

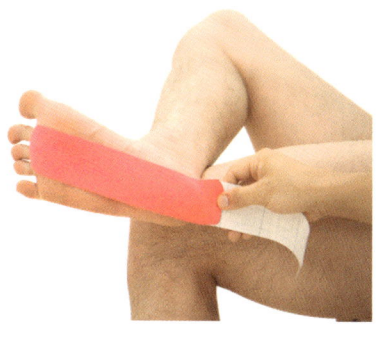 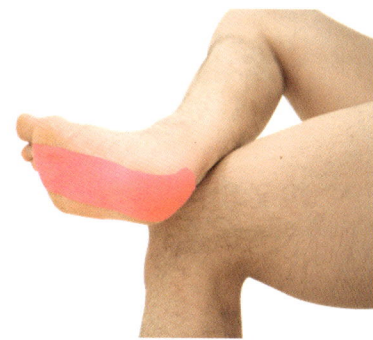

1. 발등을 배측 굴곡(발등 굽힘)하여 당기고, 'I' 스트립을 이용하여 늘리지 않은 상태로 발바닥 앞쪽에 부착한다.
2. 테이프를 늘리지 않은 상태로 뒤꿈치 정도에 부착한다.

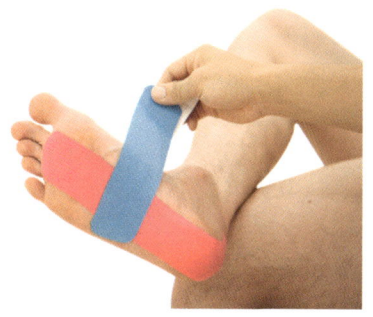 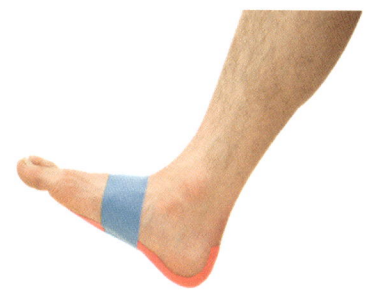

3. 테이프를 늘리지 않은 상태로 발바닥 중간의 바깥쪽에 부착한다.
4. 발등까지 부착하고, 완성된 모습으로 열을 발생시켜 접촉효과를 높여준다.

족저근막염 (Advance) 테이핑 방법

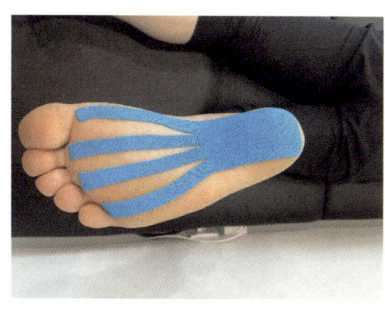 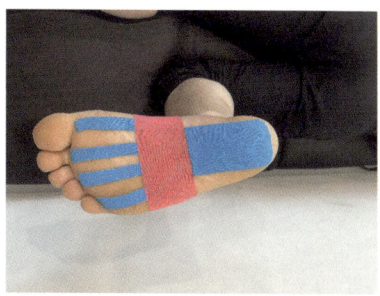

1. 수상형 테이프를 발뒤꿈치에 고정을 하고 네 갈래를 적당한 간격으로 벌려 발가락 시작 부위까지 붙인다.
2. I자형 테이프를 발 바깥쪽에서 중앙을 지나 안쪽으로 가운데만 늘리고 양쪽 끝은 늘리지 않은 상태에서 붙인다.

발가락 통증에 따른 테이핑 방법(무지외반증)

무지외반증은 엄지발가락의 제1중족 발가락 관절을 기준으로 발가락 쪽의 뼈가 바깥쪽으로 치우치고 발뒤꿈치 쪽의 뼈는 반대로 안쪽으로 치우치는 변형이다. 이 변형은 발가락이 발등 쪽으로 휘거나 회전하는 변형을 동반한 삼차원적인 변형이다.

무지외반증은 선천적인 요인과 후천적인 요인이 복합적으로 작용한다. 선천적인 요인으로는 평발 혹은 넓적한 발, 과도하게 유연한 발 등이 있다. 후천적인 요인으로는 신발 코가 좁고 높은 하이힐의 잦은 착용이 있다.

무지외반증의 치료는 돌출된 부위의 뼈를 깎아내고 내외측으로 치우친 뼈를 잘라서 각을 교정하며 짧아진 근육 및 연부조직을 늘려주는 수술적 치료 방법이 있다. 또한 볼이 넓고 굽이 낮은 운동화를 신거나 인솔(교정 깔창)삽입 등의 보존적 치료 방법도 있다.

무지외반증 테이핑은 변형된 뼈의 반대 방향으로 장력을 작용하여 통증을 경감시키고 보행 패턴을 교정할 수 있다.

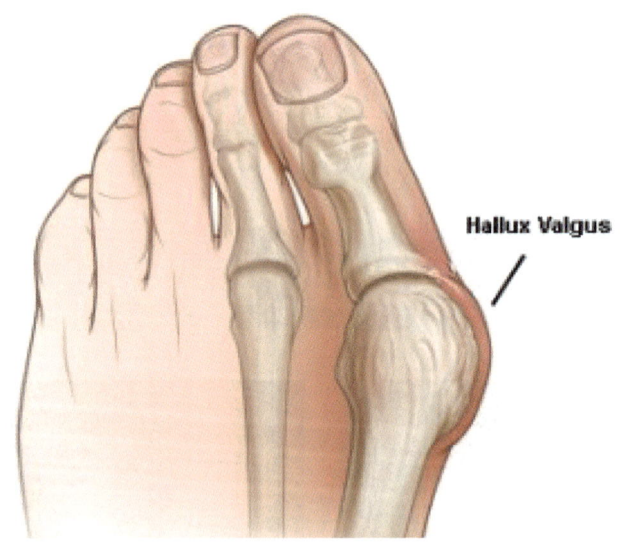

무지외반증 테이핑 방법

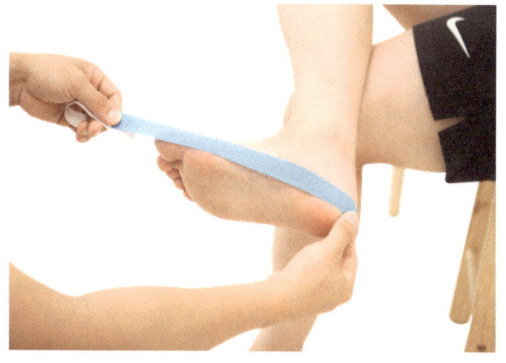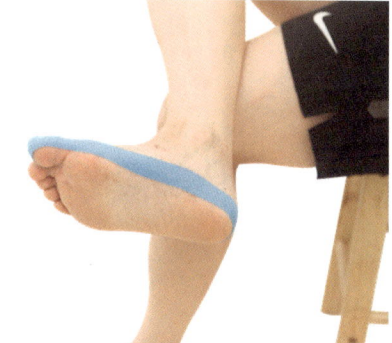

1. 'I' 스트립을 세로로 길게 잘라 발 뒤꿈치에 테이프를 부착한다.
2. 'I' 스트립을 50% 늘려 엄지발가락 안쪽에 테이프를 감싼다.

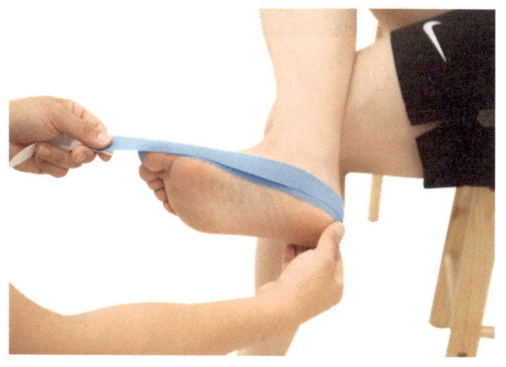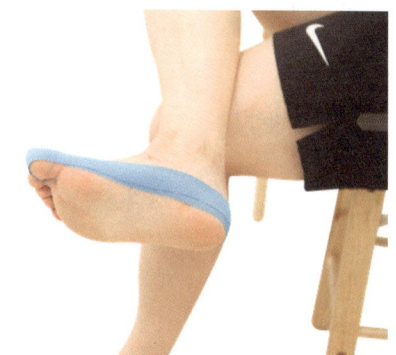

3. 'I' 스트립을 세로로 길게 잘라 발 뒤꿈치에 테이프를 부착한다.
4. 동일한 방법으로 절반 정도 겹치게 테이핑을 부착한다.

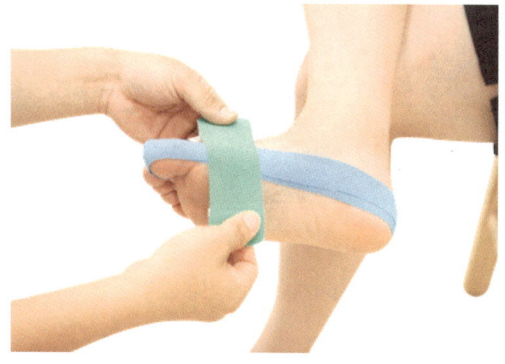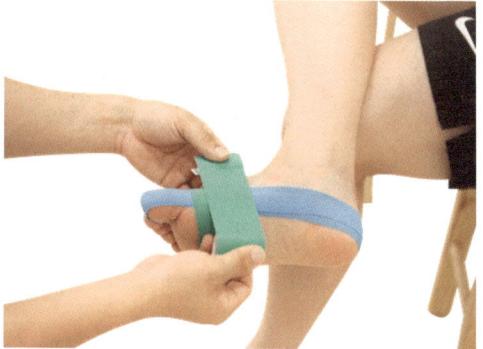

5. 다른 작은 'I' 스트립의 양쪽 끝을 잡고 70% 정도 늘려 무지외반증 발생 부위에 다른 'I' 스트립과 교차해 부착한다.
6. 동일한 방법으로 절반 정도 겹치게 테이핑을 부착한다.

무지외반증

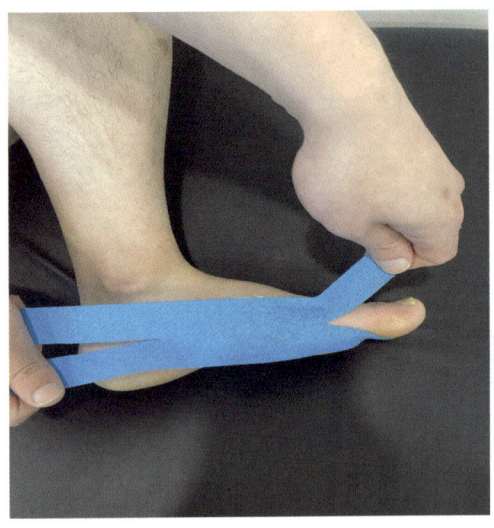 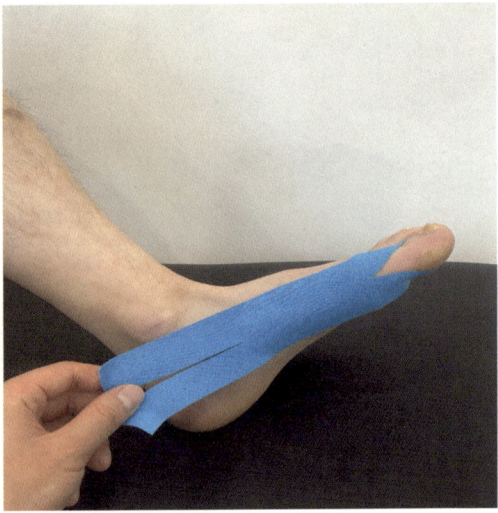

1. 스플릿 테이프의 양쪽 끝을 두 갈래로 잘라 엄지 발가락에 각각 붙인다.
2. 발뒤꿈치 방향 쪽으로 향하게 당기면서 복사뼈까지 붙인다.

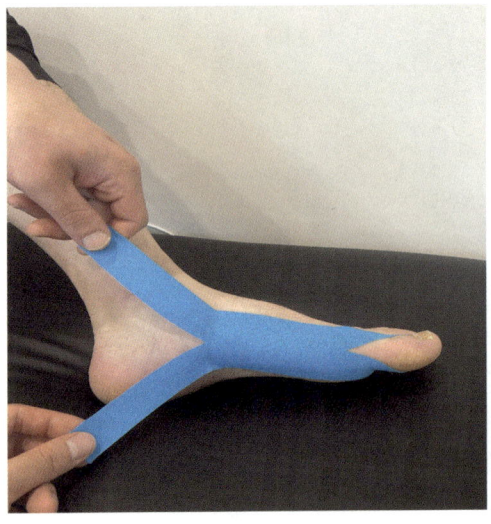 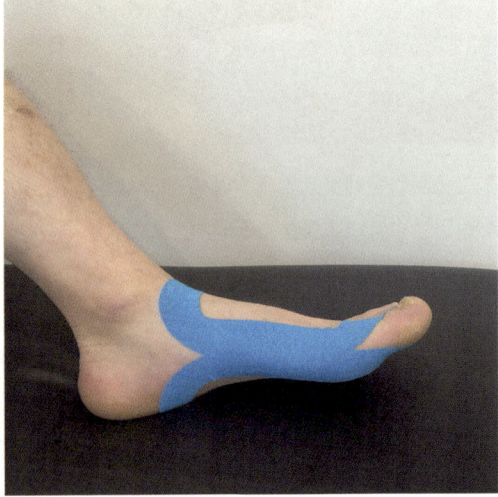

3. 테이프의 가운데 부분을 잡고 두 라인으로 벌린다.
4. 둘로 나뉘어진 테이프를 한쪽은 발등 쪽에 다른 한쪽은 발바닥 중앙에 감아서 붙이면 완성된다.

알기 쉬운
근골격 테이핑

Chapter 3

근육별 기능 개선 테이핑 방법
(통증 원인과 증상)

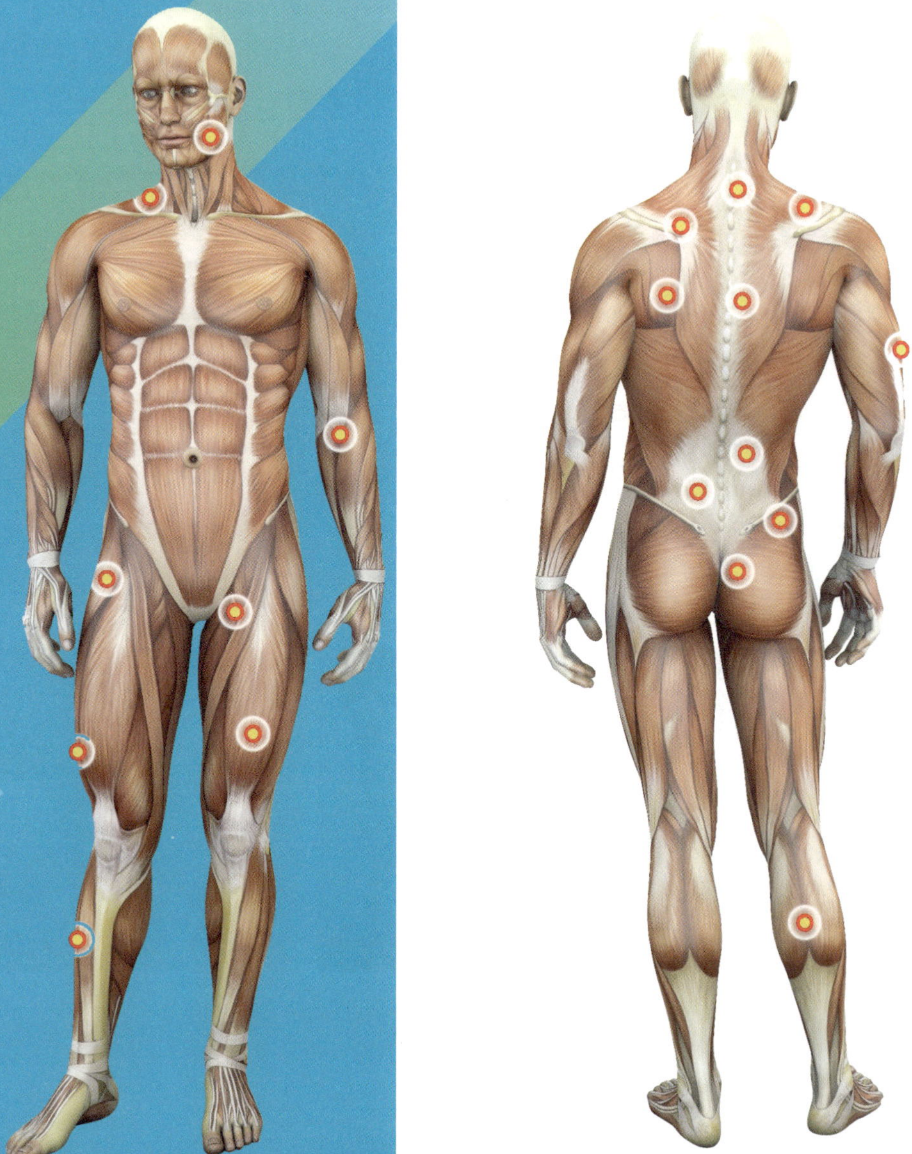

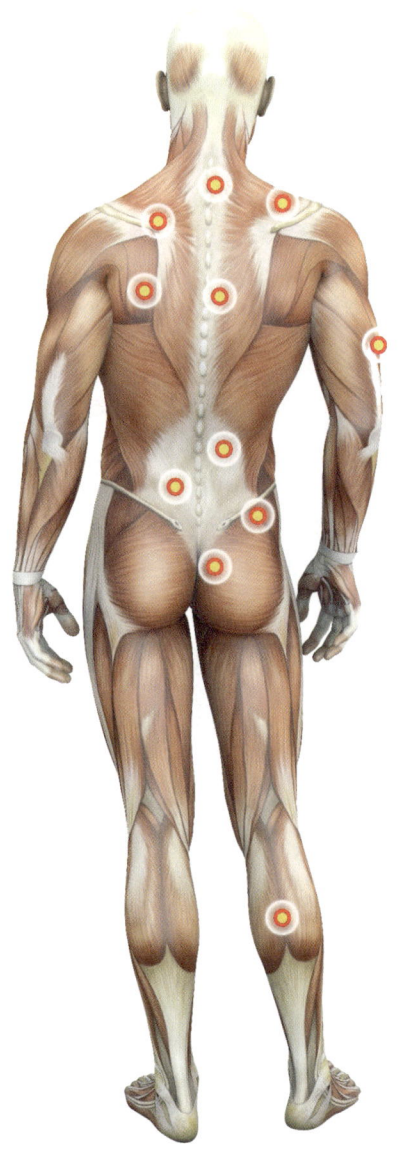

흉쇄유돌근, 목빗근 (Sternocleidomastoid)

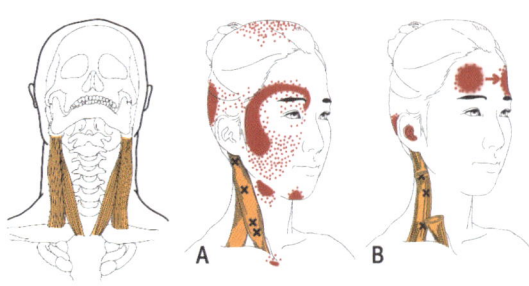

- 기시: 흉골병, 쇄골 내측
- 정지: 유양돌기
- 작용: 양측 작용 작용 – 목의 굴곡
- 편측 작용 · 외측 굴곡, 반대방향으로 회전
- 증상: 거북목의 주범, 두통 유발, 항강 증상
  이마의 발한, 결막의 발적, 비염, 안검하수 등
- 원인: 높은 베개, 자동차 사고, 하지길이
  불일치, 역리 호흡, 만성적인 기침 등

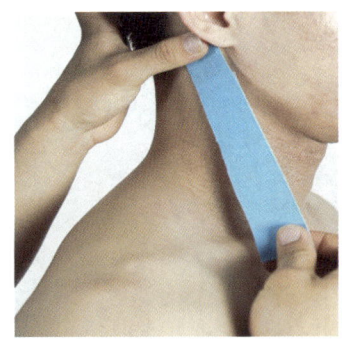 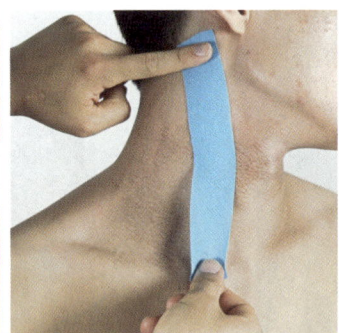 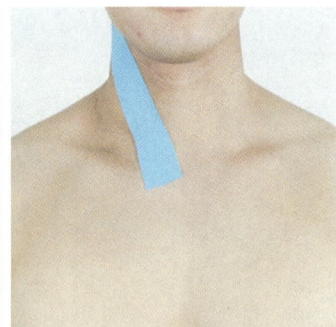

1. 귀 뒤쪽 유양돌기에서 시작한다.
2. 붙이는 부위 반대로 스트레칭하고 쇄골내측까지 붙인다.

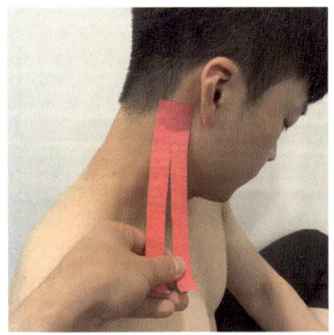 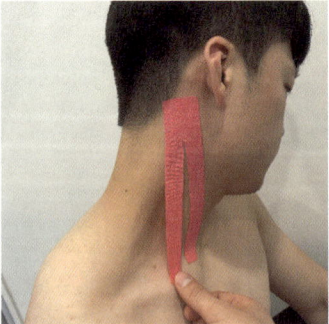 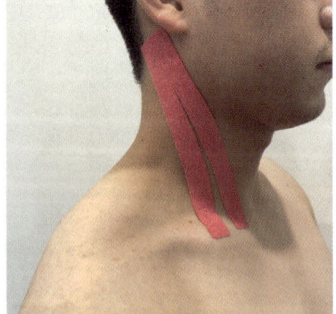

1. Y자형 테이프를 활용해서 귀 뒤쪽 유양돌기에서 시작한다.
2. 붙이는 부위 반대로 스트레칭하고 쇄골 내측까지 붙인다.

사각근, 목갈비근 (Scalenes)

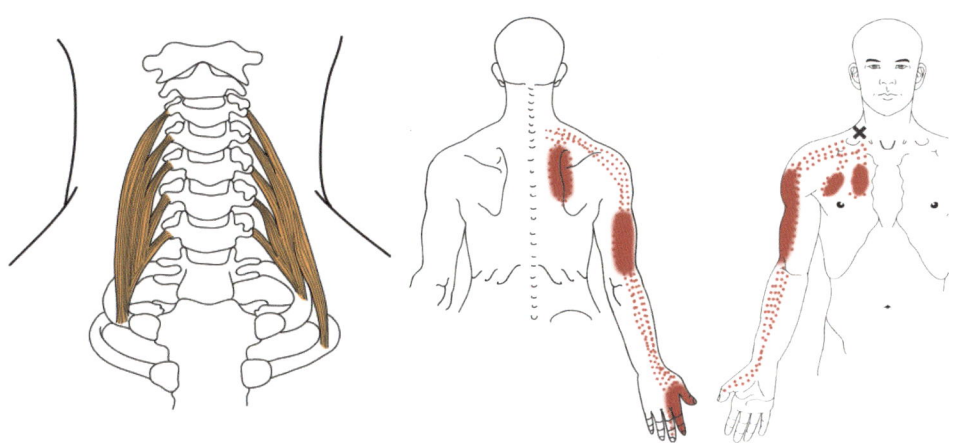

- 기시: 경추 횡돌기
- 정지: 전, 중사각근- 늑골 1번 전내측 / 후사각근 - 늑골 2번 뒤쪽
- 작용: 양측 작용 – 호흡을 들이쉬는 동안 1,2번 늑골 들어올리기, 경추 굴곡 보조 /
  편측 작용 – 동측(같은쪽)의 외측굴곡 보조
- 증상: 촉진에 대한 압통, 손 저림, 따끔거림, 신경학적 증상으로 손에서 물건을 자주 떨어뜨린다.
- 원인: 무거운 것을 허리 높이에서 갑자기 들거나 미는 행위, 역 호흡에 의한 부호흡근의 과부하

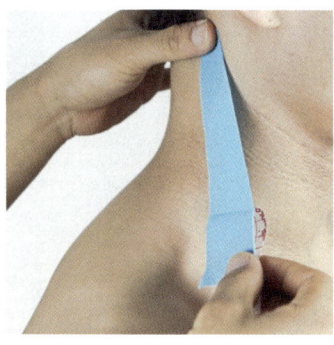 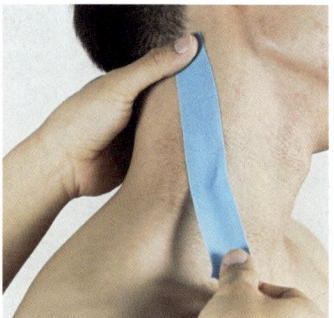

1. SCM 뒤 경추에서 시작한다.
2. 붙이는 부위 반대로 스트레칭한다.
3. 쇄골 내측 1/2지점 까지 붙인다.

두판상근, 머리널판근 (Splenius Capitis)

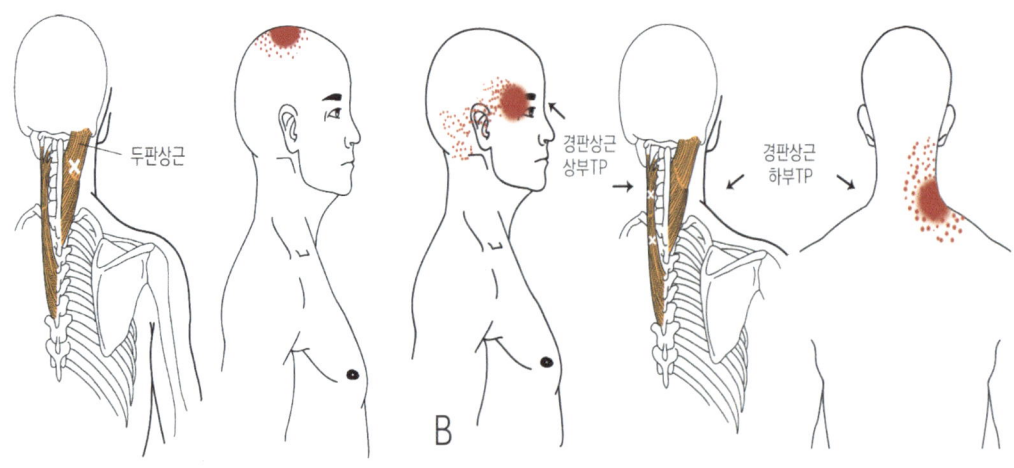

- 기시: 두판상근 - 항인대(목덜미인대), 경추 7번, 흉추 1-3번 / 경판상근 - 흉추 3-6번
- 정지: 두판상근 - 후두골(뒤통수뼈), 유양돌기 / 경판상근 - 경추 1-3번 횡돌기
- 작용: 양측 작용 - 목의 신전 / 편측 작용 - 동측 방향으로 머리 회전
- 증상: 목의 신전을 제한하고 두통과 눈 통증을 유발, 정수리 탈모, 눈꺼풀 떨림
- 원인: 엎드려 누워서 고개를 젖히고 핸드폰이나 TV를 보는 경우, 찬 공기에 의한 과긴장

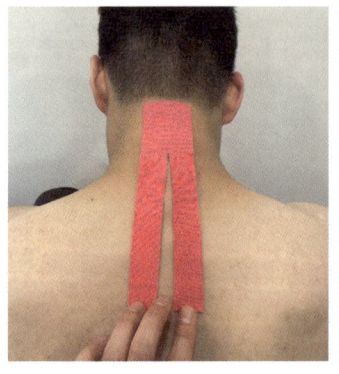 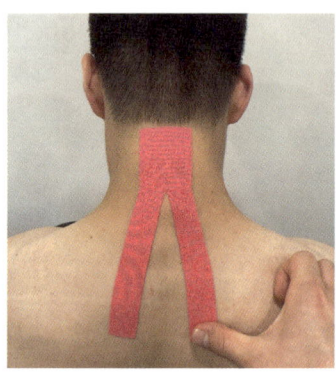 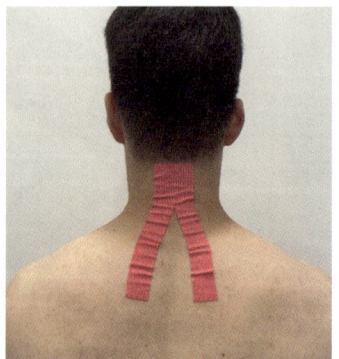

1. 머리카락이 끝나는 지점 중앙인 제1흉추에서 시작한다.
2. 고개를 숙인 상태에서 경추 바로 옆 1cm를 따라 견갑골 맨 위쪽까지 붙인다.
3. 반대쪽도 같은 위와 같은 방법으로 붙인다.

견갑거근, 어깨올림근 (Levator Scapula)

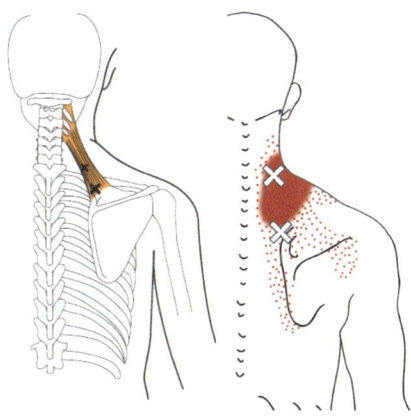

- 기시: 경추 1-4번 횡돌기
- 정지: 견갑골 상각에서 견갑극근까지 척추연
- 작용: 견갑골 거상, 하방회전
- 증상: 어깨 통증의 주범, 항강증, 수면방해, 경추 회전 제한과 동시에 통증
- 원인: 장시간 동안 머리와 목을 돌리고 하는 일, 육체적인 피로와 과긴장, 어깨 이상시에 자유형 수영을 하는 경우

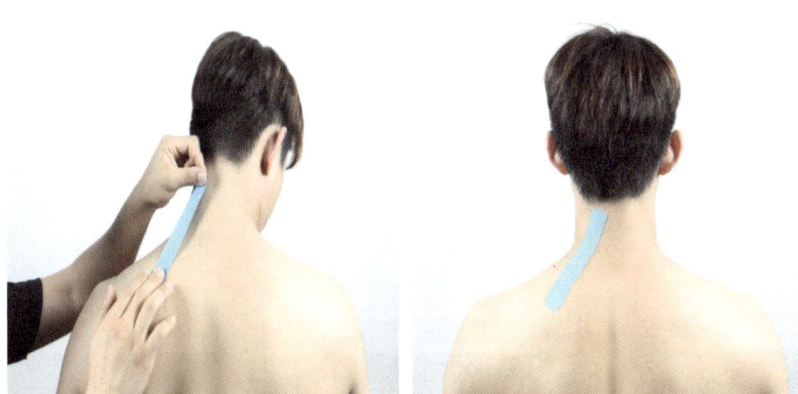

1. 견갑골 상각에서 시작한다.
2. 반대쪽으로 스트레칭 하고 제1 경추까지 붙인다.

상 승모근 등 세모근 (Upper Trapezius)

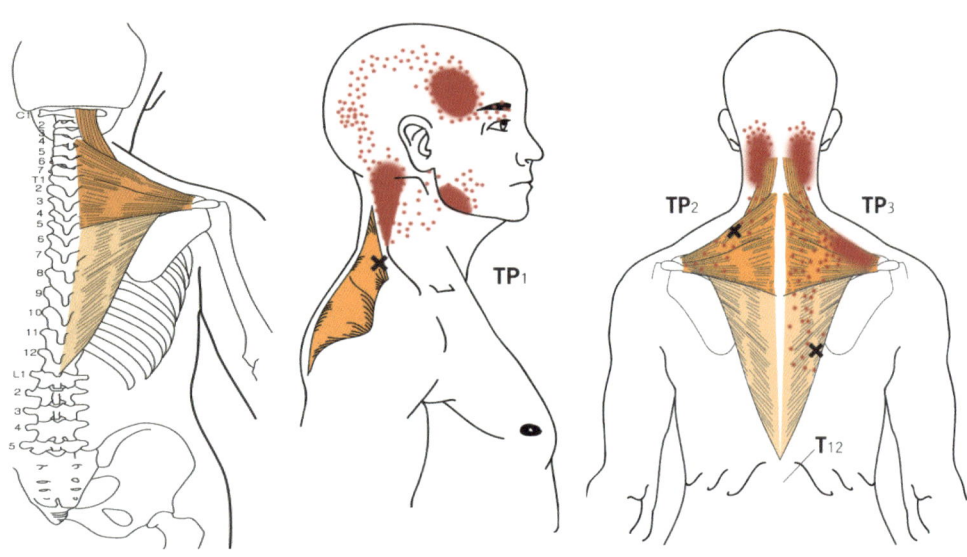

- 기시: 상부 – 경추 1-5번 극돌기, 후두골, 항인대
- 정지: 상부 – 쇄골외측 1/3, 견봉
- 작용: 상부 – 견갑골 거상, 상방회전
- 증상: 후경부 외측 통증, 측두통 발생, 하악의 외측각에 마목감(턱 불편함)
- 원인: 육체적 피로와 정신적인 스트레스, 무거운 코트를 장시간 입는 경우, 옷이 맞지 않을 때

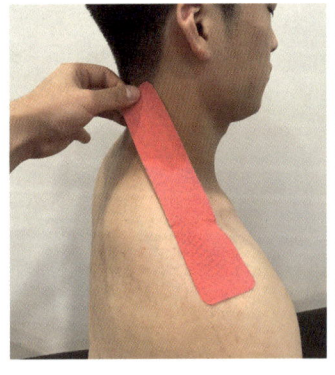 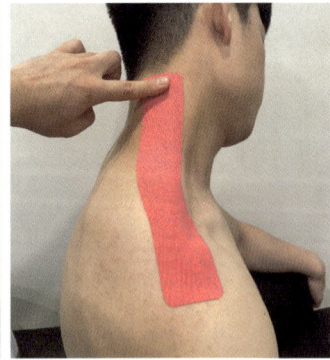 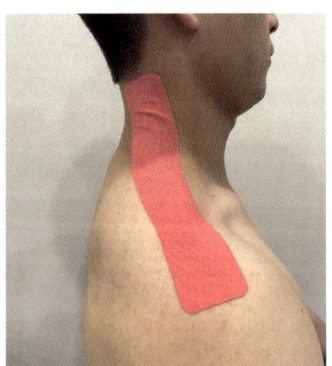

1. 어깨의 견봉(가장자리)에서 시작한다.
2. 반대쪽으로 스트레칭하고 제1 경추까지 붙인다.
3. 완성된 사진이다.

중 승모근 등 세모근 (Middle Trapezius)

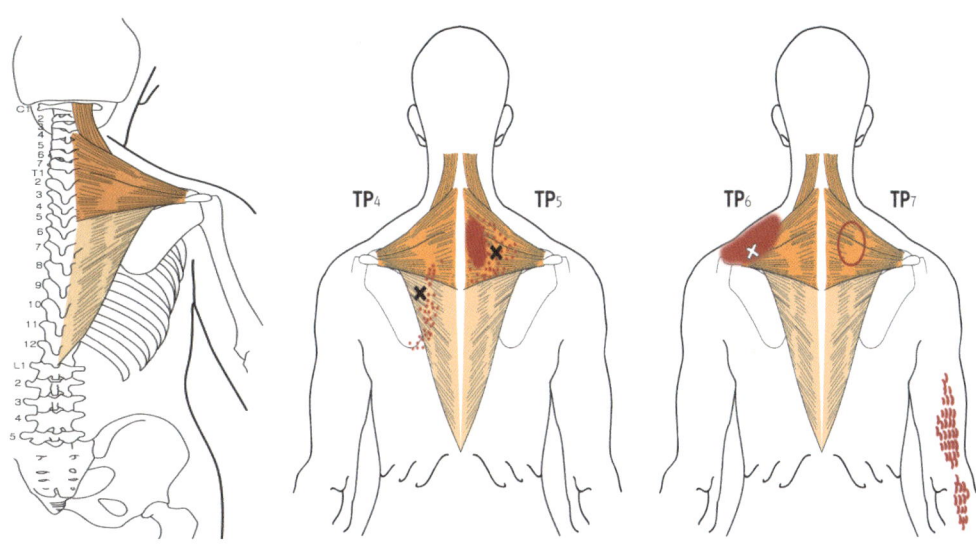

- 기시: 중부 – C6- T3
- 정지: 중부 – 견봉, 견갑골극의 상연
- 작용: 중부 – 견갑골 내전, 상방회전
- 증상: C7~T1 부위 작열통, 견봉 위의 압통, 상완의 외측에 춥거나 긴장했을 때 피부에 닭살이 돋기도 한다, 어깨가 내려앉는 듯한 느낌, 라운드숄더 체형 시 반드시 강화 필요
- 원인: 대흉근 단축, 하지, 상완골 길이의 불일치, 골반의 불균형에 의한 구조적인 과부하, 무거운 옷

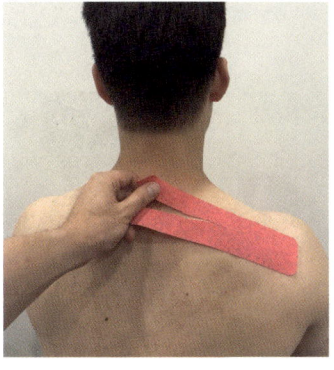 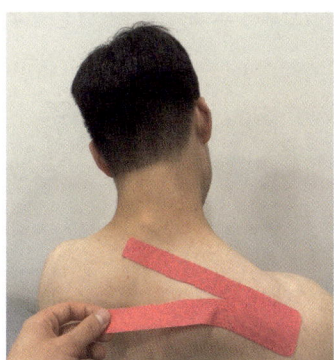 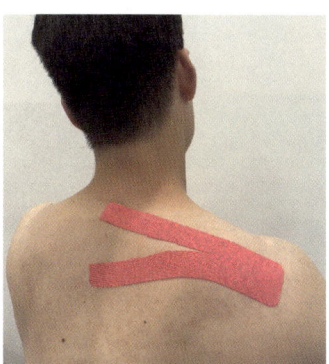

1. 견갑골 극근에서 시작한다.
2. 앞으로 기울여 스트레칭한다.
3. 제1-2 흉추까지 붙인다.

하 승모근, 등 세모근 (Lower Trapezius)

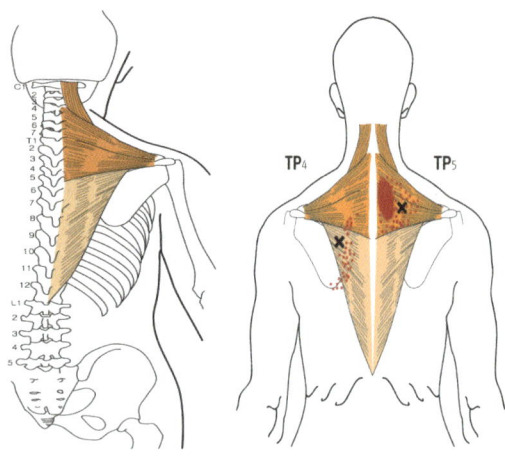

- 기시: 하부 – T5- T12
- 정지: 하부 – 견갑극근
- 작용: 하부 – 견갑골 하강, 상방회전
- 증상: 견갑골 안쪽과 어깨 뒤, 목 뒷부분의 통증, 어깨뼈와 척추 안쪽에 작열통
- 원인: 허리가 앞으로 구부려진 구부정한 자세, 턱을 한쪽 손에 괸 자세

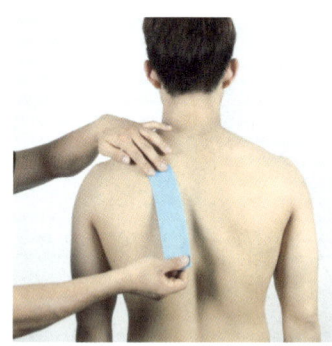 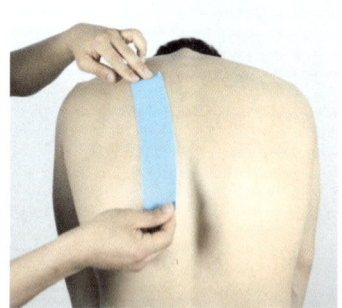

1. 견갑골 극근에서 시작한다.
2. 앞으로 기울여 스트레칭 후 제12 흉추까지 붙인다.

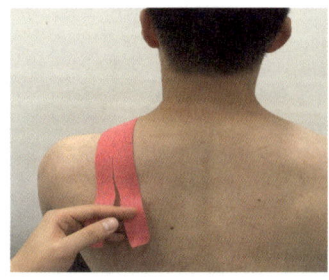 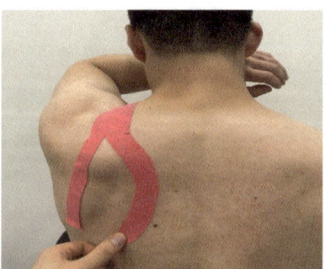 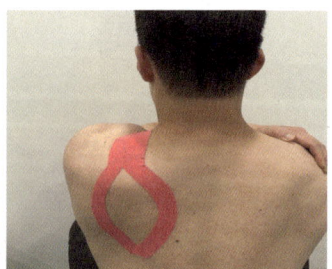

응용방법

1. 견갑골 상부 중앙에서 시작한다.
2. 고개를 숙이고, 팔을 안으로 들어 올려 당긴 상태에서 안쪽 결을 따라 붙인다.
   다른 한쪽은 견갑골 바깥쪽을 따라 감싸듯이 붙인다.

광배근, 넓은 등근 (Latissimus Dorsi)

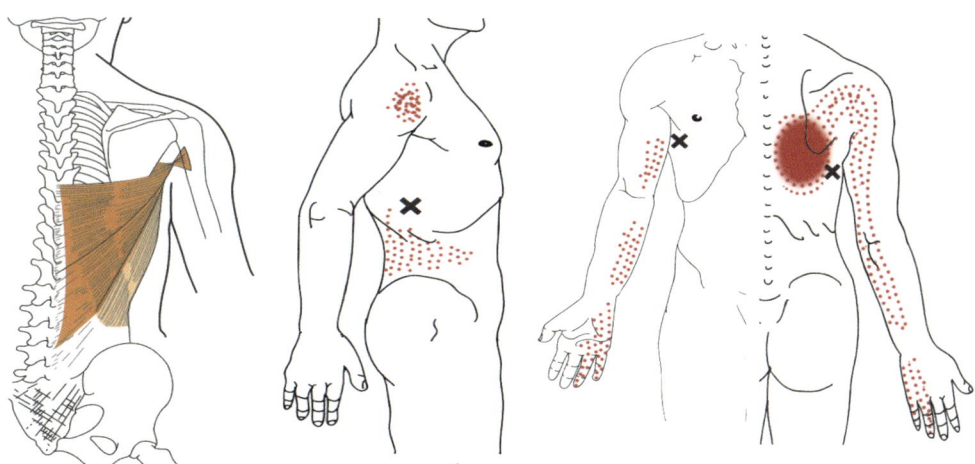

- 기시: 제 7 흉추에서 장골능까지의 흉요건막, 하부 3번 또는 4번 늑골, 견갑골 하각
- 정지: 상완골 이두근구
- 작용: 견관절 신전, 상완골의 내전과 내회전
- 증상: 악성적인 견갑하, 중흉부의 통증, 요통을 유발, 심한 경우 어깨 후부, 위팔, 아래팔, 손의 안쪽과 약지와 소지까지 통증 확장. 특히 오랜 시간 움직이지 않다가 갑자기 움직일 때 통증이 심하고 움직이기 시작하면 통증이 약간 감소되는 느낌
- 원인: 반복적인 뒷짐 자세, 갑작스러운 기지개, 엎드리거나 옆으로 잠을 자는 습관

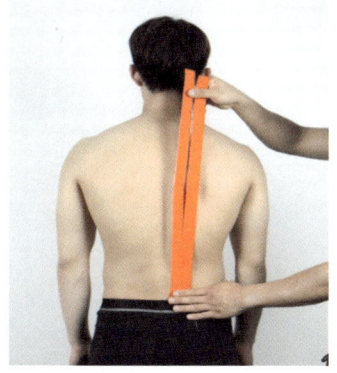 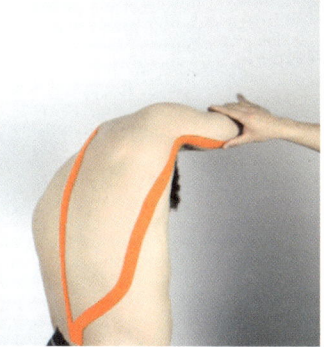 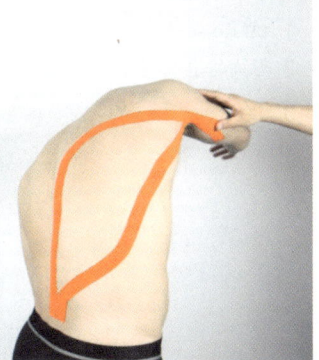

1. 장골능에서 시작한다.
2. 측면으로 스트레칭하고 광배근 측면부터 상완골 이두근구까지 붙인다.
3. 앞으로 스트레칭 하고 광배근 내측부터 상완골 이두근구까지 붙인다.

대원근, 큰 원근 (Teres Major)

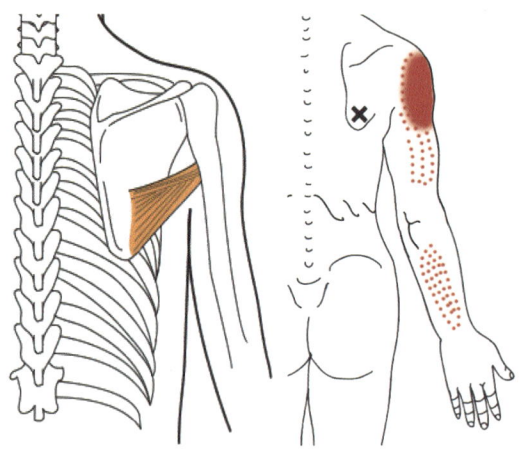

- 기시: 견갑골 하각
- 정지: 상완골 이두근구 내측순면
- 작용: 상완골 신전, 내전, 내회전
- 증상: 견관절 움직일 때, 팔을 위로 뻗을 때 통증, 상완삼두근 장두와 아래팔 손등에도 통증 방사
- 원인: 팔짱을 자주 끼거나 라켓을 들고 하는 운동, 옆으로 자는 습관, 마우스를 오래 사용하는 경우

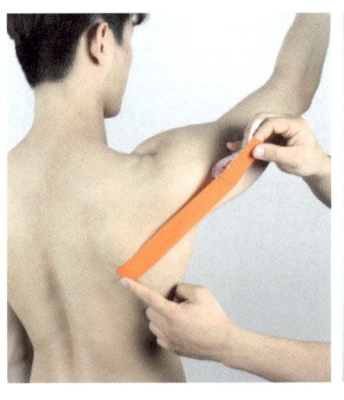 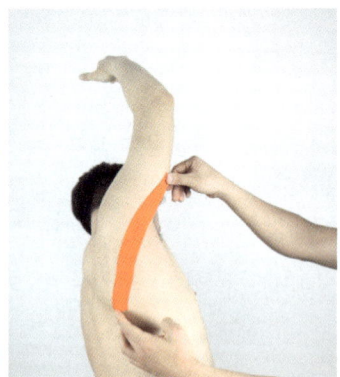 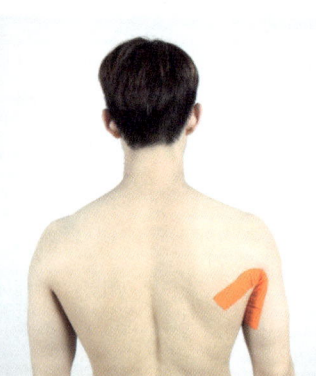

1. 견갑골 하각에서 시작한다.
2. 팔을 들고 상체를 측면으로 스트레칭한다.
3. 이두근구까지 붙인다.

능형근, 대/소 마름근 (Rhomboids)

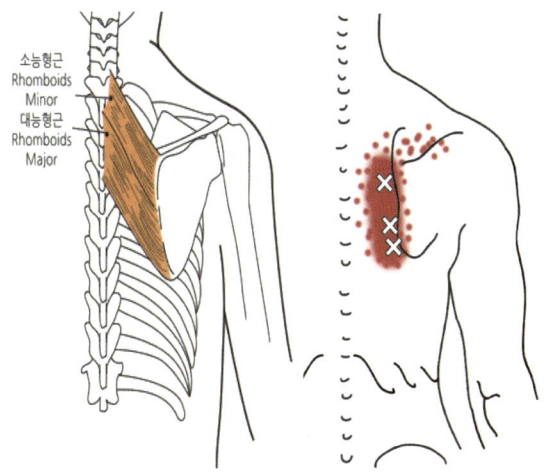

- 기시: 소능형근 – 경추 7번, 흉추 1번 극돌기
  대능형근 – 흉추 2~5번 극돌기
- 정지: 소능형근 – 견갑극근
  대능형근 – 견갑극근에서 하각까지의 견갑골 척추연
- 작용: 견갑골 후인, 하방회전
- 증상: 어깨뼈 안쪽면을 따라 어깨뼈와 부척주근 사이에 통증, 견갑골을 움직일 때 가끔씩 지그적거리는 소리가 발생(Snapping noise)
- 원인: 지나친 복근 강화 운동, 굽은 등으로 견갑골 사이가 벌어져 이완성 긴장, 가슴을 내밀어 등을 과하게 뒤로 펴면서 단축성 긴장

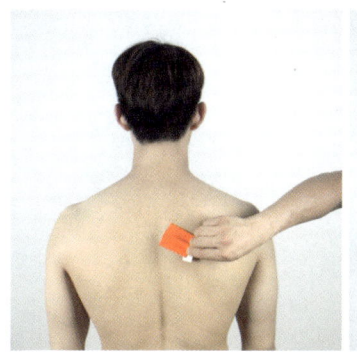 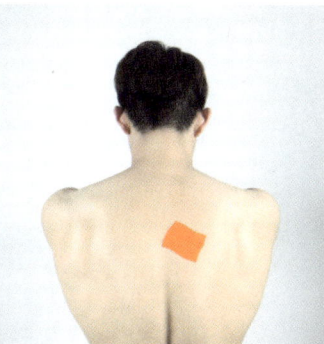 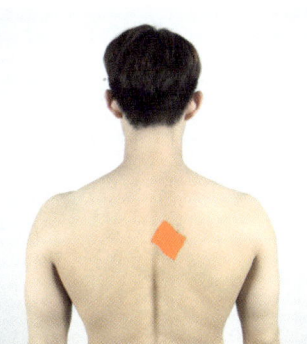

1. 제7 경추에서 시작한다.
2. 양쪽 팔을 들어 어깨를 앞으로 스트레칭한다.
3. 견갑골 척추연까지 붙인다.

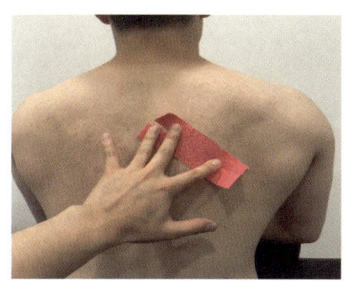 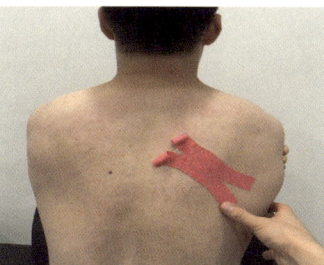 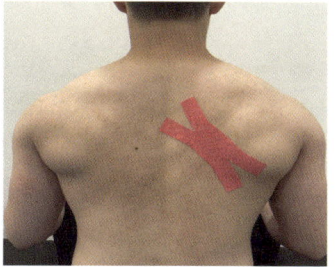

응용 방법
1. 견갑골 상부 내측의 45도 방향으로 테이프 가운데를 펼쳐 붙인다.
2. 고개를 숙이고, 팔을 교차해 안쪽으로 겹친 상태에서 테이프를 하나씩 벌려 붙인다.

전면 삼각근, 세모근 (Anterior Deltoid)

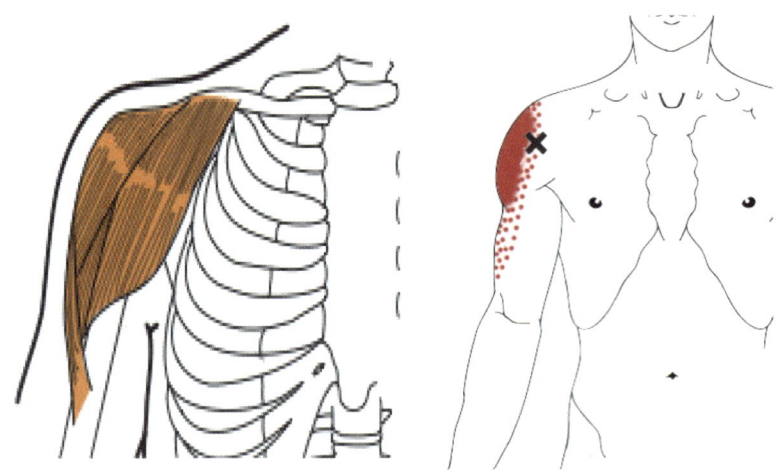

- 기시: 쇄골 외측 1/3
- 정지: 상완골 삼각근 조면
- 작용: 상완골 굴곡, 내회전 수평내전
- 증상: 팔을 수평 높이로 올리는 것이 힘들고 유지하기 힘들다. 라운드 숄더 유발
- 원인: 무거운 물건을 어깨에 메고 나르는 직업, 운전대 윗부분을 잡고 운전하는 습관, 만성적인 과부하, 순간적인 외상

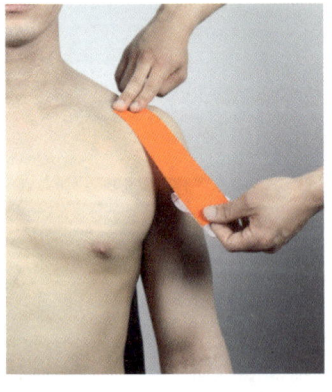 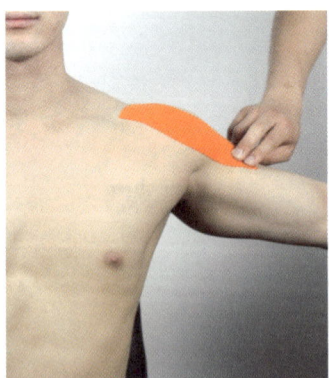 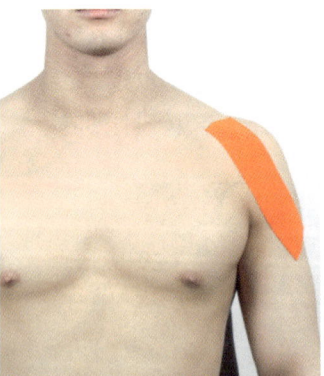

1. 쇄골 외측 1/3 지점에 시작한다.
2. 팔을 옆으로 벌려 스트레칭 한다.
3. 삼각근 조면까지 붙인다.

측면 삼각근, 세모근 (Lateral Deltoid)

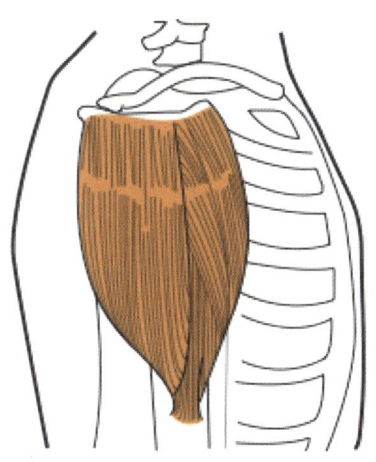 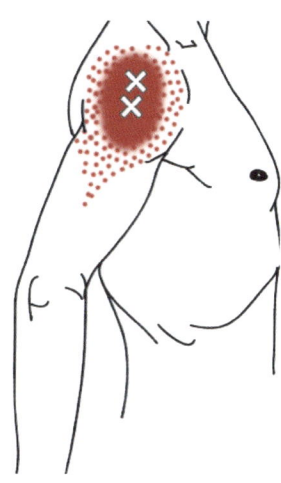

- 기시: 견봉 외측
- 정지: 상완골 삼각근 조면
- 작용: 상완골 90도 외전
- 증상: 손상 초기에는 통증을 잘 못 느낌, 오십견의 경우 삼각근 전체 섬유가 경직되어 있다.
  잘못된 자세로 승모근이 보상할 수 있음.

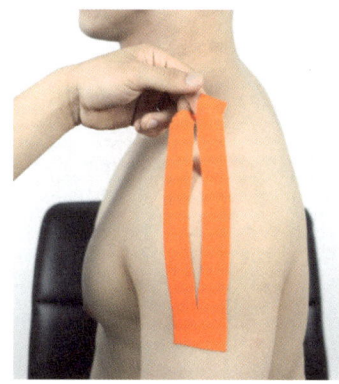 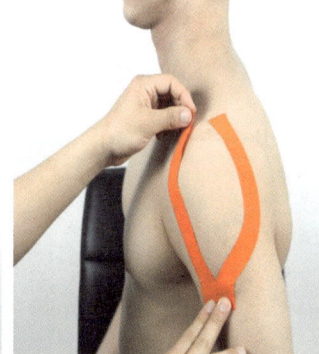 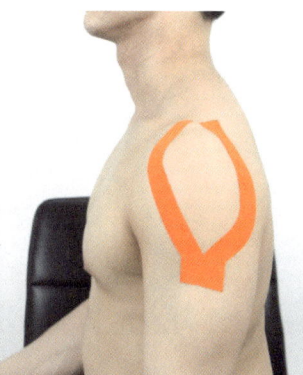

1. 삼각근 조면에서 시작한다.
2. 뒷짐 자세로 스트레칭 한다.
3. 견봉 외측을 기준으로 감싸준다.

후면 삼각근, 세모근 (Posterior Deltoid)

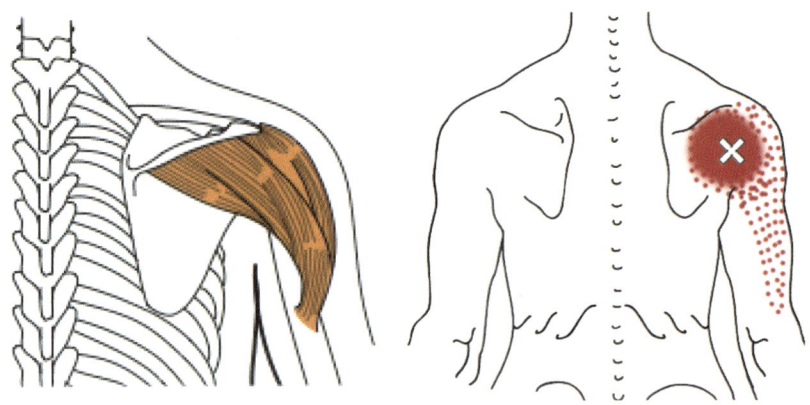

- 기시: 견갑극
- 정지: 상완골 삼각근 조면
- 작용: 상완골 신전, 외회전, 수평외전
- 증상: 신경통 증상이 동반, 촉진 시 심한 압통 견갑골 통증 유발과 약화되기 쉬움
- 원인: 무리한 운동, 근육주사를 맞은 후에 손상이 남는다. (후 처치 필요)

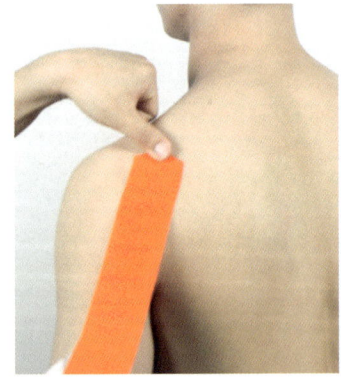 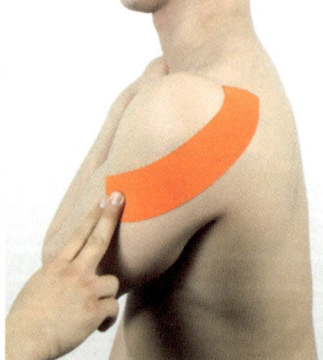 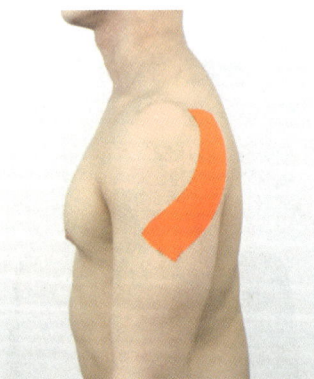

1. 견갑극 외측에서 시작한다.
2. 반대쪽 삼각근을 잡아 스트레칭 한다.
3. 삼각근 조면까지 붙인다.

대흉근, 큰 가슴근 (Pectoralis Major)

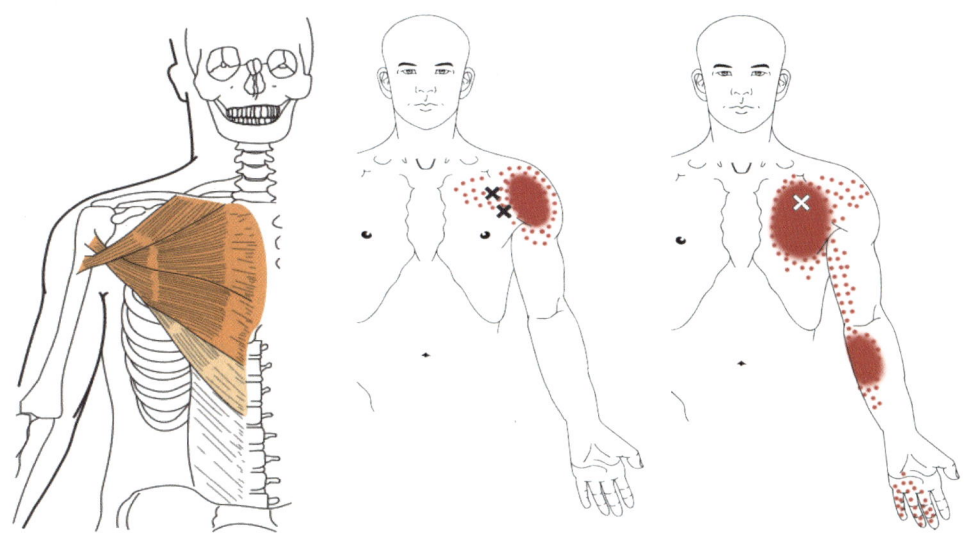

- 기시: 쇄골지- 쇄골 내측 ½ / 흉골지 – 흉골 / 늑골지 – 제 2~7 늑연골
- 정지: 상완골 이두근구 외측 순연
- 작용: 상완골 내전, 내회전, 수평내전 / 쇄골두: 상완골 굴곡/ 흉골두: 상완골 굴곡 자세에서 신전
- 증상: 삼각근 전면과 대흉근 쇄골부분에 통증, 명치와 팔의 안쪽면 통증, 유두의 과민성
- 원인: 골프 스윙을 하는 경우, 팔을 앞으로 뻗은 채 무거운 물건을 들고 있는 경우, 라운드 숄더에 의한 단축

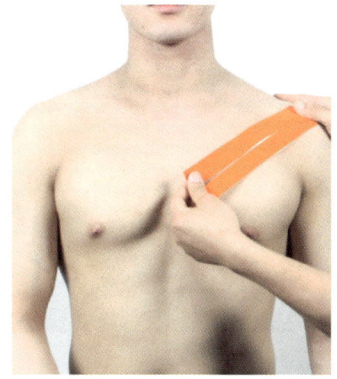 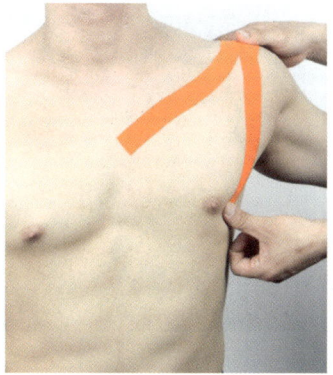 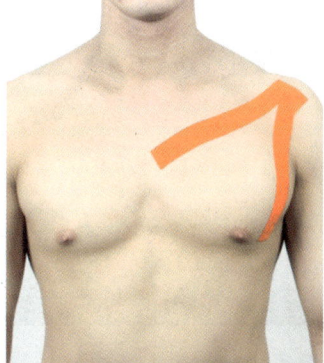

1. 오훼돌기 외측에서 시작한다.
2. 팔을 벌려 스트레칭 한다.
3. 한쪽은 대흉근 내측에 한쪽은 대흉근 외측까지 붙인다.

전거근, 앞톱니근 (Serratus Anterior)

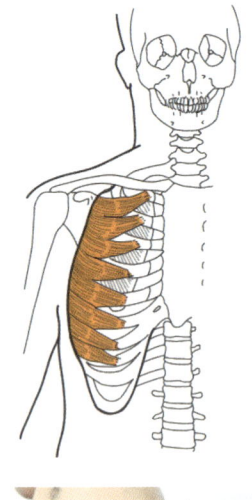

- 기시: 늑골 1-8번 바깥쪽
- 정지: 견갑골 척추연
- 작용: 견갑골 전인, 상방회전, 흉벽에 견갑고정
- 증상: 견갑골 아래쪽 통증, 팔과 손바닥 4지와 5지까지 방사통, 심호흡을 하면 통증이 나타나고 옆구리가 조이는 느낌, 익상견갑골을 유발
- 원인: 만성 호흡기 질환, 체간의 회전운동(골프), 강제적인 구토 후, 극심한 스트레스

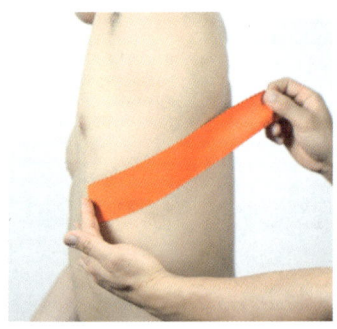 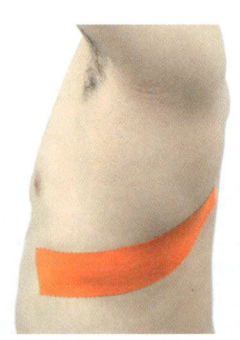 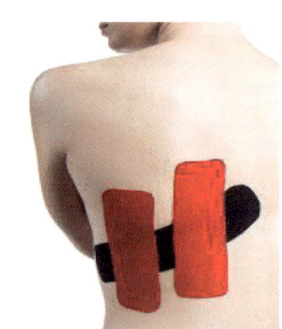

1. 8번 늑골 앞에서 시작한다.
2. 팔을 벌리고 상체를 뒤로 스트레칭 한 다음 견갑골 하각까지 붙인다.

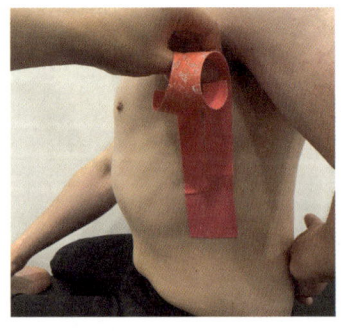 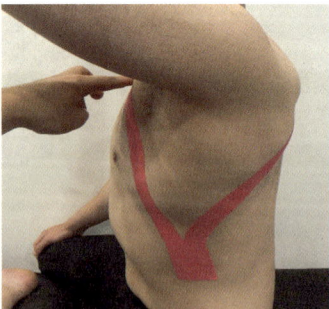 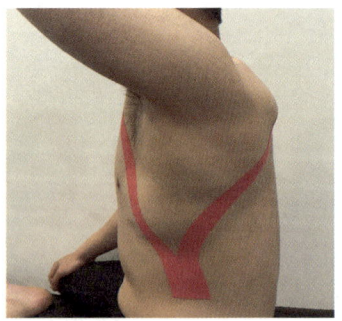

응용 방법

1. 8번 늑골 앞에서 시작한다.
2. 팔을 뒤로 젖힌 상태에서 가슴쪽 선을 따라 어깨 앞쪽까지 붙인다.
3. 팔을 안으로 당긴 상태에서 견갑골 방향으로 붙인다.

극상근, 가시위근 (Supraspinatus)

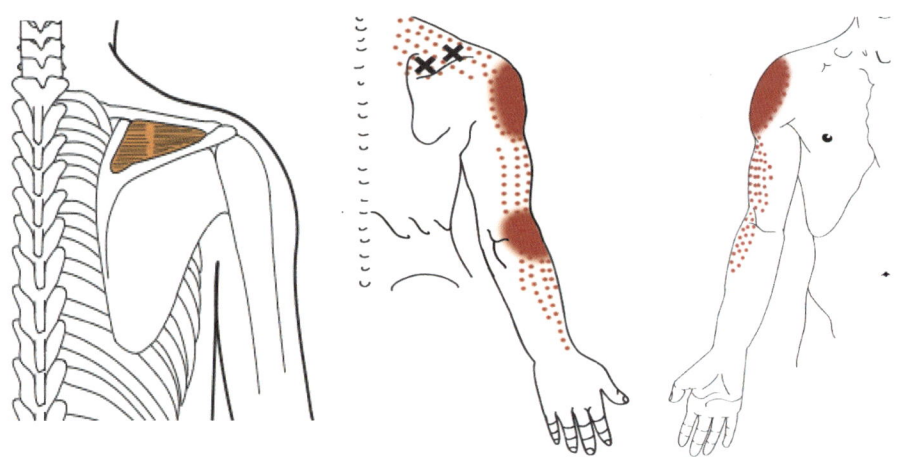

- 기시: 견갑골 극상와
- 정지: 상완골 대결절
- 작용: 견관절 외전, 외전 시 상완골두 고정
- 증상: 견관절 외전 시 강한 통증과 안정 시에도 지속적인 통증, 삼각근 중부 지점에 통증이 집중되고 기압의 영향받음, 삼각근 밑 점액낭염으로 쉽게 오진, 어깨충돌증후군의 원인(Snapping, Clicking sound)
- 원인: 옆구리에 무거운 물건을 끼고 다니는 습관, 견갑골이 정상적인 위치에서 기능을 하지 못할 때 연속적인 과부하

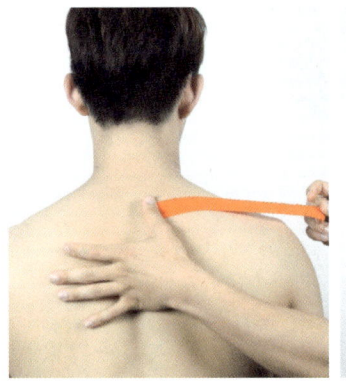 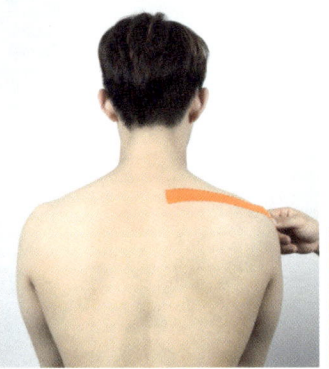 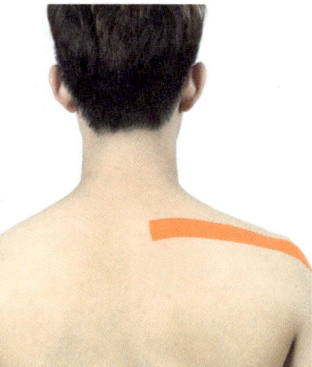

1. 극상와 내측에서 시작한다.
2. 팔을 내회전 시켜 스트레칭 한다.
3. 상완골의 대결절까지 붙인다.

극하근, 가시아래근 (Infraspinatus)

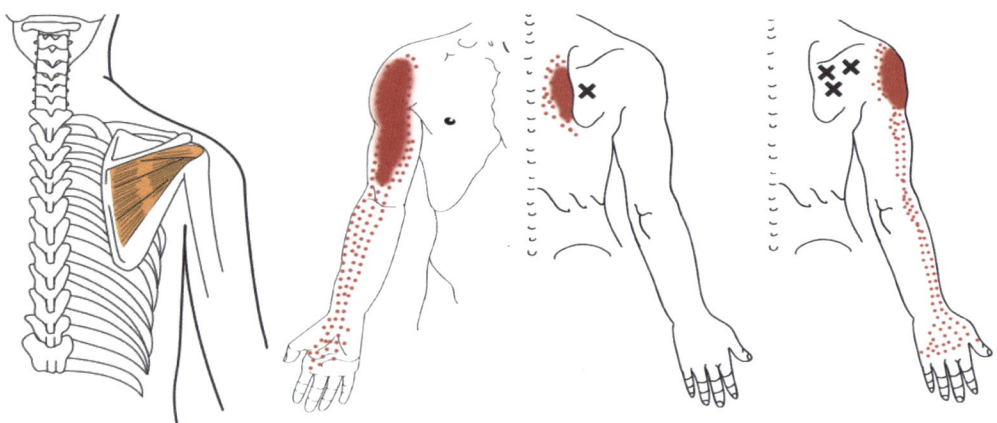

- 기시: 견갑골 극하와
- 정지: 상완골 대결절
- 작용: 상완골 외회전, 신전
- 증상: 견관절로 통증 방사, 허리 뒤로 손이 돌아가지 않는다. 동측으로 눕지 못함, 견갑대의 피로, 악력 약화, 방사통 부위 내의 과다 발한
- 원인: 대흉근 및 내회전 근육의 단축이 상대적 이완을 시켜 만성적 긴장으로 근막을 경직, 라켓 운동시 빈 스윙이나 헛스윙 시 무리가 간다.

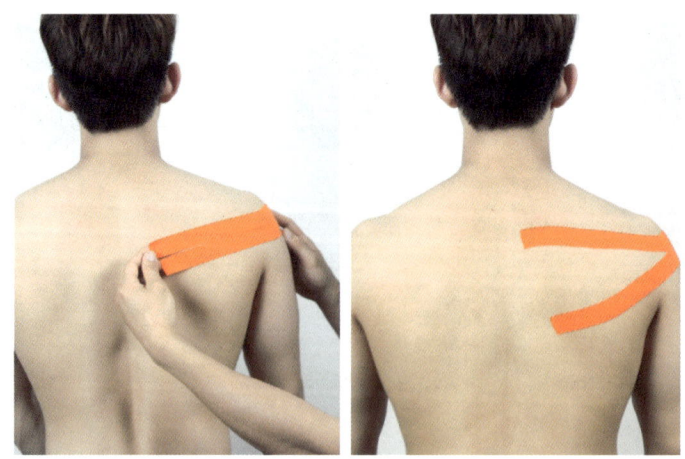

1. 상완골 대결절에서 시작한다.
2. 팔을 내회전 시켜 스트레칭 한 다음 한쪽은 척추연에 한쪽은 하각까지 붙인다.

소원근, 작은원근 (Teres minor)

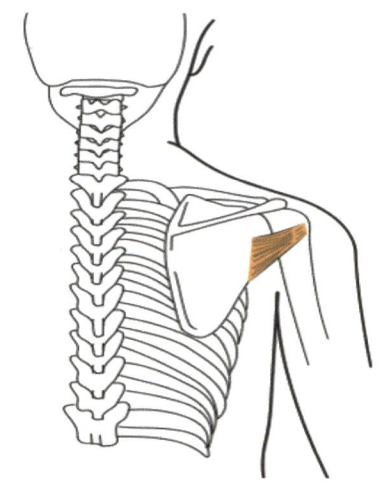

- 기시: 견갑골 액와연
- 정지: 상완골 대결절
- 작용: 상완골의 신전, 외회전
- 증상: 후삼각근 내의 깊숙한 Point Pain, 동작의 제한보다는 통증이 우세, 촉진 시 압통이 심하다.
- 원인: 단독 증상보다는 극하근의 손상과 같이 진행된다. 자세불량이 가장 큰 원인

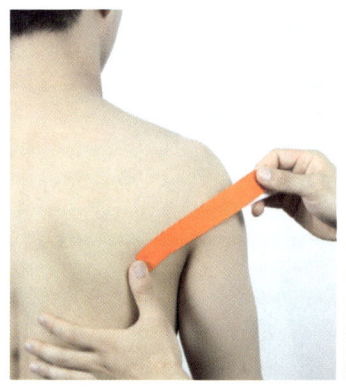 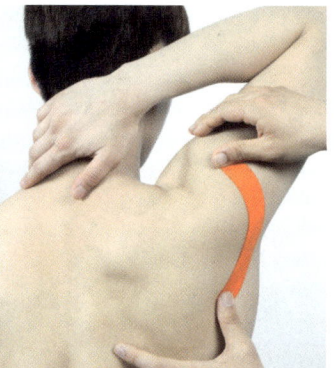 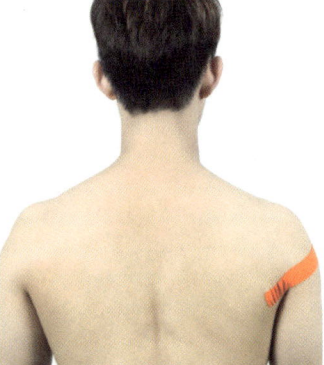

1. 견갑골 액와연 외측 1/3 지점에서 시작한다.
2. 팔을 벌려 스트레칭 한다.
3. 상완골 대결절까지 붙인다.

상완이두근, 위팔두갈래근 (Biceps Brachii)

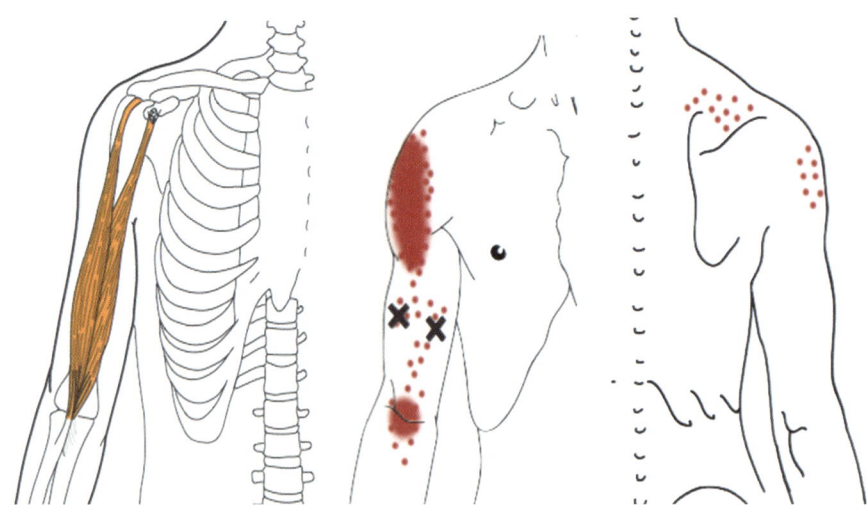

- 기시: 장두 : 견갑골의 상완와관절상결절 / 단두 : 견갑골 오훼돌기
- 정지: 요골 조면
- 작용: 주관절 굴곡, 전완 회외 / 단두 : 상완골 굴곡
- 증상: 견관절 사용이 불편함, 힘줄 상의 촉진에 의해 압통이 있다. 어깨 전면과 상부, 팔꿈치 관절이 접히는 부위의 통증, 손을 머리 위로 올릴 때 통증과 함께 힘 빠짐
- 원인: 주관절 굴곡의 지속적인 부하, 반복된 회외(뒤침) 동작, 골프 스윙 시 공을 끌어올려 치는 습관

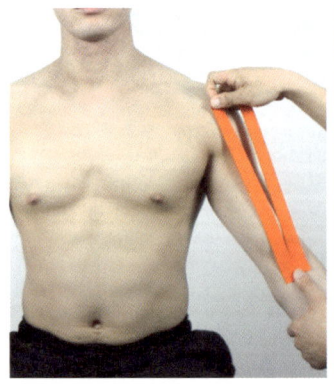 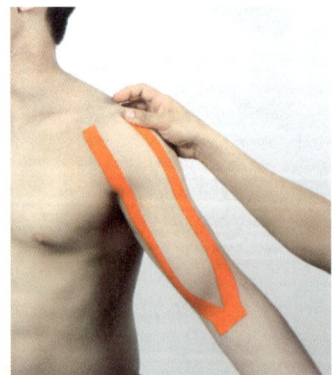 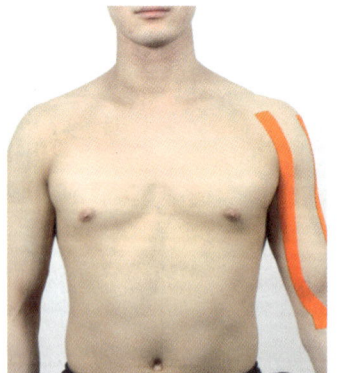

1. 요골 조면에서 시작한다.
2. 팔꿈치를 펴서 스트레칭을 한다.
3. 한쪽은 견봉에 한쪽은 오훼돌기까지 붙인다.

상완삼두근, 위팔세갈래근 (Triceps Brachii)

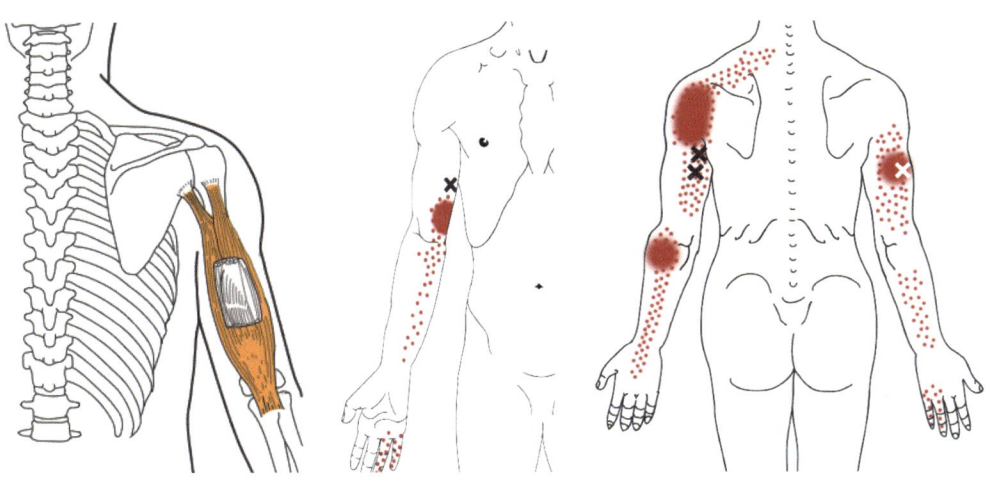

- 기시: 장두-견갑골의 관절하 결절 / 내측두 – 상완골 후면 나선구 하부 / 외측두 – 상완골 후면 나선구 상부
- 정지: 척골의 주두돌기
- 작용: 주관절 신전 / 장두 – 상완골의 신전
- 증상: 팔꿈치 돌기 통증(외측상과염 증상과 비슷), 전완의 안쪽, 손바닥과 중지로 방사통
- 원인: 지속적인 Forearm Crutch(팔꿈치 목발) 사용, 무리한 웨이트 운동, 지속적인 이완성 긴장이 근육을 지치게 한다. (장시간 운전, 미용사 등)

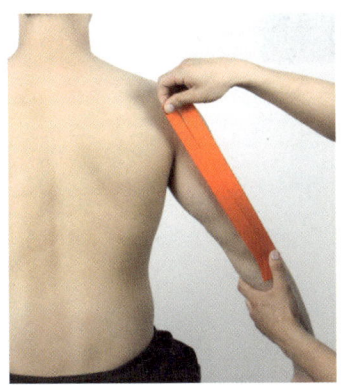 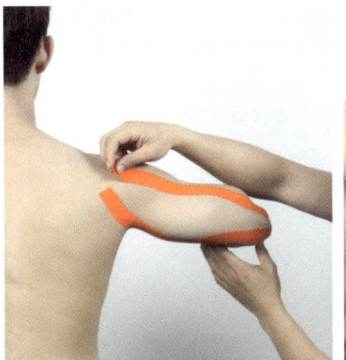 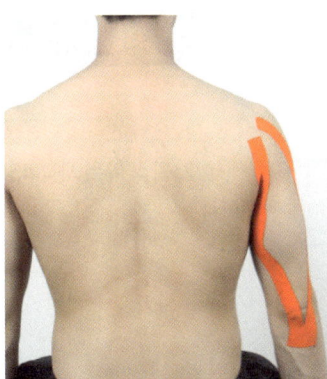

1. 척골의 주두돌기에서 시작한다.
2. 팔꿈치를 굽혀 스트레칭을 한다.
3. 한쪽은 삼두근 외측에 한쪽은 삼두근 내측까지 붙인다.

원회내근, 원엎침근(Pronator Teres)

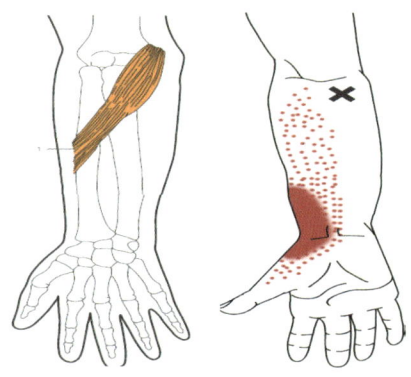

- 기시: 상완골의 내측상과, 상부 척골의 오훼돌기
- 정지: 요골의 외측면 중간 부분
- 작용: 전완 회내, 주관절 굴곡 보조
- 증상: 손을 오므린 상태로 회외(뒤침)를 못함, 손목과 아래팔의 요골쪽으로 깊숙이 통증
- 원인: 옷이나 걸레를 짜는 행동, 벽이나 유리창 닦기, 강하게 조여진 나사를 풀 때

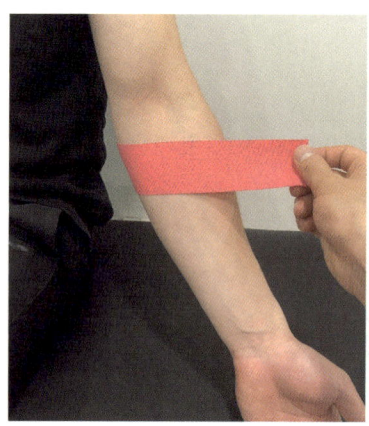 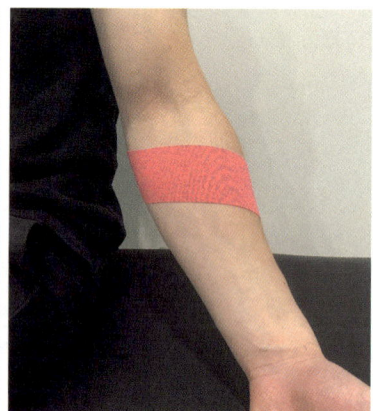

1. 손목 안쪽의 아픈 지점 뒤쪽에서 시작한다.
2. 가장 아픈 지점 45도 뒤쪽에서 팔을 바깥쪽으로 붙인다.

상완요골근, 위팔노근 (Brachioradialis)

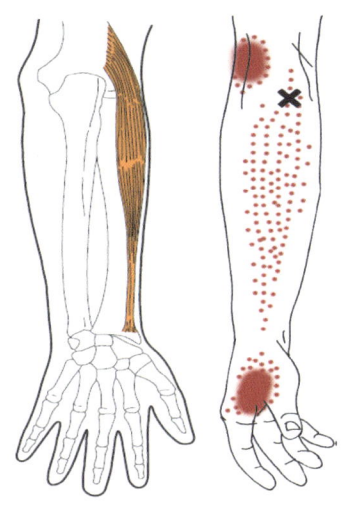

- 기시: 상완골 외측상과 융선
- 정지: 요골 경상돌기
- 작용: 주관절 굴곡(중립자세에서)
- 증상: 엄지와 검지 사이로 통증이 방사된다.
- 원인: 반복적으로 강하게 손을 쥐는 일, 그립이 큰 경우 손에 맞지 않아 근 긴장 유발

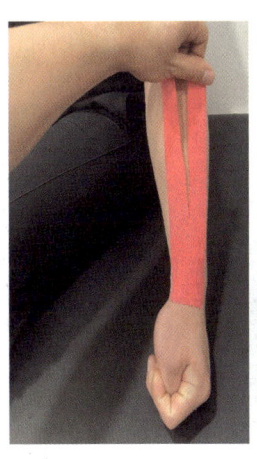 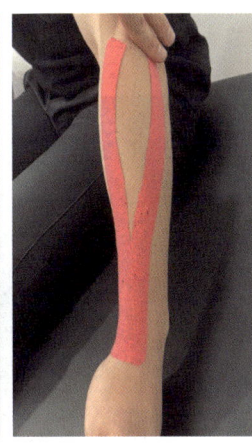 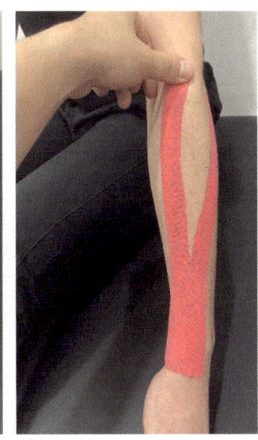 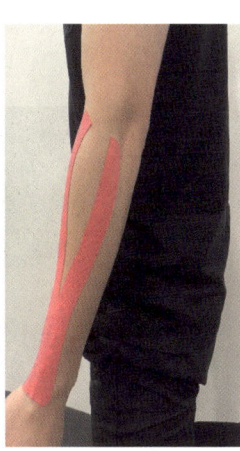

1. 손목의 위 안쪽 끝 지점에서 시작한다.
2. 엄지손가락을 최대한 구부린 상태에서 근육의 안쪽 결을 따라 붙인다.
3. 다른 한쪽은 바깥쪽 근육 결을 따라 붙인다.

회외근, 손뒤침근(Supinator)

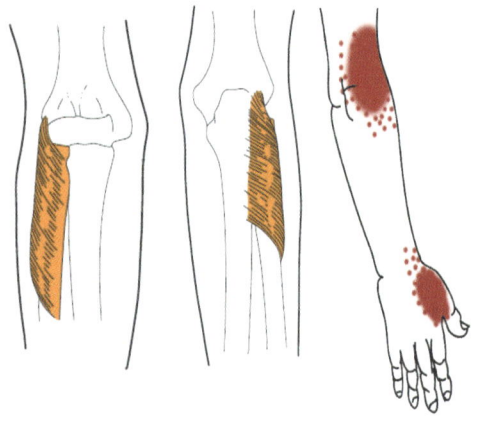

- 기시: 요골과 척골 배측(손등)면, 상완골 외측상과 요척관절, 상완골과 척골 관절낭 앞
- 정지: 요골 상부의 장측면
- 작용: 전완의 회외, 주관절 굴곡 보조
- 증상: 팔꿈치 바깥쪽 통증, 손을 뒤침 할 때 통증 발생, 엄지 저림과 시지의 따끔거림
- 원인: 테니스 운동 중 백스윙 시 공을 헛치는 경우, 뻑뻑한 문손잡이를 돌리는 경우, 상완삼두근의 근력이 약한 경우

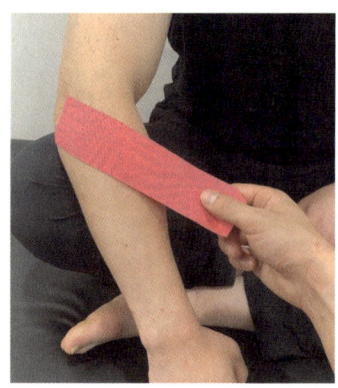 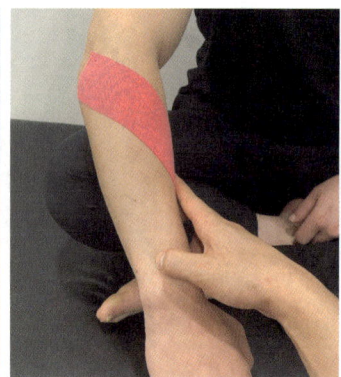 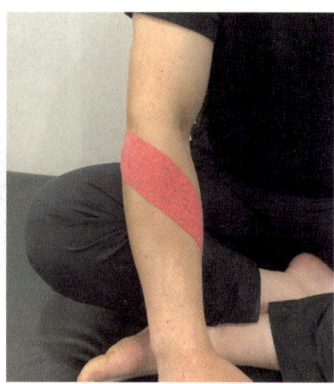

1. 손목 바깥쪽의 아픈 지점 뒤쪽에서 시작한다.
2. 팔을 안쪽으로 돌려주면서 동시에 아픈 지점 45도 방향으로 붙인다.

요측수근굴근, 노쪽손목굽힘근 (Flexor Carpi Radialis)

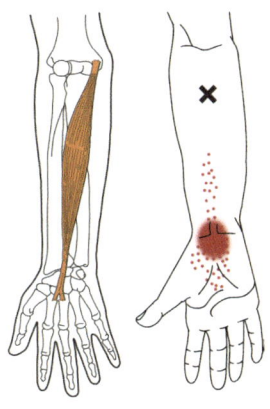
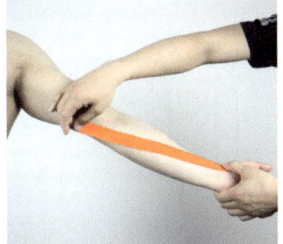

- 기시: 상완골 내측상과
- 정지: 제2,3 지 중수골 기저부
- 작용: 손목의 굴곡, 외전
- 증상: 손목에 손바닥 측, 요골 쪽 손목 주름에 통증, 아래팔과 손바닥에도 방사통, 가위를 사용하기 힘듦
- 원인: 주로 큰 물건을 집는 동작

1. 손목을 신전 시킨 상태에서 손목부터 상완골 내측상과까지 붙인다.

척측수근굴근, 자쪽수근굴근 (Flexor Carpi Ulnaris)

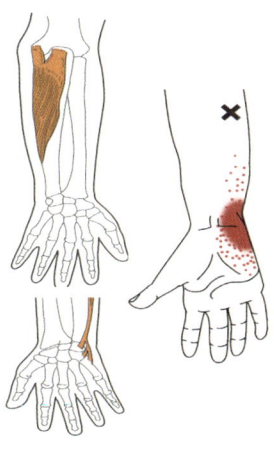
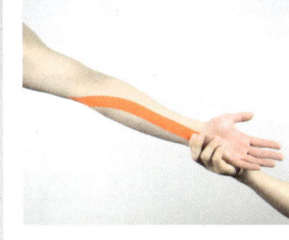

- 기시: 상완골 내측상과, 척골 근위부 후면
- 정지: 두상골, 유구골 하부, 제 5중수골 기저부
- 작용: 손목굴곡, 내전
- 증상: 손목에 손바닥 쪽, 척골 쪽 통증 방사와 압통, 손잡이를 돌리기 위해 회외 시 통증
- 원인: 팔굽혀펴기 과부하, 장시간 운전 시 핸들에 놓인 손목이 굽혀지면서 통증 활성화

1. 손목을 신전 시킨 상태에서 새끼손가락부터 상완골 내측상과까지 붙인다.

장장근, 긴손바닥근 (Palmaris Longus)

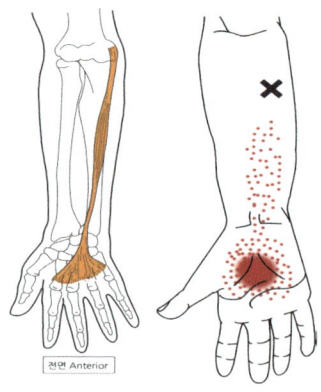

- 기시: 상완골 내측상과
- 정지: 수장건막 (손바닥 널힘줄)
- 작용: 손목 굴곡 보조
- 증상: 손바닥에 바늘로 찌르는 듯한 통증, 종종 엄지의 기저부와 손바닥의 원위부 주름까지 확장, 심한 경우 물건을 쥐고 다루기 어려움. 수장구축이 진행되기도 한다
- 원인: 손바닥을 짚는 직접적인 외상 후, 알코올 중독, 간질 당뇨병 환자들에게 주로 발병 교감신경 항진 상태와 연계

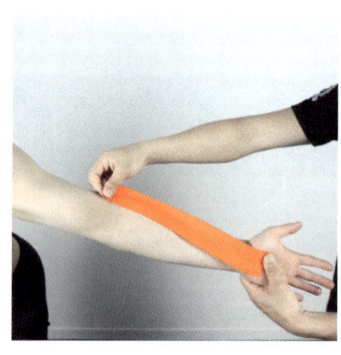 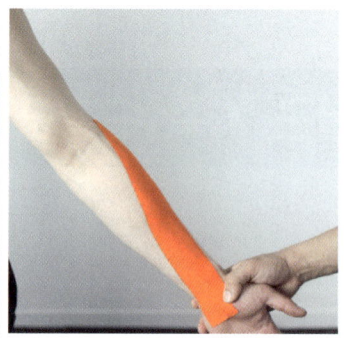

1. 손목관절에서 시작한다.
2. 손목을 신전시켜 스트레칭하고 상완골의 내측상과까지 붙인다.

장요측수근신근, 긴노쪽손목폄근 (Extensor Carpi Radialis Longus)

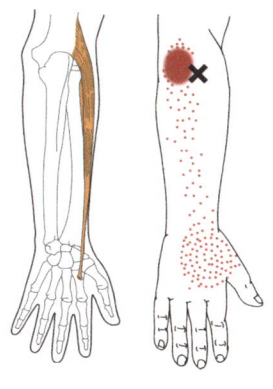

- 기시: 상완골 외측상과, 외측상과 융선
- 정지: 제 2중수골 기저부
- 작용: 손목 신전, 외전(노골측 편위)
- 증상: 손목과 손의 등 쪽 통증,
  엄지와 시지까지 통증 및 감각이상,
  팔꿈치 바깥 쪽의 압통
- 원인: 반복적으로 손을 강하게 쥐는 일, 삽으로 흙 파기,
  다림질 오래하는 경우, 평상시 하지 않던 일을 갑자기 하는 경우

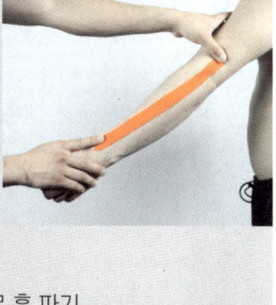

1. 손목을 굴곡 시킨 상태에서 손등부터 상완골의 외측상과까지 붙인다.

척측수근신근, 자쪽손목폄근 (Extensor Carpi Ulnaris)

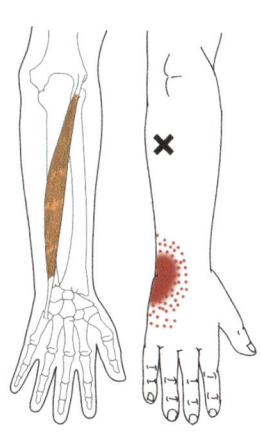

- 기시: 상완골 외측상과 총신근건
- 정지: 제 5 중수골 기저부
- 작용: 손목 신전, 손목 내전 척측 편위
  (자쪽 기울임)
- 증상: 자쪽에 손등 쪽으로 통증을 방사,
  손을 많이 사용하는 직업군,
  손목을 젖힌 상태로 힘을 주고 버티게 했을 때 통증이 나타나면
  척측 수근신근건염을 의심
- 원인: 반복적인 손목 사용이 주된 원인(망치질, 글쓰기, 키보드 작업,
  빨래짜기) 바닥을 짚고 일어날 때 손목 통증이 심해짐

1. 손목을 굴곡 시킨 상태에서 손등의 새끼손가락부터 상완골의 외측상과까지 붙인다.

스포츠 & 키네시오 테이핑 **163**

척추기립근, 척추세움근 (Erector Spinae)

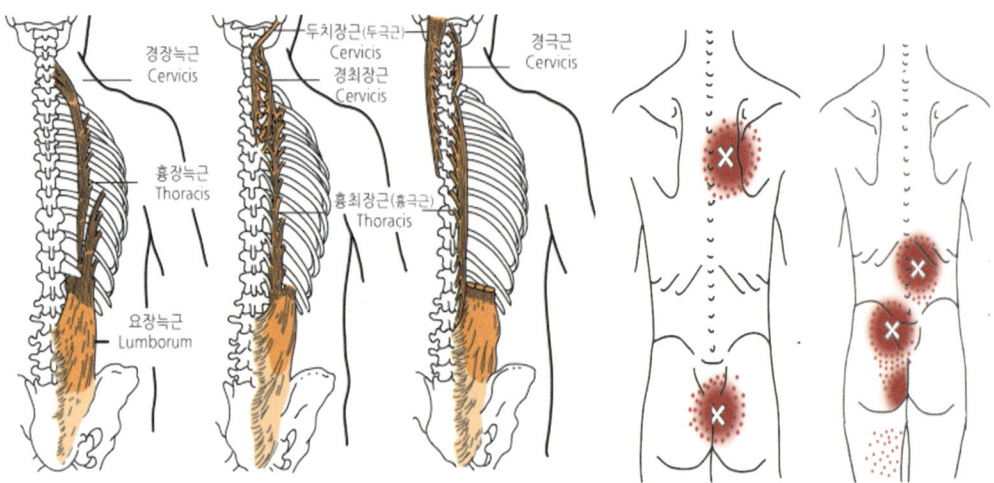

- 기시: 극근 – 항인대, 경·흉추 극돌기 / 최장근 – 흉요건막, 요.흉추 횡돌기 / 장늑근 – 흉요건막, 늑골 후부
- 정지: 극근 – 후두골, 경·흉추 극돌기 / 최장근 – 유양돌기, 경·흉추 횡돌기 / 장늑근 – 늑골 후부, 경추 횡돌기
- 작용: 양쪽 작용 – 척추의 신전 / 한쪽 작용 – 외측 굴곡
- 증상: 허리의 통증이 주이며, 엉덩이와 배의 통증 함께 나타남. 척추의 동작과 신체 활동을 제한 체간을 굴곡 또는 신전할 때 통증이 심함 통증이 견갑골 아래에 집중되고 어깨 위와 가슴으로 방사
- 원인: 무거운 물건을 갑자기 들어올리는 경우, 지속적인 이완성 긴장수축에 의해서 활성화 등을 구부리는 일, 갑자기 회전을 빠르게 하는 경우, 편타성 손상(교통사고), 오랜시간 앉아있는 것, 양반다리 자세

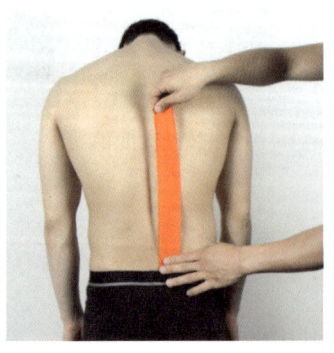 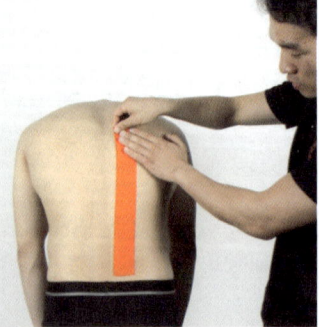 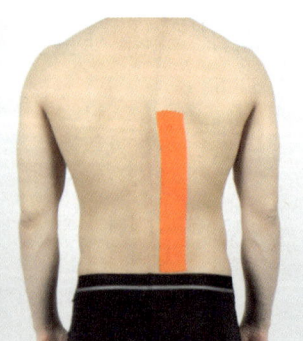

1. PSIS에서 시작한다.
2. 상체를 굽혀 스트레칭을 한다.
3. 견갑골 하각까지 붙인다.

요방형근, 허리네모근 (Quadratus Lumborum)

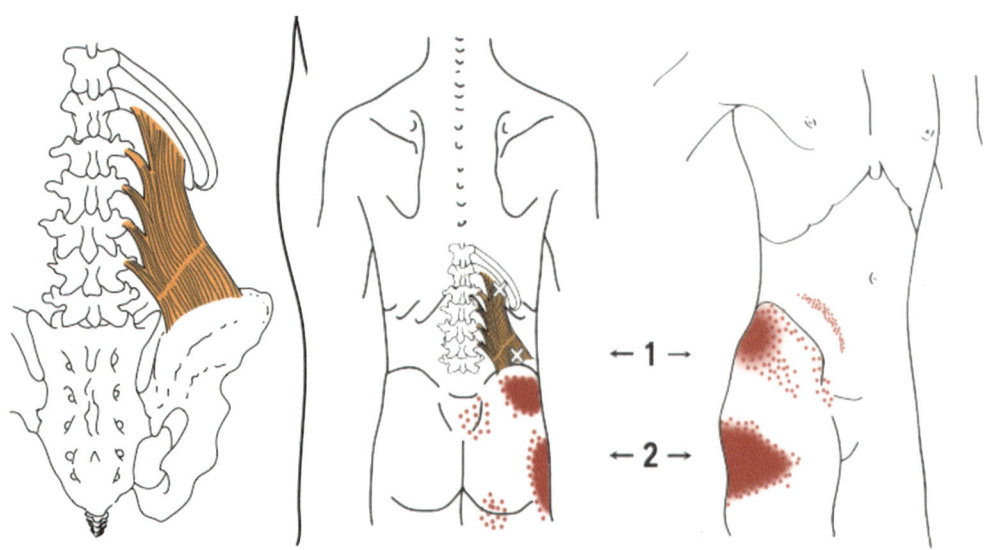

- 기시: 장골능 후면
- 정지: 제12늑골, 요추 횡돌기
- 작용: 체간 외측굴곡, 골반 거상
- 증상: 허리나 엉치가 당기는 통증의 대표적인 근육, 휴식을 취할 때도 지속적이며 쑤시는 통증, 순간적으로 나타나는 날카로운 통증이 특징, 둔부의 무거움이나 종아리의 경련 및 다리와 발의 작열감
- 원인: 오랜 시간동안 앉아있다가 바닥에 있는 물체를 잡으려고 몸을 틀거나 약간 돌린 채 갑자기 굽힐 때 급성 발병, 자동차 사고, 피로, 감기 등의 전신적 요인도 연관, 하지길이 불일치, 푹신한 침대

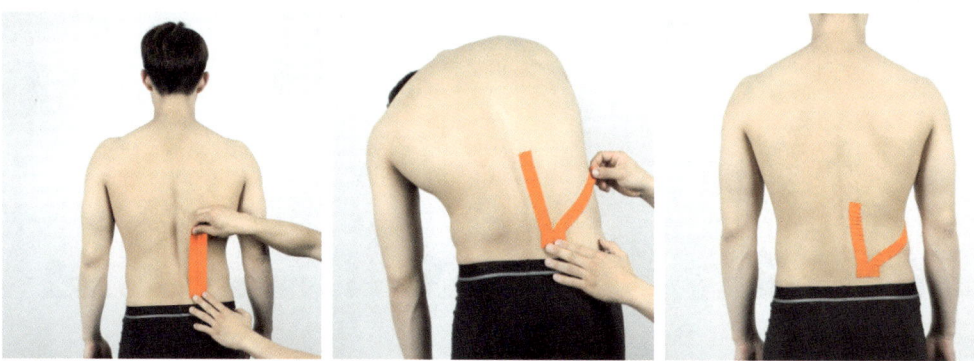

1. PSIS에서 시작한다.
2. 상체를 옆으로 굽혀 스트레칭을 한다.
3. 한쪽은 제12번 늑골내측까지 한쪽은 12번 늑골 외측까지 붙인다.

복직근, 배곧은근 (Rectus Abdominis)

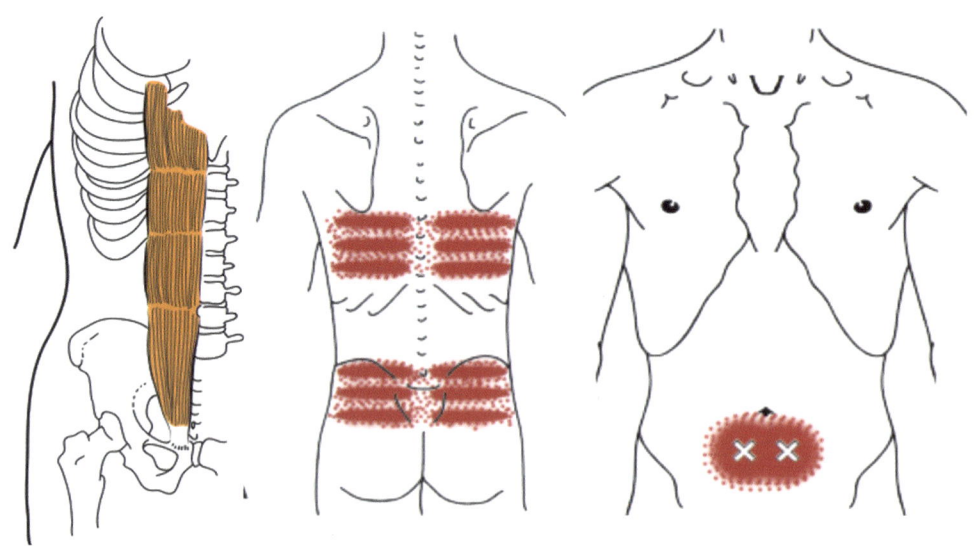

- 기시: 제 5~7 늑연골
- 정지: 치골능, 치골결합
- 작용: 체간 굴곡, 복압 상승
- 증상: 복부 경련이나 복통, 여성 월경통과 관련, 장이 꼬이는 듯한 통증, 속쓰림, 소화불량, 구토(내장질환과 비슷한 증상을 호소하여 오진하기 쉬움)
- 원인: 내장질환, 정신적 스트레스, 맹장염과 같은 수술 후 상처에 의해 통증 유발

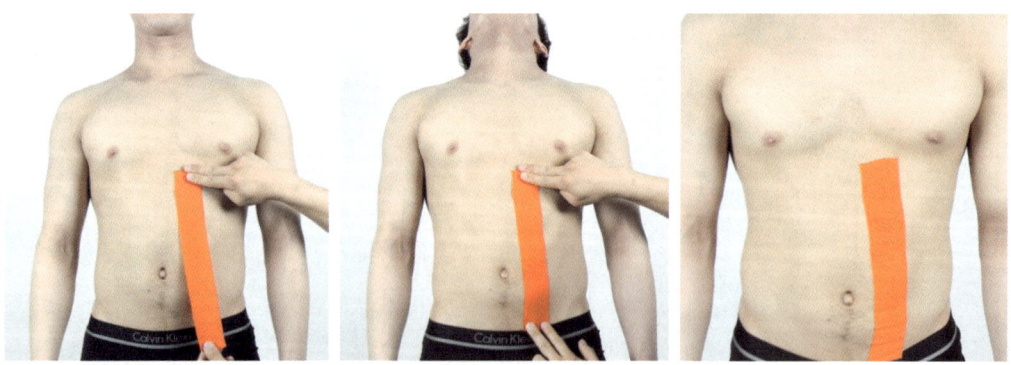

1. 흉골 바로 아래에 시작한다.
2. 상체를 뒤로 늘려 스트레칭을 한다.
3. ASIS바로 옆까지 붙인다.

내복사근, 배속빗근 (Internal Oblique)

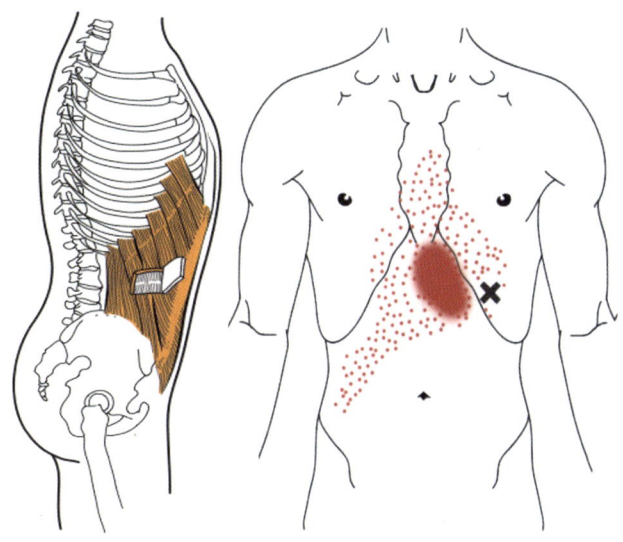

- 기시: 제 6~12 늑골 외측연과 하연
- 정지: 백선, 장골능 앞쪽 복부 건막
- 작용: 양쪽 작용 – 체간 굴곡, 복압 상승 / 한쪽 작용 – 외측 굴곡, 반대쪽으로 체간 회전
- 증상: 다양한 가슴 통증 양상, 가슴이 답답하고 갈비뼈와 명치 부위에 통증, 식도 열공 헤르니아와 유사 증상, 트림이 계속 나옴

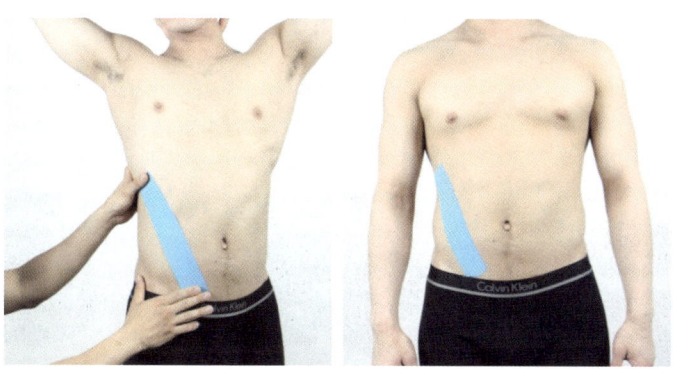

1. 제12 늑골에서 시작한다.
2. 체간을 동측으로 회전시켜 스트레칭하고 서혜부까지 붙인다.

대둔근, 큰볼기근 (Gluteus Maximus)

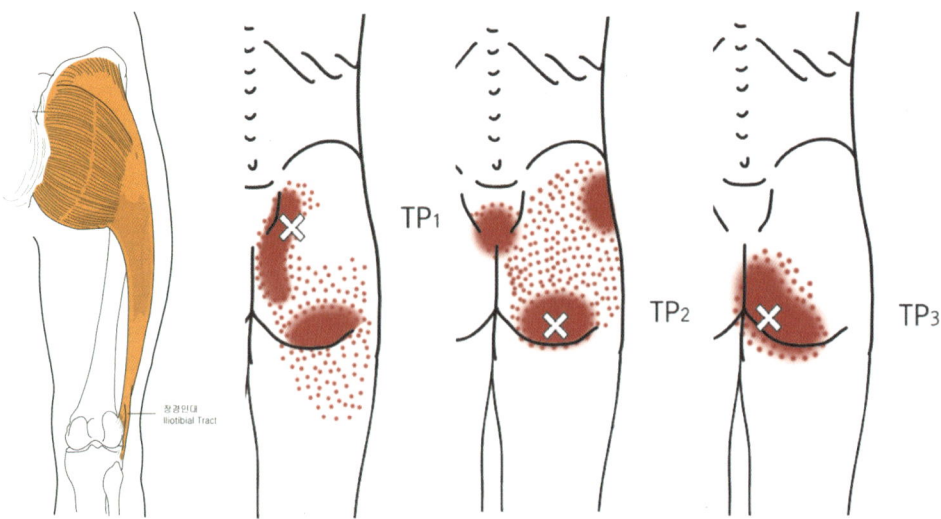

- 기시: 장골 후연, 장골능 후부, 천골 후외측연, 미골 외측
- 정지: 대퇴골 둔근조면, 장경인대
- 작용: 고관절 신전, 외회전
- 증상: 앉아 있을 경우 불편하고 통증이 있다. 장시간 앉아 있으면 얼얼한 통증과 함께 피부 감각 이상, 높은 곳을 올라갈 때 상체를 굽힌 자세에서 악화된다.
- 원인: 좌식생활, 낙상 같은 갑작스러운 과부하, 장시간 산행, 새우잠, 무지외반증, 머리가 앞으로 나온 체형, 의자에 뒤로 기대어 앉아 있는 습관

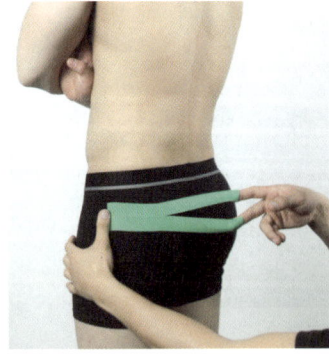 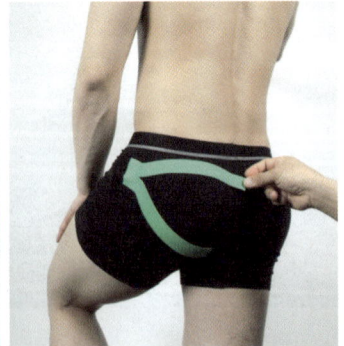 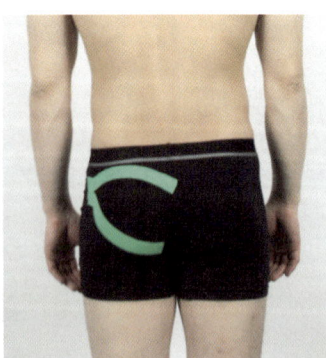

1. 대퇴골두에서 시작한다.
2. 무릎을 들어 스트레칭 한다.
3. 한쪽은 장골 아래에 한쪽은 좌골까지 붙인다.

이상근, 궁둥구멍근 (Piriformis)

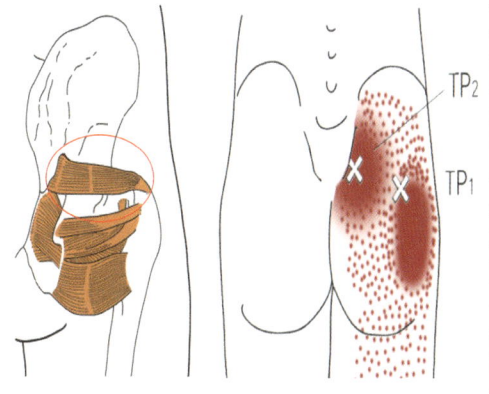

- 기시: 천골 전면
- 정지: 대퇴골 대전자
- 작용: 고관절 외회전
- 증상: 천장 관절부, 둔부 전체, 고관절 후부에 통증, 디스크와 유사한 좌골신경통 유발, 신경 압박 시 허벅지 후면과 종아리와 발바닥까지 통증
- 원인: 하지가 고정 된 상태에서 회전하며 무거운 것을 옮기는 일, 상체와 고관절을 굴곡한 채 장시간 일을 하는 경우, 장시간 운전, 발목관절이 불안한 경우, 둔근이 약한 경우

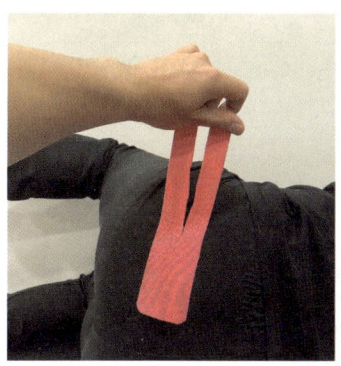 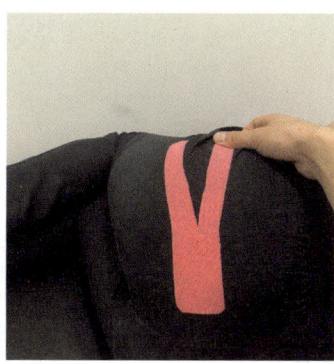 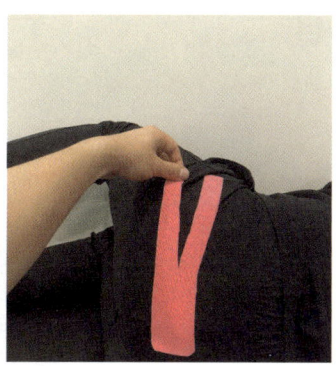

1. 옆으로 누운 자세에서 다리를 위로 들게 하고 Y자의 아랫부분을 꼬리뼈 조금 위에 고정시킨다.
2. 무릎을 구부려 다리를 앞으로 내밀고, Y자 윗부분의 한쪽 끝을 엉덩이 옆을 향해 붙인다.
3. 다른 한쪽도 다리를 앞으로 내민 상태에서 붙여 나간다

대퇴근막장근, 넓다리근막긴장근 (Tensor Fasciae Latae)

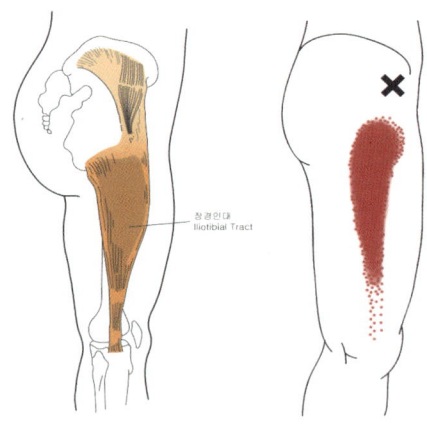

- 기시: 전상장골극(ASIS) 외측면, 장골능 외측 전면, 중둔근와 봉공근 사이
- 정지: 전,내측 부착- 건섬유로서 슬개인대 근막 주행 후,외측 부착- 건섬유는 장경인대와 결합하여 경골 외과에 부착
- 작용: 고관절 굴곡, 외전, 내회전, 입각기(발꿈치가 닿은 후 발가락이 지면에서 떨어지기 전까지) 동안 동작을 조절, 신전된 슬관절 보조
- 증상: 대전자낭염으로 쉽게 오진, 고관절 부위, 허벅지 앞, 바깥측으로 내려오는 통증, 둔부 바깥면, 무릎관절 및 종아리 전외측 상부 절반까지 방사통, 과도한 경직으로 장경인대염 유발
- 원인: 점프 후 착지 시 갑작스러운 외상, 과도한 발의 내반, 경사진 곳에서 일하는 경우, 양반다리 자세

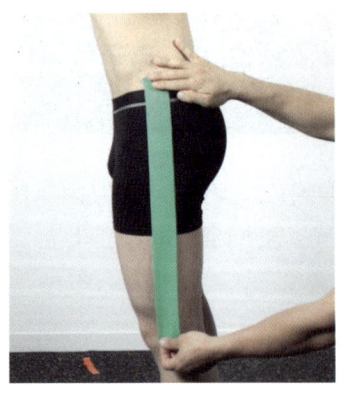
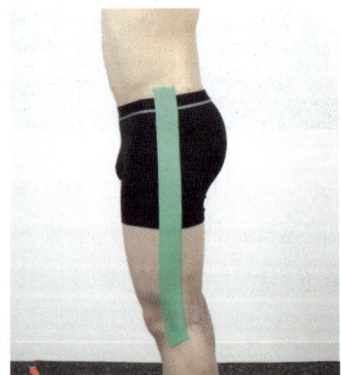

1. ASIS에서 시작한다.
2. 경골외측까지 붙인다.

장요근, 엉덩허리근 (IlioPsoas)

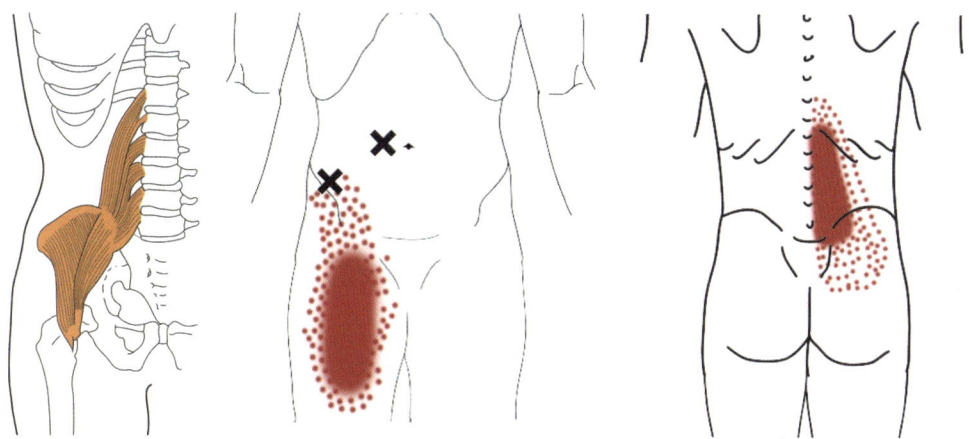

- 대요근 – 기시: T12, 5개 요추체 측면
  정지: 대퇴골의 소전자
- 소요근 – 기시: T12, L1,2 추체의 전외측
  정지: 치골상지 치골선
- 장골근 – 기시: 장골와 안쪽면 상부 2/3
  정지: 대요근건과 결합하여 소전자 앞
- 작용: 대요근-대퇴골 굴곡, 하지 고정시 척추의 굴곡 / 소요근-요추 신전 시 요근 보조동측(같은쪽) 골반 거상 / 장골근 – 대퇴의 굴곡, 고괄절 굴곡, 외전, 외회전
- 증상: 요추에 수직을 이루는 뚜렷한 통증, 천골과 내측 둔부 윗부분 확산, 서혜부와 대퇴 상부 전내측 통증, 촉진시 압박으로 등까지 방사통
- 원인: 장시간 운전 및 의자에 앉아 있는 경우, 임신 중 요통, 경추의 만곡, 윗몸일으키기, 대퇴직근의 경직, 양 무릎을 가슴에 모으는 자세

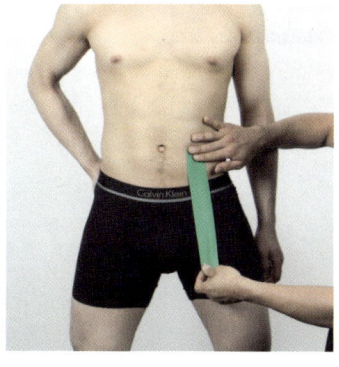
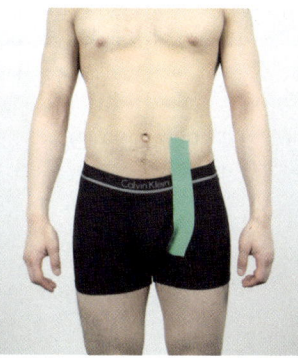

1. 배꼽 바로 옆에서 시작한다.
2. 서혜부까지 붙인다.

대퇴직근, 넙다리곧은근 (Rectus Femoris)

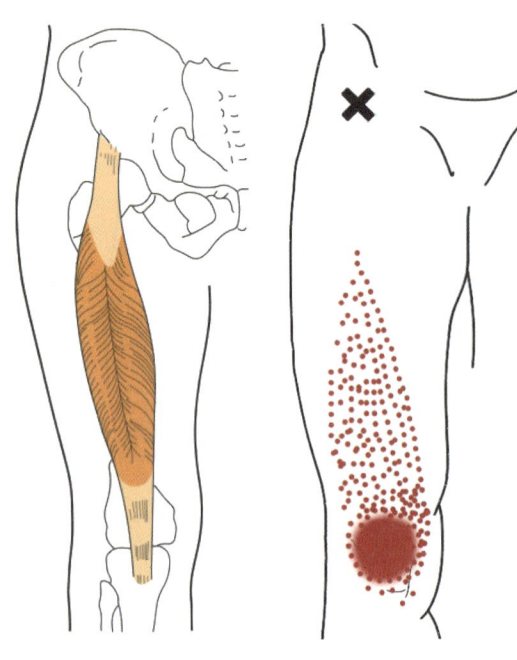

- 기시: 전하장골극, 관골구 상연
- 정지: 경골 조면(슬개인대를 통해)
- 작용: 고관절 굴곡, 슬관절 신전
- 증상: 계단을 내려갈 때 통증, 수면 시 슬개골 및 대퇴의 전면에 통증, 무릎을 신전하고 고관절을 굴곡 시킨 채 옆으로 누워서 자면 통증이 일어남
- 원인: 당뇨병 환자가 인슐린 주사를 맞은 부위에 손상, 격한 이완수축을 하는 운동, 계단을 헛딛거나 발을 헛짚을 때

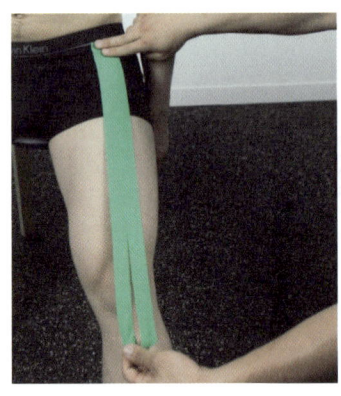 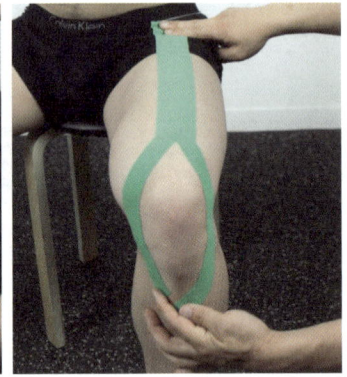

1. ASIS에서 시작한다.
2. 슬개골을 감싸지 않고 경골조면 까지 붙인다.

대내전근, 큰모음근 (Adductor Magnus)

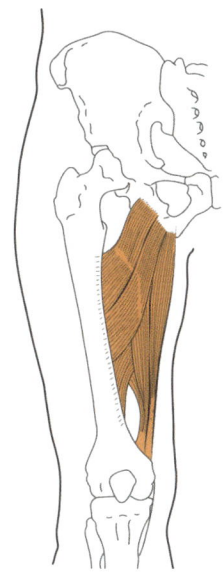

- 기시: 전부섬유 – 치골지 / 후부섬유 – 좌골 조면
- 정지: 대퇴골 후면 조선, 대퇴골 내측 내전근 결절
- 작용: 고관절 내전, 전부섬유 – 고관절 굴곡 보조, 후부섬유 – 고관절 신전 보조
- 증상: 골반 내부 통증, 성교시에 나타남, 하부 T.P의 경우 대퇴 내측과 사타구니 통증, 수면시 다리가 불편함, 과도한 경직시 생리통에 연관
- 원인: 골반의 불균형, 외상이나 과부하를 가속시키는 운동, 장시간 운전, 양반다리 자세 습관(이완성이 만성화 되어 근력의 약화 초래), 다리를 꼬고 앉는 자세는 단축성 긴장을 일으킨다.

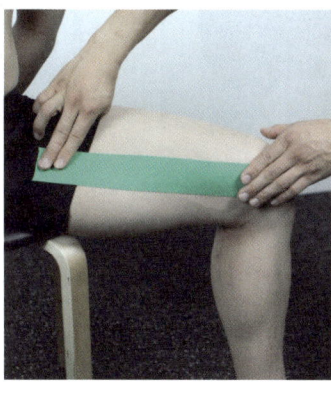 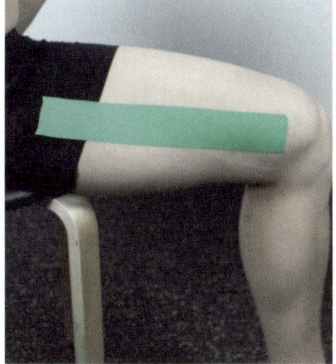

1. 서혜부에서 시작한다.
2. 슬개골 내측까지 붙인다

슬괵근, 뒷넓적다리근 (Hamstrings)

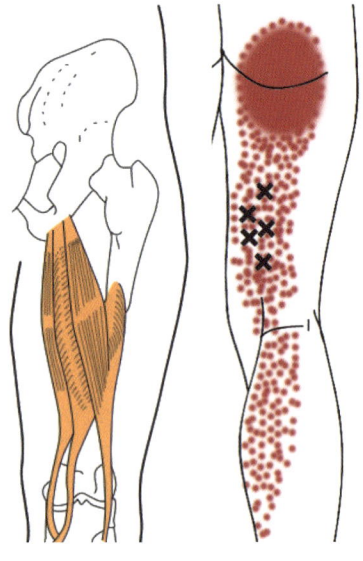

- 기시: 장두 – 좌골 조면 후면 / 단두 – 대퇴골 조선의 외선
- 정지: 장두 – 비골두 외측면 / 단두 – 비골두 후외측면
- 작용: 장두 – 고관절 신전,
  단두 – 슬관절 굴곡상태에서 외회전
- 증상: 둔부와 고관절 주름 부위에 통증, 허벅지 뒤안쪽면과 무릎 뒤로 퍼지며 종아리로 통증이 확장, 햄스트링이 부실하면 앞으로 넘어지는 경우가 많고 중심이 뒤에 있다. 바르게 걷는게 힘들며 경사진 길을 걷는게 어려움, 유연성이 떨어지며 달리기나 점프, 춤추는 동작이 힘들다.
- 원인: 좌식생활을 오래하는 경우, 어린이의 경우 높은 의자, 양반다리 자세 습관이나 딱딱한 의자, 기타 요인으로 관절 기능 장애(L4~L5, L5~S1) 척추관절과 천장관절의 가동성 결여

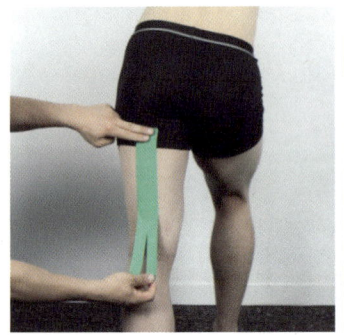 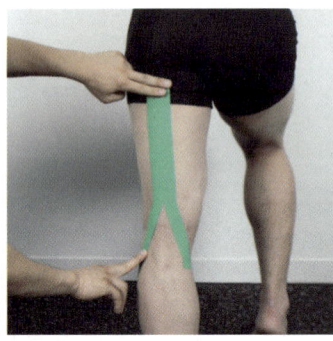 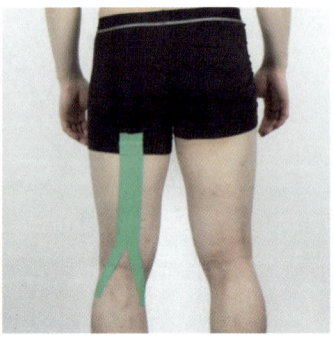

1. 좌골에서 시작하며, 무릎을 펴서 스트레칭을 한다.
2. 한쪽은 비골두에 한쪽은 경골 내측까지 붙인다.

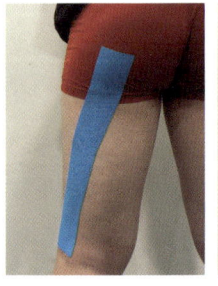 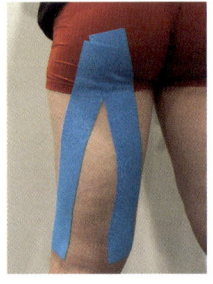

햄스트링 통증 시 적용법
1. 무릎 뒤쪽 바깥쪽 힘줄 부분에서 좌골까지 테이프를 당겨 붙인다.
2. 무릎 뒤쪽 안쪽 힘줄 부분에서 좌골까지 테이프를 붙인다.

비복근, 장딴지근 (Gastrocnemius)

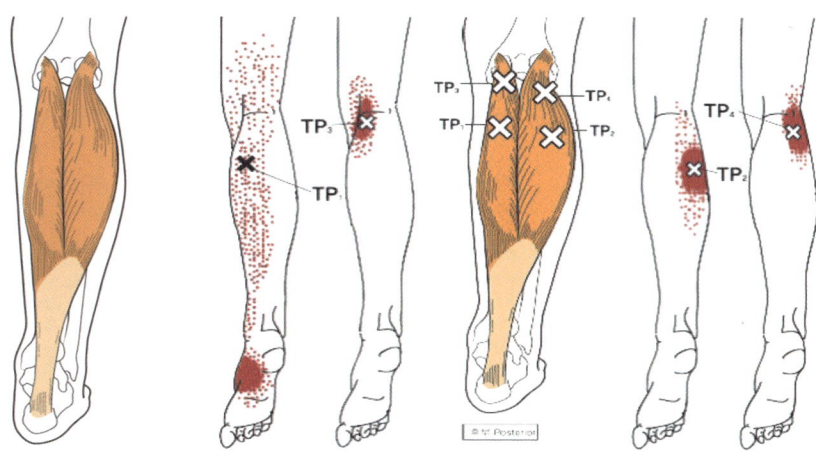

- 기시: 내측두 – 대퇴골 내측상과 / 외측두 – 대퇴글 외측상과, 슬관절낭
- 정지: 종골 (아킬레스건으로 되어)
- 작용: 족관절 저측 굴곡, 슬관절 굴곡 보조
- 증상: 동측 발바닥 오목 부위, 허벅지 아래쪽 뒤에서 무릎을 지나 종아리 뒤, 안쪽면과 발목까지 통증, 내측두의 T.P 시 저녁에 종아리 경련 유발, 오금 안쪽 통증으로 무릎 관절이 아픈 것처럼 느껴져서 퇴행성 관절염으로 오진하기 쉬움.
- 원인: 경사진 도로나 해변가 장시간 걷기 후 무릎 뒤 통증 야기, 장시간 앞으로 숙이고 있는 행동, 높은 하이힐, 장거리 운전, 근육에 대한 역학적 과부하, 브레이스를 오래 착용한 경우 경직 유발

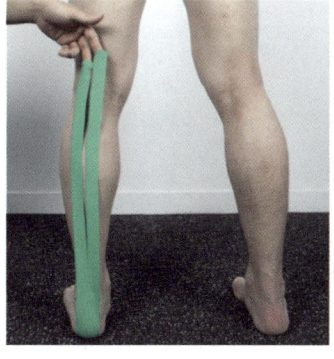 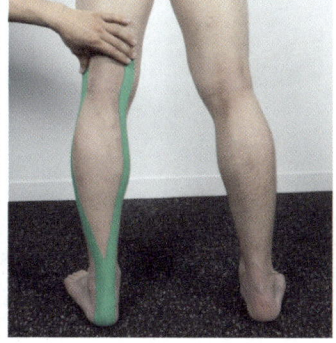 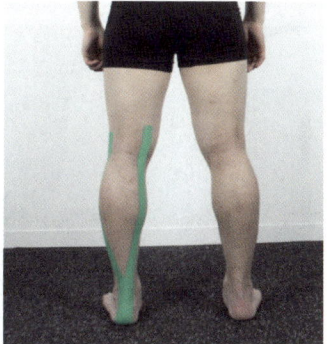

1. 뒤꿈치에서 시작한다.
2. 무릎을 펴서 스트레칭을 한다.
3. 한쪽은 대퇴골 내측상과에 한쪽은 대퇴골 외측상과까지 붙인다.

가자미근, 넙치근 (Soleus)

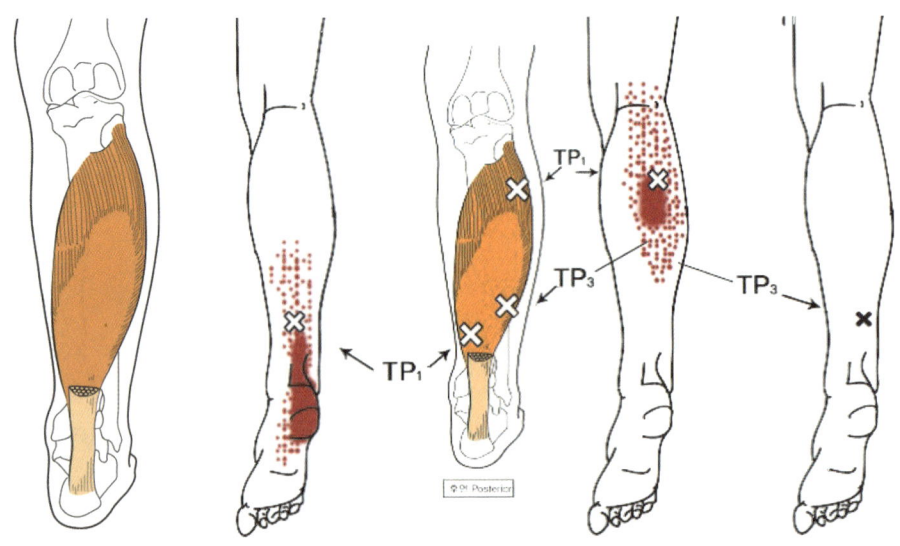

- 기시: 경골 가자미선, 비골두 뒤쪽면, 비골 뒤쪽면 근위부 1/3
- 정지: 종골 (아킬레스건으로 되어)
- 작용: 족관절 저측 굴곡
- 증상: 천장관절 통증, 요통을 호소(가자미근의 제한된 발목의 배측굴곡으로 상체를 앞으로 숙이게 되고 부적합하게 상체를 펴기 때문), 아킬레스건과 뒤꿈치로 통증 방사, 체중이 실리면 통증이 더 심함, 걷는게 어렵고 언덕진 길이나 계단을 올라가기 힘듦, 턱과 턱관절 내 통증(얼굴 부정교합)
- 원인: 추운 환경에 오래 노출된 경우, 체중이 전방으로 이동되어 하지가 짧은 사람의 경우, 하지 불균형, 조깅을 오래하는 경우, 경사진 언덕을 지속적으로 올라가는 경우, 밑창이 딱딱한 신발

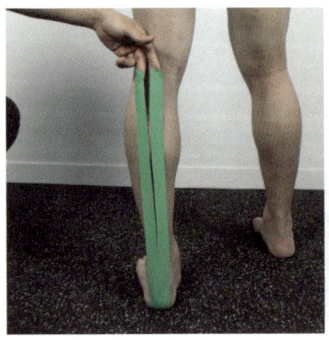 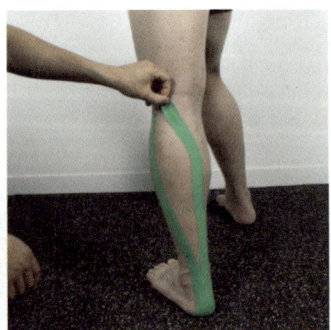 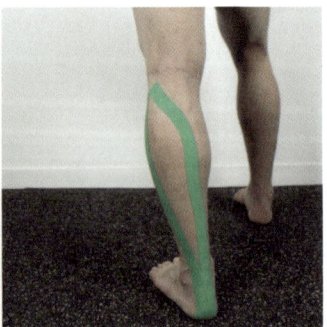

1. 뒤꿈치에서 시작한다.
2. 무릎을 굽혀 스트레칭을 한다.
3. 비골두까지 붙인다.

후경골근, 뒤정강근 (Tibialis Posterior)

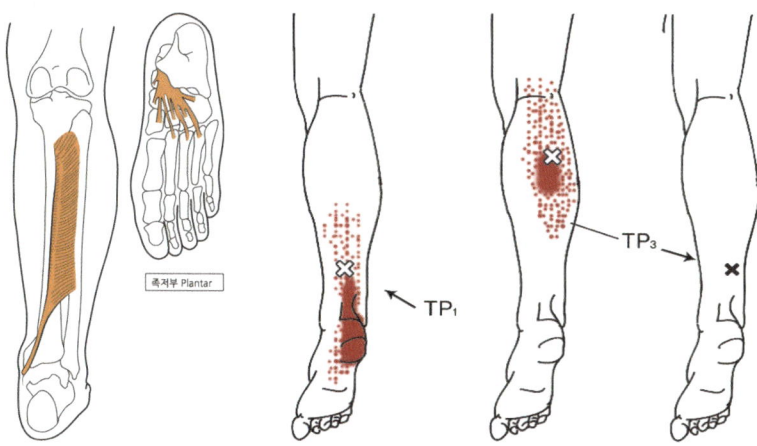

- 기시: 경골과 비골 후면, 골간막
- 정지: 주상골, 종골, 설상골, 입방골, 제 2~4 중족골 저측면
- 작용: 족관절 내반, 발목 저측굴곡 보조,
  Foot slap(뒤꿈치가 땅에 닿는 순간 발바닥이 바닥에 털썩하고 떨어지는 것) 방지
- 증상: 아킬레스건 통증, 발과 발가락, 발바닥 전체 통증, 달리거나 걸을 경우 발의 통증
- 원인: 경사진 곳에서 달리기나 걷기, 발을 과도하게 회내한 상태에서 운동을 한 경우,
  신발 밑창이 딱딱한 경우, 통풍이나 류마티스성 질환이 있는 경우

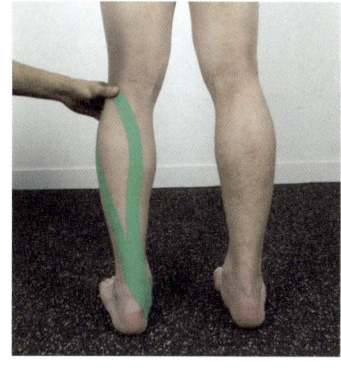 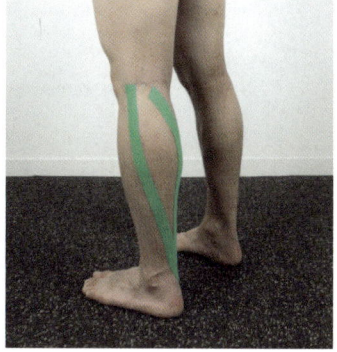

1. 주상골에서 시작한다.
2. 비골두 까지 붙인다.

전경골근, 앞정강근 (Tibialis Anterior)

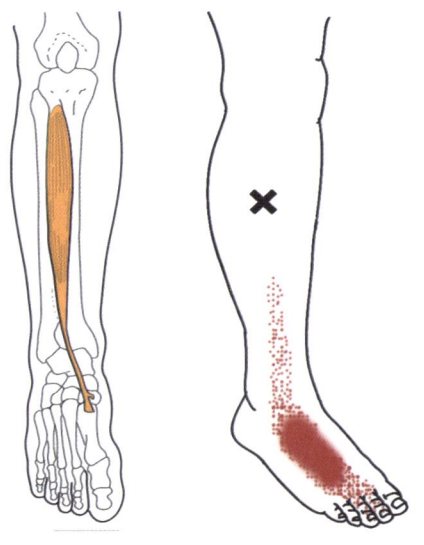

- 기시: 경골 외과3/2, 골간막, 하퇴근막
- 정지: 제1중족골 바닥부 내측, 내측 설상골 바닥면
- 작용: 모지 신전, 발목 배측굴곡 보조, 발목 내번
- 증상: 잘 넘어지고 발을 끌게 되며 발목의 약화 초래, 발목 전내측과 엄지의 통증으로 발목 제한, Foot drop(발의 처짐)을 초래, 피로골절과 밀접함
- 원인: 발목에 지속적인 과부하, 심한 큰 손상, 발을 헛디딘 후, 경사진 길을 장시간 걷는 경우

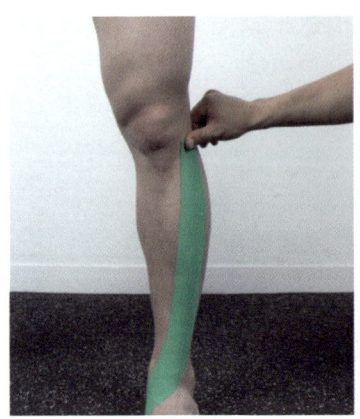
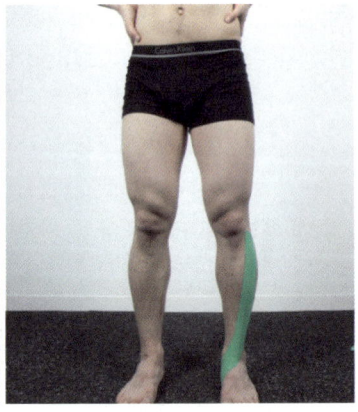

1. 중족골에서 시작한다.
2. 경골 외측까지 붙인다.

장비골근, 긴종아리근 (Peroneus Longus)

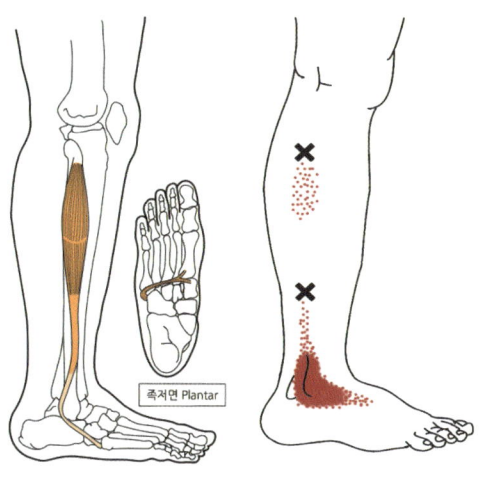

- 기시: 비골두, 비골 외측면 상부 2/3
- 정지: 외과 뒤쪽, 입방골 조면을 지나 안쪽 설상골, 제1 중족골 저부
- 작용: 발목 외반, 저측굴곡 보조
- 증상: 외측 복사뼈 주변 통증, 발목 뒤 통증과 압통, 앉아 있는 경우 저림 증상, 발목을 자주 접질린다.
- 원인: 골반의 불균형, 평발, 하이힐을 자주 신는 경우, 소둔근 앞쪽의 위성 T.P로 유발 가능, 무지내반증이 있는 경우 하지가 더 짧은 쪽에서 악화, 발목 부상으로 많은 피해를 받는 근육

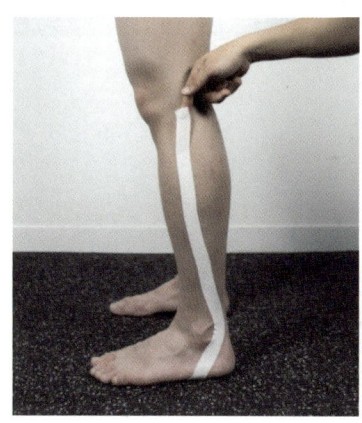
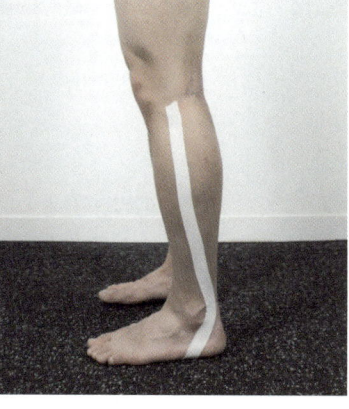

1. 중족골에서 시작한다.
2. 비골 외측까지 붙인다.

부록

통증 및 혈행 개선(부기)을 위한 스파이럴 & 부종 테이핑 요법 사진

어깨 통증 및 부종 개선

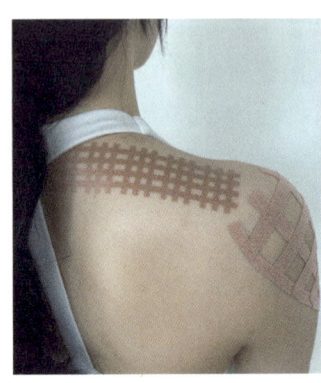 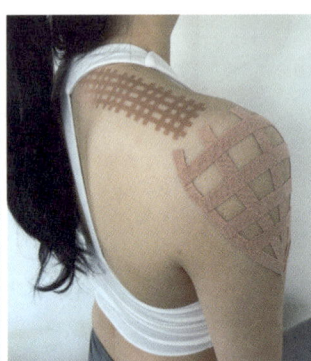 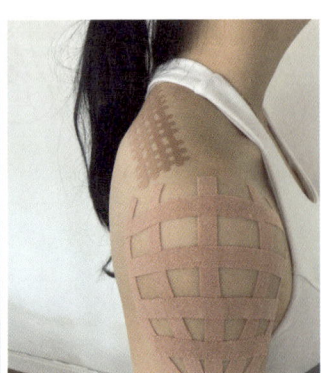

| 어깨, 등 순환개선 | 복통, 생리통 완화 | 외측 발목 부종 완화 |

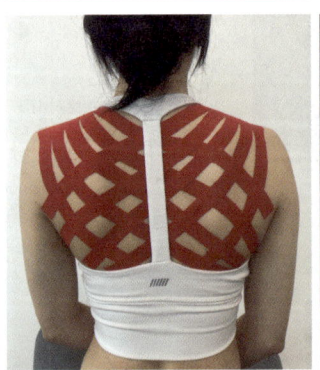 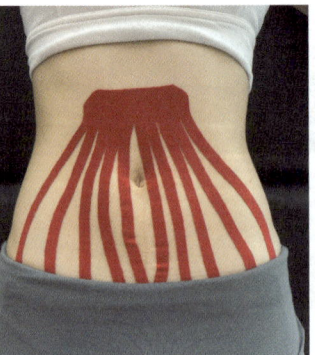 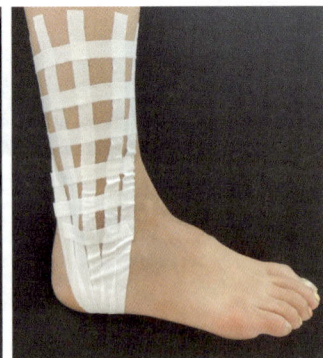

무릎 통증 및 부종 개선

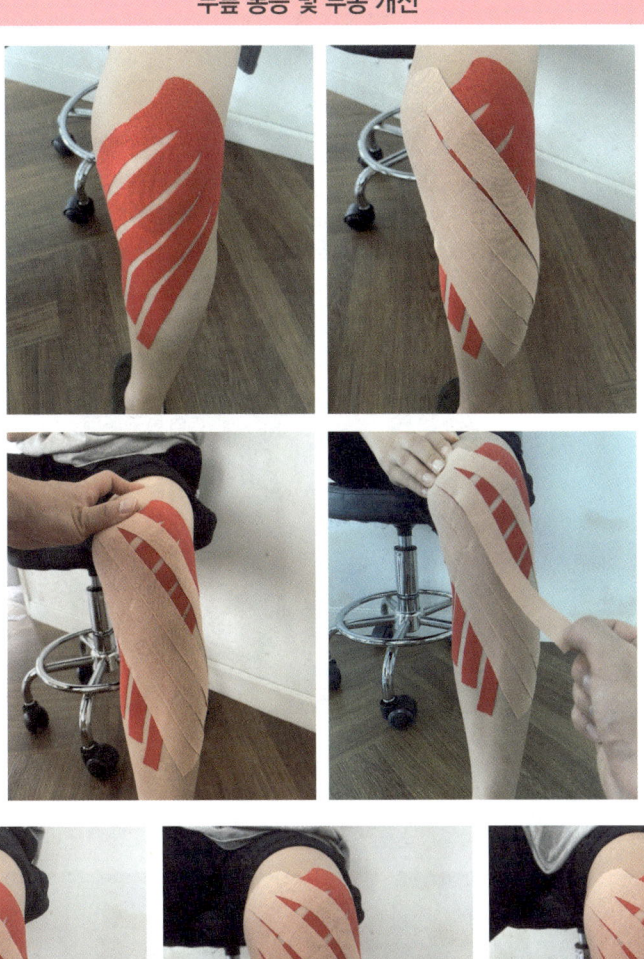
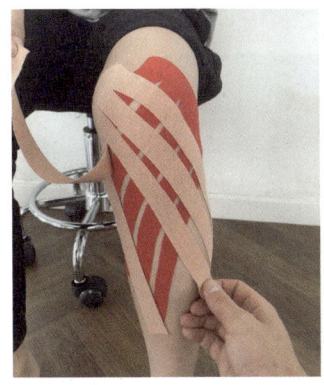
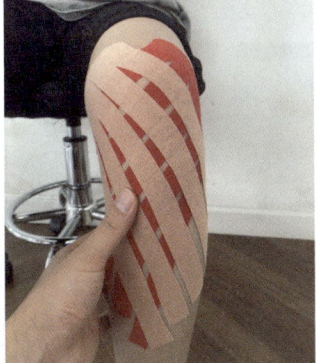
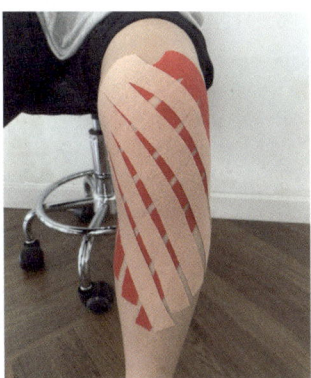

종아리 부종 및 통증 개선

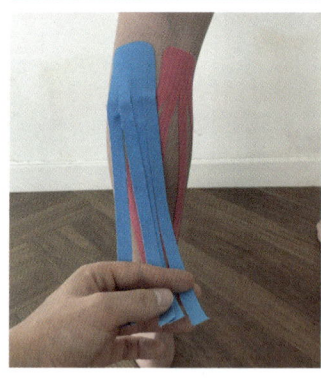
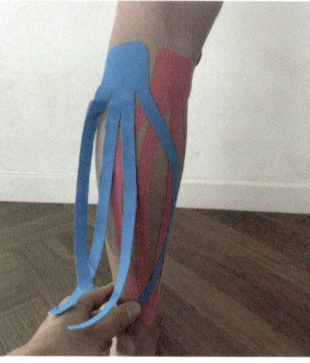
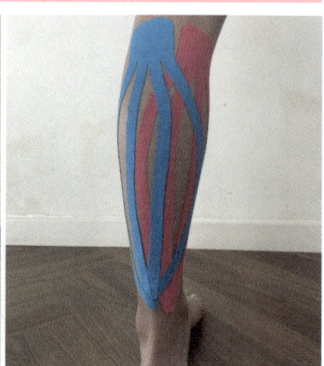

앞측 발목 부종 개선

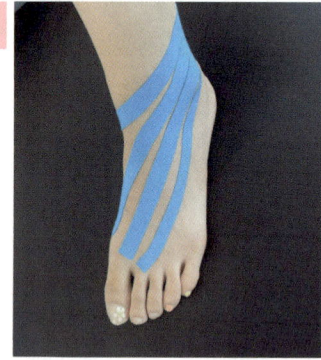
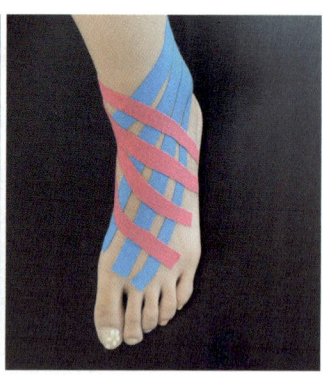

내측 발목 부종

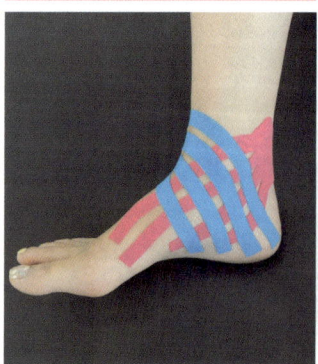

둔근, TFL 개선

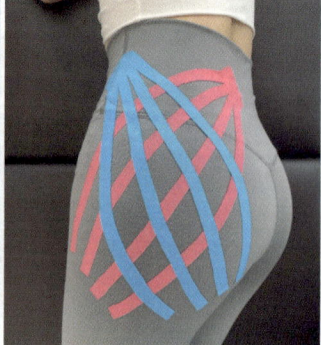

전, 내측 부종

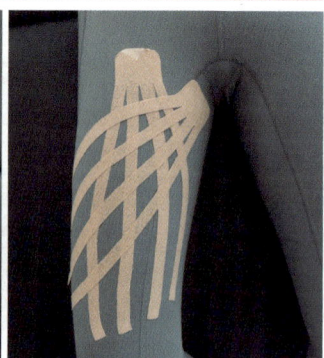